W0253789

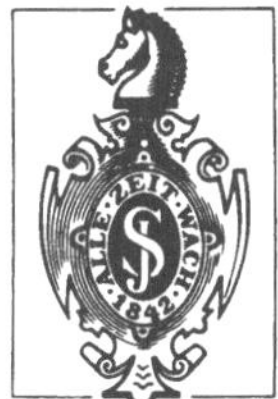
ALLE ZEIT WACH
1842

Psychosomatische Gynäkologie und Geburtshilfe 1991/92

Herausgegeben von
B. Fervers-Schorre und W. Dmoch

Springer-Verlag
Berlin Heidelberg New York
London Paris Tokyo
Hong Kong Barcelona
Budapest

Dr. med. Barbara Fervers-Schorre
Ärztin für Frauenheilkunde und Geburtshilfe –
Psychotherapie – Psychoanalyse
Schildergasse 24–30, 5000 Köln 1

Priv.-Doz. Dr. med. Walter Dmoch
Bromberger Str. 22–24, 4000 Düsseldorf 13

XX. Jahrestagung der Deutschen Gesellschaft
für Psychosomatische Geburtshilfe und Gynäkologie (DGPGG e.V.)
Heidelberg, 13.–16. Februar 1991

ISBN-13:978-3-540-54437-1 e-ISBN-13:978-3-642-93505-3
DOI: 10.1007/978-3-642-93505-3

Die Deutsche Bibliothek – CIP-Einheitsaufnahme
Psychosomatische Gynäkologie und Geburtshilfe ...: Erfahrungen und Ergebnisse / Fortbildungstagung für Psychosomat. Geburtshilfe u. Gynäkologie. – Berlin; Heidelberg; New York; London; Paris; Tokyo; Hong Kong; Barcelona; Budapest: Springer
NE: Jahrestagung für Psychosomatische Geburtshilfe und Gynäkologie
XX. 1991/92. Heidelberg, 13.–16. Februar 1991.–1992
(... Jahrestagung der Deutschen Gesellschaft für Psychosomatische Geburtshilfe und Gynäkologie (DGPGG e.V.); XX)
ISBN-13:978-3-540-54437-1 (Berlin ...)
NE: Deutsche Gesellschaft für Psychosomatische Geburtshilfe und Gynäkologie ... Jahrestagung der ...

Satz: Elsner & Behrens GmbH, 6836 Oftersheim

19/3130-543210 – Gedruckt auf säurefreiem Papier

Vorwort

In dem vorliegenden Band sind die Vorträge der XX. Jahrestagung der DGPGG veröffentlicht.
Die römische 20 ist gleichzeitig das Chromosomenzeichen der Weiblichkeit, so daß diese Zahl als Jubiläum für einen Kongreß psychosomatisch tätiger Gynäkologen, die die Weiblichkeit und im weiteren Sinne die Geschlechtlichkeit zu einem der zentralen Themen ihres Berufslebens gewählt haben, ganz besonders gut paßt. Beim Nachdenken über die Gestaltung des Programmheftes war deshalb bald klar, daß die XX in Form eines weiblichen Chromosomenpaares das Symbol sein sollte. Wir baten einen befreundeten Genetiker um Dias und waren fasziniert von der phantastischen Vielfalt solcher Paare. Dasjenige, das wir für die Gesamtgestaltung des Programmes auswählten, schien uns besonders geeignet, da es vieles von dem auszudrücken scheint, was uns als in der psychosomatischen Gynäkologie Tätige beschäftigt: Zunächst ist es eben das Chromosom der Weiblichkeit, aber es ist nicht statisch, sondern bewegt - mit vielen verschiedenen Facetten. Wenn man der Phantasie etwas Raum gibt, kann man darin auch ein Paar sehen mit männlichen und weiblichen Anteilen, ein Paar, bei dem es Stabilität und Flexibilität zugleich gibt, ein Paar, das einander zugewandt ist und doch Abstand zuläßt; es gibt verführerische Erotik darin und Mütterlichkeit - kurz, vieles von dem, was uns berührt und stimuliert. Selbstverständlich sind dies höchst persönliche Projektionen. Sie sollen zu jeweils eigenen Projektionen anregen.
Dieses - die Beschäftigung mit uns selbst - war das Thema der XX. Jahrestagung, nicht im Sinne narzißtischer Nabelschau, sondern mit dem Ziel der ernsthaften Selbstreflexion und Bedingungsanalyse unseres Tuns. Das Gesundheitssystem und damit auch die in ihm Tätigen befinden sich in einer tiefen Krise. Nach meiner Meinung sollten wir uns an der Lösung dieser Krise beteiligen und sie nicht in gelähmter Ohnmacht über uns hinwegrollen lassen. Dabei kann es für uns nicht darum gehen, Konzepte für das gesamte Gesundheitssystem zu erarbeiten; sehr wohl aber können wir Beiträge zur gynäkologischen Psychosomatik in diesem System leisten.

Eines der wesentlichsten Themen dieser Tagung war deshalb zunächst die Analyse der Situation des psychsosomatisch tätigen Gynäkologen. Der erste Teil des Bandes beschäftigt sich deshalb mit der Frage: Was ist eine psychotherapeutische Einstellung und wie läßt sie sich in Praxis und Klinik verwirklichen? Sozusagen in wachsenden Kreisen folgt die Frage: Was macht unsere persönliche Situation aus – zunächst höchstpersönlich unter dem Aspekt der Geschlechtlichkeit, dann unter dem Aspekt des familiären und schließlich unter dem des gesamtgesellschaftlichen Zusammenhangs?

Zweifellos ist es ein Wagnis, diese Form der Selbstreflexion „öffentlich" zu unternehmen, und die Brisanz und Ambivalenz eines solchen Unterfangens zeigte sich auch in der Diskussion zur Vorbereitung des Kongresses im wissenschaftlichen Beirat. Es gab Stimmen, die zur Vorsicht und zur Zurückhaltung mahnten, und andere, die eine Beschäftigung mit dem Thema dringend wünschten. Beide Seiten sind ernstzunehmen: der Mut zur Selbstbetrachtung einerseits, die Mahnung zur Behutsamkeit andererseits. Es kann nicht unser Interesse sein, uns an dem leider nicht selten zu beobachtenden, entwertenden, kaum verhohlen lüstern-voyeuristischen Grundtenor der Berichte über Frauenärzte und ihre Beziehung zu ihren Patientinnen zu beteiligen. Diese schaden mehr, als daß sie nützen.

Sehr wohl aber sollten wir uns zutrauen und allerdings auch zumuten. uns über unsere Situation Rechenschaft abzulegen.

Im folgenden Buchteil geht es um die theoretischen Grundlagen unserer Arbeit; ihre große Bedeutung steht außer Frage, da es ohne eine gute Theorie keine gute Praxis geben kann. Gerade jetzt, wo das Thema der sogenannten psychosomatischen Grundversorgung im Gesundheitswesen aktuell ist, sollten wir uns mit klaren Konzepten beteiligen.

Nach den in dieser Reihe üblichen konkreten „Ergebnissen aus Forschung und Praxis" bilden zwei Referate den Abschluß dieses Bandes, die sich noch einmal mit dem Hauptthema unserer Arbeit, dem der Geschlechtlichkeit, befassen, und zwar unter dem Aspekt nicht nur der Mütterlichkeit, sondern eben auch der Väterlichkeit, denn bei aller Verschiedenheit sind beide doch untrennbar miteinander verbunden.

Köln, im Juni 1991 *Barbara Fervers-Schorre*

Inhaltsverzeichnis

Autorenverzeichnis

Berger, Margarete, Prof. Dr. med.
Psychosomatische Abt. der Univ.-Kinderklinik und Poliklinik,
Univ.-Krankenhaus Eppendorf,
Martinistr. 52, 2000 Hamburg 20

Brähler, Elmar, Prof. Dr. phil., Dipl.-Psych.
Abt. Medizinische Psychologie,
Friedrichstr. 36, 6300 Gießen

Buddeberg, Claus, Prof. Dr. med.
Abt. Psychosoziale Medizin der Psychiatrischen Poliklinik,
Univ.-Spital Zürich,
Culmannstr. 8, CH-8091 Zürich

Diederichs, Peter, Prof. Dr. med., Dipl.-Psych.
Corneliusstr. 120, 1000 Berlin 30

Dmoch, Walter, Priv.-Doz. Dr. med.
Bromberger Str. 22–24, 4000 Düsseldorf 13

Felder, Hildegard, Dipl.-Psych.
Zentrum für psychosomatische Medizin,
Friedrichstr. 33, 6300 Gießen

Fennesz, Ursula, Dr. med.
Fachärztin für Gynäkologie und Geburtshilfe,
Ignaz-Semmelweis-Frauenklinik,
Bastiengasse 36–38, A-1180 Wien

Fervers-Schorre, Barbara, Dr. med.
Ärztin für Frauenheilkunde und Geburtshilfe –
Psychotherapie – Psychoanalyse,
Schildergasse 24–30, 5000 Köln 1

Gallenkamp, Jochen
Klausenburger Str. 102, 6100 Darmstadt

Jürgensen, Ortrun, Dr. med.
Akad. Oberrätin am Klinikum der J.-W.-Goethe-Univ.,
Zentrum der Frauenheilkunde und Geburtshilfe,
Theodor-Stern-Kai 7, 6000 Frankfurt am Main 70

Knorre, Peter, Dr. med.
Gynäkologische Gemeinschaftspraxis
Am Kleistpark 1, O-1200 Frankfurt/Oder

Michel, Ralf-Thomas, Priv.-Doz. Dr. med.
Alexander-von-Humboldt-Str. 8
6120 Erbach/Odw.

Nedelmann, Carl, Dr. med.
Psychoanalytiker, Direktor des Michael-Balint-Instituts –
Institut für Psychoanalyse und -therapie,
Averhoffstr. 7, 2000 Hamburg 75

Rauffauf, Elisabeth, Dipl.-Psych.
Im Ferkulum 9, 5000 Köln 1

Rechenberger, Ilse, Prof. Dr. med.
Leiterin der psychosomatischen Abteilung, Univ.-Frauenklinik,
Moorenstr. 5, 4000 Düsseldorf 1

Scheele, Michael, Dr. med.
Frauenklinik des Allgemeinen Krankenhauses Barmbek,
Rübenkamp 148, 2000 Hamburg 60

Scheer, Jörn W., Prof. Dr. phil., Dipl.-Psych.
Zentrum für psychosomatische Medizin,
Friedrichstr. 36, 6300 Gießen

Springer-Kremser, Marianne, Univ.-Doz. Dr. med.
Institut für Tiefenpsychologie und Psychotherapie
der Universität Wien,
Lazarettgasse 14, A-1090 Wien

Vogel, Thomas
Klausenburger Str. 102, 6100 Darmstadt

Psychotherapeutische Reflexionen

Die psychotherapeutische Einstellung des Arztes auf seinen Patienten*

C. Nedelmann

Jeder Patient bildet, was theoretisch nicht bestritten wird, eine psychosomatische Einheit. Daraus folgt, daß auch die Wahrnehmung des Arztes in jedem Fall eine psychosomatische Wahrnehmung sein muß. Zuhören ist für die Diagnostik und die Therapie so wichtig wie Untersuchen. Wenn das Patientenwohl nicht nur in Teilen, sondern im ganzen beachtet werden soll, muß die somatotherapeutische Einstellung durch die psychotherapeutische ergänzt werden. Dazu bedarf es, wie Michael Balint in seiner ersten Veröffentlichung über seine Ärzteseminare 1954 formulierte, „einer deutlichen, jedoch begrenzten Einstellungsänderung des Arztes". Keine Formulierung des Fortbildungsziels der Balint-Seminarmethode ist so bekannt wie diese. In unzähligen Beiträgen ist sie zitiert worden, aber im Wortlaut der deutschen Übersetzungen immer ein wenig verschieden. Im Original lautet sie: „a considerable, though limited change of the personality of the doctor."

„Change of the personality" ist meistens mit „Persönlichkeitsveränderung" übersetzt worden, aber der Begriff der „Persönlichkeitsveränderung" meint ein psychopathologisches Faktum, das auf einen Krankheitsprozeß hindeutet. Sagen wir hingegen, daß mit „change of personality" eine „Einstellungsänderung" gemeint ist, so kommen wir dem Denken von Balint nahe. Die Einstimmung des Arztes auf den Patienten nannte er gern das „tuning in", also als Metapher das Radio benutzend, in welchem ein Sender „eingestellt" wird.

„Considerable" findet sich im Deutschen meistens mit „beträchtlich" oder „wesentlich" übersetzt. Aber das ist zu schwergewichtig. Balints Sprache war einfach. So ist „deutlich" vorzuziehen, wie z. B. „a considerable improvement" am geläufigsten mit „deutlicher Besserung" übersetzt wird.

„Eine deutliche, jedoch begrenzte Einstellungsänderung des Arztes" ist also das Ziel. Sie soll begrenzt sein, weil es nicht darum geht, einen neuen Beruf zu erwerben, sondern eine neue Fähigkeit den schon vorhandenen Berufsfähigkeiten hinzuzufügen.

Das Resultat dieser Einstellungsänderung ist die psychotherapeutische Einstellung. Sie erfordert also eine Denkform, die sich von der naturwissenschaftlich-technisch-statistischen Denkform unterscheidet, im ärztlichen Denken unserer Tage stets neue Widerstände erfährt, im übrigen aber über eine lange Tradition verfügt. Ein Beispiel, das ich besonders liebe, sind kurz vor der Wende zum

* Die ursprüngliche Fassung erschien im *Hamburger Ärzteblatt* 42 (1988, S. 323–329)

19. Jahrhundert entstandene, frühromantische Aphorismen von Friedrich Schlegel und Friedrich Schleiermacher (1798–1800) über die allgemeinen Voraussetzungen und Bedingungen des Dialogs. Der spezielle Dialog zwischen Arzt und Patient kann hineingedacht werden. Das wird sogleich deutlich, wenn es in einem dieser Aphorismen fragend heißt: „Hast du je den ganzen Umfang eines anderen mit allen seinen Unebenheiten berühren können, ohne ihm Schmerzen zu machen?" (Athenäum-Fragment 351).

Schlegel und Schleiermacher untersuchten, welche Bedingungen gegeben sein müssen, damit ein Dialog umfassend gelingen kann, und kamen auf zwei gegenläufige Bewegungen. Die eine, mehr passiv-rezeptive, mehr auf sich bezogene Bewegung nannten sie „Ironie" und verstanden darunter – in den Worten von Schlegel – eine „Stimmung, welche ... sich über alles Bedingte unendlich erhebt, auch über eigene Kunst" (Lyceums-Fragment 42). Die andere, mehr aktiv-gebende Bewegung nannten sie „Wohlwollen" und verstanden darunter, „mit Bewußtsein und Freiheit in die Absichten anderer hineinzugehen" (Athenäum-Fragment 362). „Ironie" und „Wohlwollen" sind also in dieser Denkform komplementäre Begriffe, wobei die Ironie die eigenen Absichten in der Schwebe hält, während das Wohlwollen auf die Absichten anderer eingeht. „Echtes Wohlwollen geht auf Beförderung fremder Freiheit" (Athenäum-Frament 86).

Daß der Arzt seinem Patienten wohlwolle, läßt sich leicht mit unserem Sprachgebrauch vereinen. Schwieriger zu vertreten erscheint es hingegen, dem Arzt eine Stimmung feinsinniger Distanz vorzuschlagen, die „sich über alles Bedingte unendlich erhebt", auch über seine ärztliche Kunst. Zu welchem Zweck sollte er das tun? Schleiermacher ergänzte Schlegels Gedanken: Ironie bringe dahin, „absichtlich sich aus seiner Klugheit herauszusetzen und sich, mit Entsagung auf dieselbe, als ein Naturwesen der Gesellschaft zum beliebigen Gebrauch hinzugeben" (Athenäum-Fragment 362).

Schleiermachers Ironieempfehlung lautet also in unserem Zusammenhang, daß der Arzt „mit Entsagung auf" sein ärztliches Wissen und Können handeln und „sich aus seiner Klugheit" heraussetzen soll, damit der Dialog mit seinem Patienten gelingen kann. Gemeint ist nicht, auf die eigene Klugheit zu verzichten, sondern sie – von ihr absehend – um eine entscheidende Dimension zu ergänzen, die später von Michael Balint die „Einstellungsänderung" des Arztes (s. hierzu zusammenfassend Nedelmann 1989) genannt wurde. Die Einstellungsänderung, die bewirkt, sich auf den Patienten anders einzulassen, ermöglicht es auch, die weitere Empfehlung Schleiermachers zu verwirklichen, sich dem Patienten „zum Gebrauch hinzugeben", wie befremdlich diese Formel auch klingt. Sie meint, sich auf den Patienten so einzulassen, daß er die Freiheit gewinnt, „to make use of the doctor", wie es bei beiden Balints und auch bei Winnicott häufig heißt. Schleiermacher schlug in seinem Aphorismus sogar vor, sich „zum beliebigen Gebrauch hinzugeben". Dabei geht es nicht um Willkür; „beliebig" heißt, bezogen auf den Patienten, nur, sich ihm so zum Gebrauch zu überlassen, wie er es braucht. Der Arzt hat dann im Zeichen des „Wohlwollens" zu prüfen, ob bessere Lösungsmöglichkeiten gefunden werden können, die dem Patienten helfen, aus seiner Krankheit herauszukommen.

Sich dem Patienten geben, wie er es braucht, läßt sofort die Frage nach der erforderlichen Distanz entstehen. Wie kann der Arzt seinem Patienten, der infolge der Hilflosigkeit seines Zustandes drängt und viel will, so antworten, daß mit der

Nähe zugleich die Unabhängigkeit erhalten bleibt? Da die Antwort komplizierte Erörterungen erforderlich machen würde, ziehe ich die Anschaulichkeit eines Falles vor und wähle einen literarischen Fall, und zwar aus jener Zeit, die jetzt ungefähr 100 Jahre vergangen ist, in der die Medizin eben dabei war, sich ganz und gar auf die naturwissenschaftlich begründete Medizin zu konzentrieren.

Ich entnehme den Fall dem 23. Kapitel von Theodor Fontanes Roman „Effi Briest".

Die lange, von Fontane detail- und beziehungsreich beschriebene Vorgeschichte läßt sich kurz halten, weil die traumatische Situation, aus der die verhängnisvolle Geschichte von Effi Briest sich entwickelt, in wenigen Strichen nachgezeichnet werden kann.

> Effi war ein 16jähriges Mädchen, trug „ein blau- und weißgestreiftes, halb kittelartiges Leinwandkleid" mit einem „breiten Matrosenkragen", liebte Schaukeln und Fangenspielen, hieß noch „die Kleine" (1. Kap.) und sah noch „so unvorbereitet aus, so gar nicht zurechtgemacht", als ihre Mutter ihr eröffnete, daß von Innstetten um ihre Hand angehalten habe. Effi wußte, daß dieser Mann in einer kaum 18 Jahre zurückliegenden Zeit der heißgeliebte Jugendfreund der Mutter gewesen und gleich alt wie die Mutter war. Jetzt drängte die Mutter sie zum Jawort. Ihr wurde „ganz angst und bange", sie schwieg und suchte nach einer Antwort. Aber ehe sie diese finden konnte", wurde „sie seiner ansichtig" und „kam in ein nervöses Zittern" (2. Kap.). Rücksicht gab es nicht; „noch an demselben Tag hatte sich Baron Innstetten mit Effi Briest verlobt" (3. Kap.). Wenige Monate später, unmittelbar vor der Hochzeit, Effi war gerade 17 Jahre alt geworden, vertraute sie ihrer Mutter an: „Ich fürchte mich vor ihm" (4. Kap.). Wieder fehlte jede Rücksicht; die Hochzeit fand statt.
>
> Eineinhalb Jahre später war Effi durch Umstände, die ich hier übergehe, in eine Krise geraten, deren wahren Grund sie niemandem verraten konnte, so daß sie sich über ihre Kräfte gehend allein fühlte und sich schließlich in größter Bedrängnis in eine vorgetäuschte Krankheit rettete. „Sie mußte", heißt es, „eine Komödie spielen, sie mußte krank werden ... es mußte sein". Sie wählte zu diesem Zweck „einen Rheumatismus" und hatte es damit in einem übertragenen Sinne doch getroffen; denn in jenem Moment war sie, wie sie selber sagte, „jemand, der sich nicht rühren kann".
>
> Gemeinrat Rummschüttel, dem diese Vorgeschichte unbekannt war, wurde um einen Hausbesuch gebeten. Am Krankenbett spielte sich in Anwesenheit der Mutter folgendes ab:
>
> „Und nun, meine gnädige Frau von Innstetten, wo fehlt es, wo sollen wir helfen?"
>
> „Ach, Herr Geheimrat, ich komme in Verlegenheit, Ihnen auszudrücken, was es ist. Es wechselt beständig. In diesem Augenblick ist es wie weggeflogen. Anfangs habe ich an Rheumatismus gedacht, aber ich möchte beinah glauben, es sei eine Neuralgie, Schmerzen den Rücken entlang, und dann kann ich micht nicht aufrichten. Mein Papa leidet an Neuralgie, da hab ich es früher beobachten können. Vielleicht ein Erbstück von ihm."
>
> „Sehr wahrscheinlich", sagte Rummschüttel, der den Puls gefühlt und die Patientin leicht, aber doch scharf beobachtet hatte. „Sehr wahrscheinlich, meine gnädigste Frau." Was er aber still zu sich selber sagte, das lautete: „Schulkrank und mit Virtuosität gespielt; Evastochter comme il faut." Er ließ jedoch nichts davon merken, sondern sagte mit allem wünschenswerten Ernst: „Ruhe und Wärme sind das Beste, was ich anraten kann. Eine Medizin, übrigens nichts Schlimmes, wird das weitere tun."
>
> Und er erhob sich, um das Rezept aufzuschreiben: Aqua amygdalarum amararum eine halbe Unze, Syrupus florum aurantii zwei Unzen. „Hiervon, meine gnädigste Frau, bitte ich Sie, alle zwei Stunden einen halben Teelöffel voll nehmen zu wollen. Es wird Ihre Nerven beruhigen. Und worauf ich noch dringen möchte: keine geistigen Anstrengungen, keine Besuche, keine Lektüre." Dabei wies er auf das neben ihr liegende Buch.
>
> „Es ist Scott."

„Oh, dagegen ist nichts einzuwenden. Das beste sind Reisebeschreibungen. Ich spreche morgen wieder vor."

Bevor wir uns ansehen, wie es zwischen Patientin und Arzt weiterging, möchte ich auf einige wenige Einzelheiten dieses bemerkenswerten Dialogs hinweisen. Hört man nämlich genau zu, was die Patientin gesagt hat, dann bekommt die Sache einen anderen Sinn, und es geht nicht nur um die vorgetäuschte Krankheit. Im ersten Satz nämlich hat die Patientin ausgedrückt, woran sie wirklich leidet. Ich wiederhole: „Ach, Herr Geheimrat, ich komme in Verlegenheit." Der Arzt ging scheinbar auf die von der Patientin vorgeschlagene Krankheit ein, aber nachdem er sie „leicht, aber doch scharf beobachtet hatte", kam er zu einer vorläufigen Diagnose: „Schulkrank und mit Virtuosität gespielt; Evastochter comme il faut." Mochte sich auch die „Komödie"um Rheuma oder Neuralgie drehen, die wirkliche Diagnose, die die Patientin dem Arzt angeboten hatte, nämlich sie „komme in Verlegenheit", überzeugte den Arzt. Danach richtete er seine therapeutische Maßnahmen, verordnete „Ruhe und Wärme" und eine Medizin, die aus Orangenblütensirup und Bittermandelwasser bestand, ein wenig als Sedativum gelten konnte (Gessner u. Orzechowski, S. 111) und im übrigen dadurch charakterisiert war, daß sie bitter schmeckte. Gleichzeitig vermittelte er „mit allem wünschenswerten Ernst", daß er der Ernsthaftigkeit, die hinter der „Komödie" stand, Glauben schenkte.

Ich hoffe, daß an dieser Episode deutlich geworden ist, wie es dem Arzt gelang, sich von seiner Patientin, wie sie es nötig hatte, brauchen zu lassen. Und ich hoffe, daß deutlich geworden ist, wie es dem Arzt außerdem gelang, auf die Angebote der Patientin so zu antworten, daß er mit der Hilfe, die er gab, sich bei aller Nähe zugleich wieder die notwendige Distanz verschaffte.

Auch die Patientin hatte ihre Nachgedanken. „Als sie wieder allein war ..., schoß ihr ... das Blut zu Kopf; sie hatte recht gut bemerkt, daß er ihrer Komödie mit einer Komödie begegnet war. Er war offenbar ein überaus lebensgewandter Herr, der alles recht gut sah, aber nicht alles sehen wollte, vielleicht weil er wußte, daß dergleichen auch mal zu respektieren sein könne. Denn gab es nicht zu respektierende Komödien, war nicht die, die sie selber spielte, eine solche?"

Sehen wir nun, wie der Arzt weiter verfuhr und seine Diagnose präzisierte: „Rummschüttel kam den zweiten Tag und dann jeden dritten, weil er sah, welche Verlegenheit sein Kommen der jungen Frau bereitete." Dies nahm ihn für sie ein, und sein Urteil stand für ihn nach dem dritten Besuch fest: „Hier liegt etwas vor, was die Frau zwingt, so zu handeln, wie sie handelt!"

Die Haltung und die Vorgehensweise des Arztes, so unscheinbar sich auch alles abspielt, bedeuten viel. Aus Gründen, die dem Arzt unbekannt waren, konnte die Patientin den wahren Kern ihrer Krankheit nicht mitteilen. Sie mußte ein Geheimnis hüten, auch vor ihrem Ehemann und vor ihrer Mutter, obwohl sie schwerer daran trug, als ihre Kräfte reichten. Eben dies begriff der Arzt. Es führte ihn zu der Diagnose, daß ein pathogenes Geheimnis vorliegt, in das es besser nicht eindringt, obwohl es als Ursache der Krankheit anzusehen ist. Indem er hintergründig die Krankheit anerkannte und vordergründig die „Komödie" mitspielte, gab er der verzweifelten Patientin die Möglichkeit, sich nicht alleingelassen zu fühlen, und eben darauf kam es im vorliegenden Fall ganz wesentlicht an.

Wie tief das Einverständnis zwischen Arzt und Patientin war, zeigte sich bei dem letzen Krankenbesuch. Die Patientin war wieder gesund, und der Arzt nahm seinen Teil der Komödie, in der er mitgespielt hatte, vorsichtig wieder zurück. Er sah sie, als er kam, „in einem Schaukelstuhl sitzend", und sagte: „Ah, meine gnädigste Frau! Hocherfreut. Ich schiebe es nicht auf die Arznei; das schöne Wetter, die hellen, frischen Märztage, da fällt die Krankheit ab. Ich beglückwünsche Sie ... Und mit Ihrer Neuralgie, das war nicht von solcher Bedeutung. Aber ich freue mich Ihrer Vorsicht."

Soweit der Fall. Man könnte einwenden, daß der fiktive Geheimrat Rummschüttel allzusehr im Konventionellen geblieben ist; aber vergessen wir nicht, wie ich noch einmal wiederholen möchte, daß die Untersuchung der jungen verzweifelten Patientin in Gegenwart ihrer Mutter stattfand. Das pathogene Geheimnis konnte unter diesen Umständen nicht gelüftet werden. Immerhin hatte sich Rummschüttel durch die somatischen Vorgaben seiner Patientin nicht täuschen lassen, sondern erkannt, daß die wahre Natur des Leidens im Seelischen lag. Die Patientin blieb vor der Festlegung auf das Organische bewahrt.

Jedoch waren, als Fontane an „Effi Briest" arbeitete, die Zeichen der Medizin, ganz auf das Organische zu setzen und auf der Basis der Naturwissenschaft allen Fortschritt in den somatischen Verfahren der Diagnostik und Therapie zu sehen, schon deutlich. Auch in diesem Punkt blieb Fontane der realistische Beschreiber seiner Zeit. „Rummschüttel hat sich bewährt", sagte Effi zu ihrem Mann, aber sie fügte hinzu, was sie von ihrer Mutter gehört hatte: „Er gilt ärztlich nicht für ersten Ranges." Die neue Denkweise kam auf. Wir verdanken ihr die Erfolge der modernen Medizin. Ein Rummschüttel hätte sie nicht zuwege bringen können. Doch was ihn auszeichnete, kam im Fortschritt zu kurz. Der Fortschritt brachte mit dem Erfolg auch eine Einseitigkeit mit sich. Das machte eine neue Entdeckung notwendig. Diese Entdeckung gelang Freud. Der Patient, stellte er fest, wie absonderlich auch immer er sich äußern mag, „muß wohl irgendwie recht haben" (1917, S. 432), was auch heißt, er muß wohl für sein Verhalten irgend einen Grund haben. Damit waren neue Bedingungen der Kausalität gesetzt. Eine Weile blieb diese Entdeckung psychoanalytisches Spezialwissen, bis Michael Balint eine „neue Technik" entwickelte, die es den Ärzten ermöglicht, eine therapeutische Einstellung zu gewinnen, die sie für ihre Patienten auch brauchbar macht, wenn oder soweit ihre Krankheiten jenseits der naturwissenschaftlich begründeten Medizin liegen.

Die „neue Technik", die die Einstellungsänderung ermöglicht, ist „das Zuhören" (Balint 1970 S. 1). Auch in umgekehrter Richtung gilt der Satz. Wenn ein Arzt anders als bisher zuhört, dann ändert sich seine Einstellung.

Was mit Balint im einfach gefaßten Begriff, im Allerweltswort „Zuhören", in die medizinische Welt kam, ist gleichwohl eine schwierige Sache. Zur Erläuterung komme ich noch einmal auf die ironische Einstellung zurück, die Schlegel und Schleiermacher beschrieben hatten. Sich in eine Stimmung zu begeben, die „sich über alles Bedingte unendlich erhebt", „absichtlich sich aus seiner Klugheit herauszusetzen", „mit Entsagung auf seine Klugheit zu handeln", das klingt bei Balint folgendermaßen: „Zuerst entdeckten wir, daß der Arzt lernen muß, seinem Patienten zuzuhören, und daß er dabei vermeiden muß, das Material, das der Patient produziert, mit seinen eigenen vorgefaßten Meinungen über die Ursachen und die Natur der Krankheit zu überlagern und die Klagen des Patienten so lange umzuformen, bis sie zu seinen Meinungen passen. ... Den Unterschied zwischen dieser neuen Einstellung und der herkömmlichen Art der Anamnesenerhebung spitzten wir in dem Satz zu: Wer Fragen stellt, erhält Antworten, aber sonst nicht viel" (Balint 1965, S. 133 f.; vgl. Balint 1957, passim). Dieser Satz ist geflügeltes Wort geworden, entstanden aus dem Übergang von der herkömmlichen ärztlichen Technik der Anamnesenerhebung zur neuen Technik des Zuhörens. Außerhalb dieses Zusammenhangs ist die Sache komplizierter, weil es neben den überflüssigen

Fragen die notwendigen und neben den falschen Fragen die richtigen gibt (vgl. Gutwinski 1981).

Das Problem spitzte Balint in einem weiteren Satz zu: „Der Arzt muß zuhören und darf dabei nur die richtigen Fragen stellen, aber nicht zu viele" (1965, S. 140). Was ist richtig, was ist falsch? Falsch sind die Warum-Fragen, die unmittelbar auf den pathogenen Kern der Krankheit zielen. Die Ursachen der Krankheit müssen herausgefunden, können aber nicht vom Patienten unmittelbar erfragt werden. Richtig hingegen können Fragen sein, welche in Frageform gekleidete Vermutungen des Arztes darstellen. Manchmal schließlich erfordern Takt und Anteilnahme eine Frage: „Wo es so schwer ist, zu sprechen, da will gefragt sein" (T. Mann 1953, S. 443).

Die neue Technik der Anamnesenerhebung fordert ihren Preis: „Eine korrekt erhobene Anamnese ist systematisch, sauber und ordentlich; es gibt in ihr scheinbar keine weißen Flecken. Hört man dagegen zu, ergibt sich in aller Regel ein unordentliches Bild mit vielen offenen Fragen und weißen Flecken. Aber genau diese offenen Fragen und weißen Flecken erzählen, recht verstanden, eine mindestens ebenso aufschlußreiche Geschichte wie eine herkömmliche Anamnese. Deshalb prägten wir einen zweiten Satz: Auch das, was fehlt, muß ausdrücklich festgehalten und bewertet werden - anstatt Fragen zu stellen, um es zuzudecken" (Balint 1965, S. 134).

Ganz anders verhält es sich hingegen mit allen Fragen, die wir uns selber stellen, wenn wir über einen Patienten und über uns in der Beziehung zu diesem Patienten nachdenken: „Fragen über Fragen erheben sich" (Balint 1955, S. 96).

Literatur

Balint M (1954) Training general practitioners in psychotherapy. Br Med J 1:115–120 (dt.: Psychotherapeutische Fortbildung des praktischen Arztes. In: Nedelmann C, Ferstl H (Hrsg) 1989, S 71–93)

Balint M (1955) The doctor, his patient and the illness. Lancet CCLXVIII vol I:683–688 (dt.: Der Arzt, sein Patient und die Krankheit. In: Nedelmann C, Ferstl H (Hrsg) 1989, S. 94–114)

Balint M (1957) The doctor, his patient and the illness (dt.: Der Arzt, sein Patient und die Krankheit, 7. Aufl. Klett-Cotta, Stuttgart, 1988)

Balint M (1965) The doctor's therapeutic function. Lancet I:1177–1180 (dt.: Die therapeutische Funktion des Arztes: In: Nedelmann C, Ferstl H (Hrsg) 1989, S 133–143)

Balint M (1970) Research in psychotherapy and the importance of the findings for psychoanalysis. Rev Méd Psychosom 10:225–240. (dt.: Psychotherapeutische Forschung und ihre Bedeutung für die Psychoanalyse. Psyche 26/1972: 1–19)

Freud S (1912) Trauer und Melancholie. Gesammelte Werke Bd 10, S 427–446

Gessner O, Orzechowski G (1974) Gift- und Arzneipflanzen in Mitteleuropa, 3. Aufl. Springer, Berlin Heidelberg New York

Gutwinski J (1981): Fragen in Texten aus Balint-Gruppen. Jahrb Psychoanalyse 13:301–339

Nedelmann C, Ferstl H (Hrsg) (1989) Die Methode der Balint-Gruppe, Klett-Cotta, Stuttgart (Einleitung von C. Nedelmann: S 19–51)

Mann T (1953) Die Betrogene. In: Mann T (Ausg. 1981) Späte Erzählungen. Gesammelte Werke, Fischer, Frankfurt am Main, S 407–481

Schlegel F, Schleiermacher F (ca. 1798–1800): Fragmente. In: Kritische Friedrich-Schlegel-Ausgabe, Bd 2 (hrsg. von H. Eichner, 1967)

Verwirklichung der psychosomatischen Einstellung in der Praxis

W. Dmoch

Einleitung

Ganz ohne Zweifel ist es der niedergelassene Frauenarzt, dem die Aufgabe gestellt ist, der großen Zahl psychosomatisch leidender Patientinnen gerecht zu werden; damit ist der Gruppe der niedergelassenen Frauenärzten eine große Verantwortung aufgegeben. Wie Herr Kluge auf einer früheren Tagung einmal anmerkte, wird nur ein Bruchteil der Behandlungsleistungen in Kliniken erbracht, wovon nur 1% in den Universitätskliniken geleistet werden kann; und deren Leistungsspektrum ist natürlich von demjenigen der Praxis des niedergelassenen Arztes sehr verschieden.

Nun werden Sie zu Beginn berechtigterweise nach meiner Legitimation fragen, als Psychoanalytiker nervenärztlicher Herkunft und als gynäkologisch interessierter Laie über die Behandungswirklichkeit in der Praxis der niedergelassenen Frauenärzte zu sprechen; wann denn hätte je ein Arzt aus dem Piet Nijs einmal so apostrophierten „kontemplativen Bereich der Medizin", den man sich immer in einem Sessel hinter seiner Couch vorstellt, jemals Erfahrungen machen können, die dem Frauenarzt in seiner Praxis mit ihrer Vielfalt der Behandlungsanforderungen nützlich sein könnten? Ich fühle mich angesichts dieser Frage genötigt, meine diesbezüglichen Grenzen aufzuzeigen.

In der Tat könnte ich nicht viel aus eigenem Handeln und eigener Erfahrung frauenärztlicher Tätigkeit berichten, dazu ist die eher episodische Begegnung mit Geburtshilfe und Gynäkologie ganz am Anfang meiner ärztlichen Tätigkeit zu kurz gewesen und, obwohl ich mich gerne daran erinnere, auch schon zu lange vergangen. Auch war meine damalige Wahrnehmungseinstellung darauf ausgerichtet, das Nötige und Nützliche aus dem frauenärztlichen Fachgebiet zu lernen, soweit ich es als Arzt für Allgemeinmedizin, der ich werden wollte, in einer Landpraxis gebrauchen könnte.

Ich hatte damals also die Haltung eines Lernbedürftigen und Empfangenden, nicht aber die eines zu Kritik Befähigten. Allerdings ist die Faszination, die von diesem Fachgebiet ausgeht, für mich bis heute unverändert stark wirksam geblieben.

In den 8 Jahren, in denen ich als nervenärztlicher Psychotherapeut an der psychosomatischen Abteilung einer Universitätsfrauenklinik tätig sein durfte, habe ich in der Zusammenarbeit mit den verschiedenen Spezialambulanzen gerade durch vielfache und teils sehr spezielle konsiliarische Fragestellungen der Frauenärzte Anteil an ihrer klinischen Wirklichkeit gehabt.

Dies bedeutete unausweichlich, die spezifischen Antinomien miterleiden und annehmen, aber auch reflektieren zu müssen, in die der Frauenarzt in den vielfältigen und widersprüchlichen Anforderungen seiner Tätigkeit gestellt ist. Die große Spannbreite, die zwischen der ärztlichen Situation etwa in der Fertilitätssprechstunde und der Schwangerschaftskonfliktberatung liegt, oder zwischen der Wochenstation und dem Operationssaal, zwischen dem Kreißsaal und der onkologischen Station verlangt nicht nur vom Frauenarzt eine erhebliche Flexibilität und Belastbarkeit; die unterschiedlichen Aufgabenstellungen lösen auch sehr verschiedenartige und oft widersprüchliche Gefühle aus. Dies macht die psychosomatische Arbeit, zu der die Wahrnehmung der eigenen emotionalen Befindlichkeit wie auch der die Patientin bewegenden Gefühle wesentlich gehört, im frauenärztlichen Fachgebiet so überaus faszinierend, aber auch zuweilen sehr anstrengend.

Auch aus diesem Grunde bedurfte es für mich als Psychoanalytiker einer gewissen Zeit der Anpassung, denn im Bereich der psychosomatischen Frauenheilkunde geht es nur selten um psychische Krankheiten, wie der Psychiater sie zu sehen gewohnt ist; in der Regel haben die psychosomatischen Beschwerden und Fragestellungen mit normalen Gefühlen im Zusammenhang mit den wechselnden Aufgaben im Leben einer Frau zu tun, so daß man es aus psychiatrischer Sicht weitgehend mit Gesunden zu tun hat. Der Psychoanalytiker muß sich darüber klar sein, daß die Patientinnen einer Frauenklinik ebenso wie die einer frauenärztlichen Praxis, sich nicht zu Zwecken der Fachpsychotherapie an die Institution gewandt haben, sondern körperliche Beschwerden oder andere Anliegen haben.

Aber weder diese noch die sehr andersartigen Erfahrungen aus der über 6-jährigen Tätigkeit an der Frauenklinik eines großen Städtischen Versorgungskrankenhauses würde genügen, zum heutigen Thema hinreichend beizutragen. Obwohl man der Meinung sein kann, daß beide Erfahrungsbereiche eine wichtige Voraussetzung für den heutigen Beitrag darstellen, so muß man doch bedenken, wie sehr sich dieser klinische Alltag von der Erfahrungswirklichkeit des niedergelassenen Frauenarztes unterscheidet. Während der niedergelassenen Arzt immer unmittelbar die Beschwerdewirklichkeit der Patientinnen erfährt, liegt der Erfahrungsbereich des Klinikers vorwiegend bei vermittelten Krankheitsbildern.

Einen näheren Einblick in den Alltag des niedergelassenen Frauenarztes verdanke ich den vielen Kollegen, die mir in den vergangenen 15 Jahren aus ihren Praxen immer reichlich Patientinnen zur ambulanten Diagnostik und Behandlung überwiesen haben, und auch denjenigen, die mir in Balint- und Selbsterfahrungsgruppen die Schwierigkeiten des frauenärztlichen Alltags so fühlbar nahegebracht haben. Ganz besonderen Dank aber schulde ich denjenigen unter Ihnen, die mich an ihrem Denken, Hoffen und Fühlen anläßlich der Gründung sowie in der Aufbauzeit ihrer Praxen Anteil nehmen ließen. Ohne ihre Offenheit und Diskussionsbereitschaft über ihre Intentionen, den Rahmen für ihre persönliche Art der Berufsausübung zu gestalten, hätte ich mit unserem heutigen Thema sicher größere Schwierigkeiten bekommen.

Diese Darstellung lebt aus dem gleichen Spannungsverhältnis, in dem auch die psychosomatisch verstandene Medizin lebt. Einerseits gewinnen wir manche Hilfen für psychosomatisch orientiertes Handeln aus den bewährten therapeuti-

schen Elementen der formellen Fachpsychotherapie; andererseits wirkt diese Orientierung auf ein therapeutisches Verhalten ein, das von den Bedingungen formeller Psychotherapie sehr verschieden ist.
Der Mensch existiert in der Spannung zwischen den materiellen und den geistigen Aspekten seiner Existenz. Er *hat* einen Körper, aber er ist mehr als nur dieser ‚bewegliche belebte Leichnam', soweit er Denken, Wollen, Fühlen, Wahrnehmen, Erleben und Handeln hat, denn damit *ist* er ein lebendiger Leib. Unsere Muttersprache, diese große Psychologin, die wir gemeinhin viel zu schlecht verstehen, drückt diesen psychosomatischen Sachverhalt aus, indem sie uns z. B. von jemanden sagen läßt: „Das ist dieser Mensch, wie er leibt und lebt" oder wir sprechen von den „eingefleischten Gewohnheiten" eines Menschen.
Soweit die Medizin sich nur als kunstvoll angewandte Naturwissenschaft versteht, stellt sie berechtigterweise die Veränderungen in der anatomischen Struktur und den biochemischen Wegen des Stoffwechsels des menschlichen Körpers in den Mittelpunkt der Aufmerksamkeit von Ätiologie und Pathogenese.
Für die somatischen Aspekte der Behandlung etwa von Geschwulsterkrankungen ist diese Ausrichtung weitgehend angemessen und nützlich; in dem Maße aber, wie psychische und soziale Umstände der menschlichen Existenz auf die leiblichen Funktionen und die psychische Befindlichkeit modulierend einwirken, trägt dieses Krankheitsmodell nicht mehr ausreichend zur Erklärung der Pathophysiologie und damit auch nichts zu sinnvollen somatotherapeutischen Entwürfen bei. Noch deutlicher wird dies in den Bereichen der Krankheitverarbeitung, den Genesungsvorgängen und in der Bewältigung chronischen Krankseins. Hier rückt das Verhalten in Gesundheit und Krankheit (Engel 1970) in den Mittelpunkt unserer Aufmerksamkeit, wobei wir unter Verhalten nicht allein das äußerlich beobachtbare Handeln, sondern u. a. auch das planende, die eigene Wirklichkeit konstruierende, das Selbstverständnis definierende, imaginierende und auch das träumende Verhalten meinen, also Verhalten und Handeln beim Zusammenwirken der bewußten wie auch der unbewußten Dimensionen unserer Existenz.
Wie können diese Aspekte in die Behandlung des Frauenarztes integriert werden? Diese Frage kann nur dann beantwortet werden, wenn man festlegt, was unter Psychosomatik verstanden werden soll.

Was ist psychosomatische Medizin?

Mancher versteht darunter die Psychotherapie in einer vorwiegend somatisch ausgerichteten Praxis. Fragen wir bei den Vätern dieses Begriffs an, so kommen wir zu dem idealistisch Kreis von Ärzten um den Königsberger Philosophen Immanuel Kant, zu Freiherrn von Feuchtersleben, Hufeland und Heinroth (1818), welchem die Prägung des Begriffs „psychosomatisch" zugeschrieben wird. Diese Ärzte forderten eine ganzheitliche Auffassung der Medizin. Aber ihr Verständnis einer zukünftigen Medizin wurde als romantisch belächelt, weil die therapeutischen Schritte und Wege zu ihr noch unerforscht und unerreichbar waren.
Einen weiteren Anstoß erhielt die psychosomatische Frauenheilkunde durch das Lebenswerk Sigmund Freuds, die zunehmend entfaltete psychoanalytische Krank-

heits- und Behandlungslehre. Interessanterweise betrifft die erste Krankengeschichte im 1. Band der Gesammelten Werke – „Ein Fall von hypnotischer Heilung“ – die Behandlung einer psychosomatischen Störung im Wochenbett, nämlich die zweimalige Heilung einer Patientin mit psychogener Stillstörung und Inappetenz.

Die weitere Entwicklung zur psychosomatischen Medizin wird heute meist beginnend mit dem Internisten Georg Groddek, mit Ernst Simmel in Berlin und (diese muß an diesem Tagungsort natürlich genannt werden) Frieda Fromm-Reichmann in Heidelberg als Abfolge großer psychoanalytisch gebildeter Internisten gesehen; mit der Ausformulierung der Neurosenlehre durch Fenichel (1945), Nunberg (1959) und Brun (1946) standen neue ätiologische, nosologische und pathogenetische Konzepte zur Verfügung. Nun wurde der internistischen Behandlung eine psychoanalytische hinzugefügt.

Aber mit der Anwesenheit zweier verschiedener Ärzte am Krankenbett waren lediglich zwei Therapiemethoden nebeneinandergestellt, bestenfalls addiert; es wurde zweigleisig – gleichzeitig psychisch und somatisch – therapiert, keineswegs aber gelang die Integration beider Verfahren zu einer ganzheitlichen Behandlung.

Die Psychosomatik in einer ausformulierten Weise beginnt zwar mit dem Auftreten neurosenpsychologischer Konzepte etwa zwischen den 90er Jahren des vorigen und der Mitte unseres Jahrhunderts; in der Frauenheilkunde aber läßt sich ein psychosomatisch zu nennendes Verständnis bereits sehr viel früher nachweisen.

Man kann mit einiger Berechtigung behaupten, daß Frauenheilkunde und Geburtshilfe immer schon psychosomatisch ausgerichtet waren, sehr viel früher in ihrer konkreten Praxis als in der Theorie.

Das liegt v. a. daran, daß dieses Fach mit der Frau als Geschlechtswesen und mit den weiblichen Organen zu tun hat, die mit Lust und Liebe verbunden sind. Die Frauenheilkunde befaßt sich mit dem Leben hervorbringenden Beziehungsleib und ist so unausweichlich in ständigem Kontakt zu der zwischenmenschlichen Bezogenheit der Frau und ihren Gefühlen.

So erklärt es sich, daß schon Johann Goldhammers „kompendieuser Weiber- und Kinderarzt“ (1750) ohne Kenntnis eines solchen Begriffs psychosomatische Aspekte der Frauenleiden wie selbstverständlich einbezieht. So weist der Autor mahnend bei Gestosen, vorzeitigen Wehen, gehäuften Aborten, aber auch bei verzögertem Geburtslauf mehrfach darauf hin, der Geburtshelfer möge neben den anatomischen und geburtsmechanischen Gegebenheiten auch die affektiven Einflüsse auf die Geburtsdynamik, also die Psychodynamik berücksichtigen:

„Der Arzt unterschätze nicht die Wirkung verborgener Scham, verhaltenen Ärgers oder heimlichen Kummers.“

Bei Frühgeburtsbestrebungen sieht er *„Zorn, Eifer und Gram“* als affektive Anlässe für vorzeitige Wehen wirksam.

Alexander Elias von Siebold nennt 1823 sowohl soziale Faktoren als auch affektive Anlässe für Störungen des Zyklus und der Schwangerschaft. So schreibt er für die Hyperemesis gravidarum, daß sie *„vorzüglich bei schwächlichen, zarten und hysterischen Frauen, und weit mehr bei der gebildeten Classe in Städten als auf dem Lande vorkommt“* und für einige Gebärstörungen nennt er den *„außerordentlichen Eigensinn mancher Gebärenden“*.

Wirksam in diesem Sinne sind für ihn aber auch *„die deprimierenden Gemüthsbewegungen, der Schreck, die bange ängstliche Erwartung, die Hoffnungslosigkeit und der wiederholte heimliche und stille Ärger und moralische Widerwille"*.
Auch Osiander vertritt in seinem 1820 erschienen Lehrbuch einen ähnlichen Standpunkt: Ohne daß er einer speziellen Neurosenlehre folgen könnte, ist er überzeugt, daß die körperlichen Wirkungen von psychischen Phänomenen, nämlich die verschiedenen Affekte, Symptome hervorbringen.
Die mit der Psychoanalyse zunehmend elaborierte Neurosenlehre stellte zunächst die pathogene Rolle der Angst und ihrer Abwehr ganz in den Vordergrund der Aufmerksamkeit und betonte die Behandlungsmöglichkeiten bei den Psychoneurosen. Die intensiven Bemühungen um eine psychosomatische Gestaltung der frauenärztlichen Behandlung treten bis heute hinter den Vorgängen der Ansiedlung psychischen Verstehens in der inneren Medizin, im Bewußtsein selbst psychosomatisch kundiger Ärzte zurück.
Das Studium der gynäkologischen Fachzeitschriften aber erweist, daß hier ein fachimmanentes psychosomatisches Interesse nie erloschen ist:
Man findet in der ersten Hälfte dieses Jahrhunderts eine Fülle von Berichten aus psychosomatischen Arbeitsgruppen an Frauenkliniken; um nur einige zu nennen: die um Lindemann in Dresden, Rösch in Halle, Fischer in Gießen und später Leipzig, aus der Universitätsfrauenklinik Königsberg, die teils in Sitzungsberichten regionaler Arbeitsgruppen, teils in Originalaufsätzen über ihre Bemühungen um eine Integration psychischer Behandlungsmöglichkeiten in die Frauenheilkunde berichten.
Später treten die Namen Menge, Krönig, Liepmann, Mayer, und Walthardt als Träger dieser psychosomatischen Tradition hervor, so daß die bekannten Bücher von Schaetzing (*Die verstandene Frau,* 1950) und Roemer (*Gynäkologische Organneurosen,* 1953) wie Zusammenfassungen der Entwicklung in diesem Teil des frauenärztlichen Fachgebiets erscheinen.
Weitere und umfängliche Untersuchungen zur Vielfalt psychosomatischer Störungen in der Frauenheilkunde und ihrer Genese erschienen von dem Zürcher Psychiater Condrau (1965) und von dem Frauenarzt Hans-Joachim Prill (1964), der zusammen mit einem meiner akademischen Lehrer, dem Nervenarzt Dietrich Langen, an der Wiege unserer psychosomatischen Tagungen und unserer Gesellschaft stand.
Nachdem wir nun sehen konnten, daß der psychosomatische Aspekt schon immer der Frauenheilkunde, wenn auch lange in unentfalteter Weise innewohnte, ist die Frage zu beantworten, in welchem Ausmaß psychosomatisches Handeln in der Praxis des niedergelassenen Frauenarztes gefordert ist.
Vor einigen Jahren hat die Gruppe um Hecker und Conrad (1984) einmal diese Frage für ihre Frauenarztpraxis im Zentrum von München untersucht und festgestellt, daß etwa 20% aller Patientinnen wegen psychosomatischer Probleme kommen, bei den Vorsorgefällen allein schon 10% und bei den kurativen Fällen bis zu 40%. In den letzten Jahren sind zwei psychosomatisch interessierte und erfahrene Frauenärzte in Düsseldorf (Heydecke 1991; Bongard 1991) in ihren Praxen dieser Frage nachgegangen. Ohne auf die von situativen und persönlichen Umständen stark abhängigen Ergebnisse näher einzugehen, sind doch 3 Dinge zu erwähnen:

1) Keineswegs benötigen alle Patientinnen eines Frauenarztes formale Psychotherapie.
2) Nicht einmal alle diejenigen, die unter eindeutig psychogenen Symptomen leiden, wünschen eine psychische Behandlung oder nehmen ein entsprechendes Angebot an, schon gar nicht das einer Überweisung an den Fachpsychotherapeuten.
3) Die psychosomatische Orientierung des Frauenarztes verändert allmählich die Zusammensetzung des Patientengutes seiner Praxis (oder das Spektrum der geklagten Beschwerden?).

Kielholz (1974) hat in einer die Mehrheit der mittel- und westeuropäischen Länder einbeziehenden Studie einmal zu bestimmen versucht, in welchem Ausmaß eine psychogene Symptomatik bei Patienten in den verschiedenen Facharztpraxen vorhanden ist. 70% der antwortenden Ärzte schätzten damals die Patienten, die ausschließlich wegen seelischer Schwierigkeiten zu ihnen kommen, auf bis zu 10%, wobei sicher auch die Unterschiede in Aufmerksamkeitshaltung und Geschultheit der antwortenden Ärzte für die Streuung zu bedenken sind; durchschnittlich 20% der antwortenden Ärzte glaubten, daß bis zu 25% ihrer Patienten ausschließlich wegen seelischer Probleme kämen.
Für den frauenärztlichen Bereich wurden von 86% der antwortenden Ärzte Schätzungen zwischen 5 and 10% angegeben, und 14% der Ärzte schätzten diese Quote auf bis zu 25% ihrer Patientinnen. Hiervon entfielen auf eine depressionsbedingte Symptomatik einigermaßen konstant etwa 10% ihrer Behandlungsfälle, zusätzlich noch einmal etwa 10% für larviert Depressive. Das bedeutet bei einem Praxisalltag von 50 Patientinnen, daß Sie täglich mindestens 12 psychogen erkrankte Frauen mit körperlichen Symptomen sehen, wobei zwischen 5 und 10 Fälle depressionsbedingt oder zusätzlich depressiv erkrankt sein können. Sie wissen aus Ihrem Alltag, daß diese für die Praxis des niedergelassenen Frauenarztes geschätzten Zahlen heute eher zu niedrig angesetzt sind.
Zur Beantwortung der Frage, wie die psychosomatische Einstellung in der Praxis zu verwirklichen sei, ist zunächst danach zu fragen, was zu ihrer Verhinderung beiträgt. Hier habe ich den Balint- und Selbsterfahrungsgruppen vorwiegend mit Gynäkologen, die am Düsseldorfer Kurs teilgenommen haben, eine Reihe von Bedenken und Befangenheiten nennen gehört.
Nach meinem Eindruck handelt es sich nicht um grundsätzliche Ablehnung, wie in den folgenden 3 Beispielen, sondern um allerlei Bedenken wegen Schwierigkeiten, die zum Teil auf Vorurteilen und fehlenden Kenntnissen beruhen.
Der Chef einer Frauenklinik lachte abwehrend auf die Frage, ob es einen psychosomatisch versierten Arzt an seiner Klinik gebe und stellte fest:

„Psychosomatik – sowas brauchen wir nicht; nett sein mit unseren Patientinnen, das können wir auch so!"

Diese Äußerung kennzeichnet eher ein heutzutage fossil gewordenes Unwissen. Ähnlich ist wohl auch folgende Äußerung eines Klinikassistenten zu vertehen, dessen Name fast wie ein Programm klang und etwa der grimmigen Art seiner Äußerung entsprach:

„Ich brauche keine Balint-Gruppe, ich lasse meine Aggressionen lieber auf dem Tennisplatz raus."

Hier ist nicht nur die Abwehr gegen eine etwaige Selbstkonfrontation spürbar, sondern auch ein grobes Mißverständnis über die Aufgabe einer Balint-Gruppe. Als Antwort auf das Einladungsrundschreiben zum Psychosomatikseminar in Montpellier erreichte mich vor 2 Jahren eine Rücklaufkarte von einem Frauenarzt aus Bayreuth mit der handschriftlichen Ergänzung:

„Ich komme nicht! Psychologen, Psychiater und Psychosomatiker haben selbst einen Dachschaden. gez. Dr. Psycho".

Hier wird schon etwas mehr von der individuellen Abwehr erahnbar, die in diesem Fall wohl als projektive Identifikation wirksam ist, jedoch eignen sich solche Fälle aufgrund ihres anekdotischen Charakters nur doch dazu, Beiträge wie diesen etwas aufzulockern, sind aber glücklicherweise nicht repräsentativ.
Ich habe heute keine allgemeingültigen Patientrezepte anzubieten, auf welche konkrete Weise die psychosomatische Sprechstunde etwa zu machen wäre, weil mit der Haltung des Machens lediglich etwas Gemachtes herauskommen kann. Ich will aber versuchen, anhand einiger Meinungen und Bedenken gegen die psychosomatisch konjugierte Diagnostik und Behandlung die Schwierigkeiten zu bezeichnen, die auf dem Weg zur psychosomatischen Praxis zu überwinden sind.
Als Hindernisse wirksam sind allerlei Schwierigkeiten, die zu einem Unbehagen führen, das als Motiv für eine freundlich interessierte Distanziertheit angesehen werden kann.

Von den vielfältigen Quellen für dieses Unbehagen sind nur einige zu nennen:

- Angst vor der Spekulation,
- Angst vor der Hilflosigkeit mit den Affekten,
- Angst vor Orientierungslosigkeit,
- Angst vor der Aufwendigkeit hinsichtlich der Zeit.

Spekulation oder Interpretation?

Bei der Schilderung eines Asthmapatienten zitierte eine Ärztin die Deutung aus der Literatur, nach der ein Asthmaanfall als Ausdrucksäquivalent für den Schrei nach der Mutter gelte; daraus sei zu folgern, daß in diesem Fall die Beziehung des Patienten zu seiner Mutter zu explorieren sei. Es handelt sich um eine beliebte psychosomatische Metapher. Selbst wenn wir diese als Arbeitsgrundlage akzeptieren, bleiben wir im konkreten Behandlungsfall beweispflichtig, ob es sich bei diesem konkreten Patienten so verhält. Handelt es sich um einen Schrei nach der Geborgenheit bei der Mutter oder um einen Wutschrei gegen die Mutter oder um einen Schrei nach einer ganz anderen Person oder gegen sie? Handelt es sich um ein Äquivalent des Weinens oder Schluchzens, also einen ganz anderen Affekt als den der Wut? Handelt es sich um ein Korrelat des physiologischen Vollzugs eines Affektgeschehens oder zu dessen Hemmung?

Eine solche Hypothese am konkreten Material des Patienten zu prüfen ist eine der Aufgaben, die sich im psychosomatischen Behandlungsfall stellen, und ihre Bearbeitung hat oft unmittelbare Folgen für den Behandlungsweg.
Ein weiteres Beispiel ist von der Hyperemesis gravidarum bekannt: Die in Lehrbüchern auffindbare Standardinterpretation lautet, daß Frauen mit krankhaftem Schwangerschaftserbrechen unbewußt ihre Kinder ablehnen. Das beobachtbare, manifeste Verhalten dieser Patientinnen dagegen zeigt, daß sie bereit sind, große Beeinträchtigungen zu erdulden, damit die Schwangerschaft erhalten bleibt, wie Molinski in seinem Buch *Die unbewußte Angst vor dem Kind* dargestellt hat. Die Tatsache, daß Schwangerschaft natürlicherweise von Interessengegensätzen gekennzeichnet und damit unausweichlich konflikthaft ist und das innere Bild ihres Kindes bei fast jeder Mutter besonders in der Frühschwangerschaft hochgespannt ambivalent besetzt ist, läßt die Konfrontation und Interpretation im Behandlungskontext „Sie wollen ja nur Ihr Kind nicht kriegen“ weder nützlich noch angemessen erscheinen. Die Patientin wird sich unverstanden, beschuldigt und gekränkt fühlen.
Auch stellt sich an diesem Beispiel die grundsätzliche Frage nach dem Behandlungsauftrag und dessen Ziel: Geht es jetzt um die Veränderung einer neurotischen Struktur der Persönlichkeit, also um Therapie einer Neurose oder um die glückliche Bewältigung einer schwierigen Schwangerschaft? Zu welchem Zweck ist die Patientin in Behandlung gekommen? Sie kommt zum Frauenarzt, auch zum psychosomatisch orientierten Gynäkologen, mit einer anderen Absicht als etwa zum Fachpsychotherapeuten.
Aus dem Wissen, daß in den meisten Fällen von Hyperemesis gravidarum ein konflikthaftes Erleben vorwiegend im oralen Bereich wirksam ist, das unter der schwangerschaftsbedingten Aktivierung des Brutpflege- und Fütterungsinstiktes zur Zuspitzung dieses Konflikts bis zur Symptombildung führt, läßt sich auch ein ganz anderes und therapeutisch sehr wirksames Verhalten ableiten: Die Patientin wird angesichts ihrer Angst, dem Kind alles opfern zu müssen und sich selbst nichts gönnen zu dürfen, in liebevoller und bestätigender Weise konkret angeleitet zu lernen und zu üben, sich selbst angemessen zu versorgen und zu ernähren, wobei das gesamte Stationsteam die therapeutische Funkion eines „Hilfs-Ich“ übernimmt und sie ermuntert, bestätigt und unterstützt. „Wer gut sein will zum Kind, muß gut sein zu seiner Mutter!“ Max B. Clyne hat diese bemutternde Behandlung der Hyperemesispatientin mit der Maxime „tender loving care“ knapp umrissen.
Dieses Beispiel verdeutlicht, daß psychosomatische Behandlung keineswegs darin besteht, die Patientin etwa mit der Metapsychologie ihrer Störung bekannt zu machen oder die zutiefst unbewußten Tendenzen mittels aufdeckender Behandlung zum Bewußtsein zu bringen, sondern daß auch hier die Freudsche Regel gilt die Therapie habe an der Oberfläche zu beginnen.
Mit diesem Beispiel ist die berechtigte Besorgnis dargestellt, sich in metapsychologische Spekulationen zu verlieren und am wirklichen Krankheitsgeschehen vorbei zu therapieren. Das damit verbundene Unbehagen wird solange bestehen, wie die Techniken der Verifikation psychoterapeutischer Arbeitshypothesen und die kritische Beurteilung des Behandlungsauftrages, der Indikation zur Psychotherapie und der individuellen Eignung der Patientin nicht erlernt sind.

Eine weitere Quelle des Unbehagens ist die Unsicherheit, wie die psychosomatischen Symptome zu interpretieren sind. Diese Schwierigkeit ist mit Hilfe der psychosomatischen Krankheitslehre zu überwinden. Man muß wissen, welche pathogenetischen Wege zu der gegebenen Symptomatik führen, und man muß gedanklich unterscheiden lernen etwa zwischen

- der Hysterie mit ihrem symboldramatischen Ausdrucksverhalten im Kampf um Macht und Anerkennung,
- der Hypochondrie mit ihren Verschiebungen der Aufmerksamkeit auf den eigenen Leib im Streben nach Auffüllung Mangels und eines Unwertgefühls,
- der Depression mit dem ihr eigenen Selbstwertproblem und ihrer Unterdrückung aggressiver Strebungen um der Erhaltung harmonischer Beziehungen zu den wichtigen anderen (Bezugspersonen) willen.

Manches Unbehagen mit der Psychosomatik ließe sich verringern oder auflösen, wenn zwischen unterschiedlichen ätiologischen Anlässen und den pathogenetischen Wegen wirklich unterschieden würde, da die psychotherapeutische Behandlungstechnik - das ärztliche Gespräch wie auch andere therapeutische Maßnahmen - sich nach diesen verschiedenen Verhältnissen richtet.

Affekte

Ein weiteres Unbehagen betrifft den Umgang mit den Affekten und die Angst, hilflos zu sein angesichts starker Affektspannungen, die im Gespräch mit der Patientin infolge der Verringerung ihrer Abwehr entstehen. Gerade die in gewissenhafter Weise um das Wohl ihrer Patientinnen besorgten Gynäkologen verdeutlichen dies häufig mit dem Bild eines operativen Vorgehens:

„Wenn ich die Verschlossenheit der Patientin überwinde und diese Seele erst einmal aufgemacht habe, dann kann ich das Operationsgebiet vielleicht nicht mehr in angemessener Weise und zeitgerecht verschließen.“

Zunächst ist zu bestätigen, daß psychische Behandlung tatsächlich in mancher Hinsicht mit dem chirurgischen Vorgehen zu vergleichen ist: Es gibt einen Indikationskatalog für unterschiedliche Zugangswege, es gibt eine exakte „Operationslehre“ in Form der psychotherapeutischen Technik und „man präpariert den Situs schichtweise“, womit beim psychischen Behandeln gemeint ist, daß man von der Oberfläche ausgeht und die Abwehr beachtet.

Aber weiter trägt dieses Bild nicht, denn im Psychischen wird ja nicht am hilflosen bewußtlosen Patienten operiert, sondern die verbalen Operationen der Psychotherapie richten sich an eine Person mit ihrem individuellen Konzept von sich (Selbstbild) und der Welt (Weltanschauung), die sich aktiv an der Gestaltung des Dialogs beteiligt.

Die Angst vor der Hilflosigkeit mit den Affekten läßt sich vermindern, indem man „verbale Operationstechnik“ der psychischen Behandlung erlernt und der Signalcharakter solcher Angst verstehen und in die Behandlung einbeziehen lernt; derart aufkommende Angst mag ein Zeichen für eine sich ankündigende Überforderung der Patientin sein und kann zur Sprache gebracht werden. Mit zunehmender Erfahrung aber wird der Arzt auch merken, daß die Patientin selbst in einem guten

Arbeitsbündnis bei der Behandlung aktiver Partner und ein guter Assistent sein kann. Alle stärkeren Affekte klingen nach einiger Zeit auch wieder ab und die Ich-Funktionen sorgen für einen alsbaldigen provisorischen Verschluß einer affektiven Verletzung. Man kann aber auch lernen, solche aufkommenden Affekte sinnvoll therapeutisch aufzugreifen und ihre pathogene Rolle aufzulösen. Alle Affekte und Emotionen sind nicht ausschließlich Ereignisse einer „privaten" Psyche, wie eine monadische Auffassung des Menschen es erscheinen läßt, sondern haben immer mit dem Verhältnis eines Menschen zu sich selbst und den anderen zu tun; so verweisen sie auf interpersonale Gegebenheiten und stellen für das ärztliche Gespräch eine Brücke dar, über die man zur sozialen Befindlichkeit der Patientin gelangt.

Ein weiteres Unbehagen kann aus der Notwendigkeit entstehen, daß der Arzt selbst sich in der therapeutischen Situation emotional auf die Patientin einläßt. Dies wird von manchen Menschen als beengend erlebt, von anderen mehr als potentielle Verführung oder emotionale Ansteckung, und beides kann Angst und Abwehr auslösen. Hinzu kommt bei Frauenärzten die oft notwendige große körperliche Nähe zur Patientin, die zum Schutz beider Beteiligter bestimmte psychische Abwehrleistungen im Sinne einer Versachlichung und strukturierenden Beschränkung der Begegnung erfordern. Gynäkologische Behandlungen machen im Dienste von Diagnostik und Therapie die Überschreitung sonst wirksamer konventioneller Grenzen unvermeidlich und sind zuweilen unangenehm oder gar schmerzhaft. Aus diesem Grund möchte der Frauenarzt seiner Patientin verständlicherweise nicht neben der körperlichen Infragestellung noch psychischen Streß zufügen und ist bestrebt, die Arzt-Patientin-Beziehung möglichst wenig belastend im Bereich einer positiven Übertragung zu halten. Dies stellt eine berufstypische Schwierigkeit dar, in dem Maße, wie die somatische Behandlung um ihre psychische Dimension erweitert werden soll.

Die Mehrzahl der Frauenärzte aber scheint die begrenzte emotionale Intimität in der optimalen persönlichen Distanz innerhalb ihrer beruflichen Rolle zu begrüßen und kann diesen Aspekt der „Droge Arzt" angemessen dosieren lernen, wie im Verlauf vieler Balint-Gruppen erfahrbar ist.

Orientierung

Auch die Besorgnis um den Verlust der Orientierung kann zum Unbehagen führen. Es gibt in unserer pluralistischen Gesellschaft keine verbindliche Anthropologie, keine gesicherte Werteordnung, kein allgemeingültiges Bild vom Lebenszyklus (Lidz 1970) und eine Vielzahl von unterschiedlichen Rollen – bei sich wandelnden Bildern von Weiblichkeit und Männlichkeit – und tiefen Widersprüchen im Verhältnis der Geschlechter zueinander, die zum Teil gerade wegen der damit verbundenen Unsicherheit zu einer Bekräftigung konservativer Tendenzen (Berger u. Berger 1984) führen. Haltungen und Standpunkte des Frauenarztes werden sich oft nicht mit denen seiner Patientinnen decken oder vereinbaren lassen.

Eine standpunktlose Psychotherapie aber kann es nicht geben. Dies zwingt zu vermehrter Reflexion eigener Haltungen und Wertungen, insbesondere der von Balint so bezeichneten „apostolischen Funktion des Arztes"; damit ist ein Bündel allzu oft nur mangelhaft reflektierter Prämissen gemeint, die dem Arzt zu sagen scheinen, wie eine Patientin zu sein habe und was gut für sie sei. Es ist notwendig, sich derartige Einstellungen bewußt zu machen, um sie nicht unkontrolliert und damit störend für das diagnostische und therapeutische Vorgehen wirksam werden zu lassen.

Ein weiteres Dilemma besteht darin, daß der Arzt gleichzeitig psychische und körperliche Gesichtspunkte in Diagnostik und Therapie je nach ihrem unterschiedlichen Gewicht berücksichtigen muß. Thure von Uexküll hat uns mit dieser Schwierigkeit durch die provokante Formulierung konfrontiert, daß der somatisch orientierte Arzt in Gefahr stehe, „eine seelenlose Körpermedizin zu betreiben", der psychisch orientierte Arzt dagegen eine „körperlose Seelenmedizin". Der psychosomatisch eingestellte Frauenarzt wird hier zu ständiger Integrationsarbeit aufgefordert, wobei der Akzent in der Behandlung von Fall zu Fall anders zu setzen ist. Ich habe kürzlich miterleben müssen, wie eine krebskranke Kollegin, die sich in psychoanalytische Therapie begeben hatte und die anläßlich eines Umzugs einen anderen Psychoanalytiker am neuen Wohnort suchte, von einem nach dem andern abgewiesen wurde, weil ihre Krankheit und der Zustand nach Ihrer Operation zu viel Angst beim zukünftigen Therapeuten auslöste. Aber auch der psychosomatisch orientierte Frauenarzt entgeht dieser Angst nicht; er geht lediglich anders mit ihr um. Er sieht einerseits die Gefahr, durch voreiliges Deuten, Interpretieren und vermeintliches Verstehen etwa wesentliche Schritte des diagnostischen und therapeutischen Vorgehens im Körperlichen zu überspringen; umgekehrt ist er aber auch besorgt, physiologische Erklärungen, die zur Erhellung von pathogenetischen Wegen nützlich sind, zum Nachteil der Frage nach dem Sinn von Krankheit zu bevorzugen.

Diese Schwierigkeit hat V. von Weizsäcker in seinem Verständnis von Krankheit als Krise der gesamten Person immer wieder betont. Wenn die Realität des erkrankten Körpers eine Erschwernis für die aus der psychoanalytischen Behandlung abgeleitete Technik darstellt, weil man dort gewohnt ist, mit symbolischen Inhalten zu arbeiten statt mit realen Gegebenheiten, so wird dadurch der Verstehensbegriff der Psychoanalyse in Frage gestellt und bedarf offensichtlich für die Arbeit mit körperlich Kranken einer Erweiterung oder Modifikation. Denn für den Frauenarzt ist es ständig notwendig, nach der Bedeutung psychogener Symptome zu fragen, wie auch umgekehrt, die individuelle Bedeutung von körperlicher Krankheit für seine Patientin zu erforschen. Gerade nach schweren Verlustsituationen wie Operationen mit Entfernung von Organen, nach intrauterinem Fruchttod, Aborten und auch nach Abtreibungen sind Entwertungsvorgänge und Desymbolisationen des Körpers häufig, werden aber eher leise und andeutungsweise zur Sprache gebracht. Bleiben sie unangesprochen, wächst die Gefahr der Sprach- und damit der Bewußtseinsferne dieser Phänomene, was Anlaß für namenloses Leiden werden kann. Während sich mancher Frauenarzt hier in seiner Gesprächsfähigkeit überfordert fühlt, wird der Fachpsychotherapeut meist gar nicht gefordert, weil diese Patientinnen nur selten zu ihm kommen. So entsteht ein Loch in der Kommunikation, und das Leiden der Patientin geht in der Sprachlosigkeit unter, weil nirgends die Möglichkeit genutzt werden kann, für das Erleben von Krankheit, Beschädigung, Verlust, Trauer, Zorn, Hilflosigkeit und den Bewältigungsversuchen Worte zu finden und sich verstanden zu fühlen.

Sprechstunde – Zeit zum Gespräch?

Eine wichtige Quelle des Unbehagens ist die Sorge um die Zeit. Während der Sprechstunde ergeben sich oft vom somatischen Beschwerdebild aus lohnende Einstiege in ein Gespräch, das die gekränkten oder ängstigenden Gefühle und auch die kränkenden oder angstmachenden Umstände, die sozialen Dimensionen der Patientin und ihrer Erkrankung aufgreift.
Läßt sich der Frauenarzt aus gegebenem Anlaß darauf ein, so handelt er nach seinem guten psychosomatischen Verständnis und nach seinem ärztlichen Gewissen, verstößt aber häufig gegen die wirtschaftliche Vernunft, denn manche somatische Leistung kann nach den geltenden Gebührenordnungen nicht am gleichen Tag mit einer Gesprächsleistung zusammen abgerechnet werden; so wird er die notwendige Gesprächsleistung unbezahlt erbringen und betriebswirtschaftlich als „Opportunitätskosten" verbuchen müssen. Auch erlaubt der in der Regel enge Terminplan kaum ungeplante Aktivitäten, ohne daß die Sprechstundenhilfe alsbald wie ein fleischgewordener Vorwurf eine neue Karte nach der anderen mit zunehmendem Nachdruck auf den Tisch legt.
Aus solchen Erfahrungen entsteht die Meinung mancher psychosomatischer Interessierter, daß die notwendigen Gespräche den Rahmen einer gutgeführten Praxis mit stets vollem Wartezimmer sprengen würden.
Dies gilt nur so lange, wie die Technik der Gesprächsführung und der haushälterische Umgang mit der Zeit nicht erlernt sind, denn Gespräche kann man uferlos assoziativ dahintreiben lassen, aber auch zeitlich und inhaltlich straffen; man muß sie in der psychosomatischen Behandlung nicht nur strukturieren, sondern auch fokussieren und begrenzen. Hier ist hervorzuheben, daß die psychosomatische Behandlung sich nicht an den Rahmenbedingungen und Zeitvorgaben psychotherapeutischer Leistungen ausrichten muß.

Aussprache?

Dagegen wird zuweilen die Meinung vertreten, die psychosomatische Sprechstunde bestehe darin, die Patientin ausreden und sich aussprechen lasse. Beides ist richtig, aber eine unvollständige Aussage. Sie ausreden zu lassen, ist selbstverständlich; dem entspricht auf der Seite des Arztes das aktive Zuhören: „das Hören mit dem dritten Ohr", wie das metaphorische Hören mit einer Formulierung von Theodor Reik (1948) gern genannt wird. Das „Sichaussprechenlassen", die sogenannte Lebensbeichte, kann zuweilen ein wichtiger Akt der therapeutischen Liebe des Arztes sein. Wegen der ungewöhnlichen Intensität einer solchen menschlichen Begegnung in einem therapeutischen Rahmen kann sie aber kein Vorbild für die regelhafte Gestaltung der psychosomatischen Sprechstunde abgeben.
Wo dies geschieht, gerät nicht nur die zeitliche Struktur des Praxisablaufs aus den Fugen, sondern Patientin und Arzt werden auch überfordert. Der Inhalt des Gesprächs muß ja von beiden Teilnehmern integriert und durchgearbeitet werden, was kaum gelingen kann, wenn etwa nach einem langen, intensiven und erschütternde Tiefen auslotenden Gespräch beiden der Kopf derart summt, daß

nichts Sinnvolles mehr außer einem Gefühl großer Anstrengung erinnert werden kann.

Psychotherapeutische Anteilnahme, dies kann man aus der formalen Psychotherapie übernehmen, besteht nicht aus einer Serie rauschhafter Sternstunden und dient nicht zur Befriedigung des Bedürfnisses nach emotionaler Intimität, sondern besteht eher in einer nüchternen, sachlichen Präparierarbeit, vergleichbar dem behutsamen und doch aktiven schichtweisen archäologischen Vorgehen mit Spatel, Staubpinsel und Pinzette.

Wer anderes erwartet oder zu verwirklichen sucht, wird seine therapeutische Wirksamkeit mindern und sich wie auch seine Patientinnen dem Unbehagen fortdauernder Überforderungen und Enttäuschungen aussetzen.

Psychosomatische Orientierung: Übung oder Begabung?

Natürlich ist die Fähigkeit zur emotionalen Anteilnahme an anderen Menschen je nach Persönlichkeit unterschiedlich ausgeprägt; aber auch unterschiedlich ausgeprägte Eigenschaften lassen sich bewußtmachen, Fähigkeiten erlernen und üben. Mit dem Bewußtsein um diese eigenen Fähigkeiten in ihrer jeweils individuellen Ausprägung ist aktiv therapeutisch umzugehen.

Von einer gewissen didaktischen Einstellung her wurde früher zuweilen pointiert behauptet, allein die Schulung in Eigen- und Fremdwahrnehmung reiche aus, um aus einem durchschnittlichen Allgemeinarzt einen guten Psychosomatiker zu machen, zusätzliches Wissen sei eher ein Hindernis auf diesem Weg. Die dabei wirksame richtige Absicht zielt darauf, den Arzt von seinem Wunsch nach Sicherheit durch den Erwerb von immer neuen Methoden wegzulocken und ihn auf den Königsweg zu führen, daß er seine Person und seine Eigen- und Fremdwahrnehmung einsetzen lernt, um seine Patienten zu verstehen. Wenn er nur das differenziert wiedergebe, was er wirklich vom Patienten verstanden hat, finde der Patient selbst eine Lösung für sein Problem.

Auch diese Ansicht ist richtig, aber unvollständig. Die Schulung in der Wahrnehmung der eigenen Befindlichkeit wie auch der Gefühle unserer Patienten ist sicher ein unabdingbares Element für unsere psychosomatische Arbeit; Wissen als Leitschnur ist aber sehr nützlich, wenn man durch Nachdenken das Wahrgenommene und Gefühlte verstehen und das therapeutische Tun ordnen will. Die umgangssprachliche Formulierung „Gefühl wird durch Verstand erst schön" kann hier lauten: „Empathie wird erst durch Neurosenlehre sinnvoll", da so die Wahrnehmung der klinischen Realität in ein Behandlungskonzept überführbar wird; anschauliche Darstellungen psychosomatischer Krankheitslehren finden sich bei Loch (1971) sowie bei Hertz u. Molinski (1983).

Aus behandlungstechnischen wie aus wirtschaftlichen Gründen ist dem Frauenarzt zu empfehlen, die neuerdings definierten Qualifikationen der psychosomatischen Grundversorgung zu erlernen und nach Möglichkeit auch den *Zusatztitel Psychotherapie* zu erwerben, obwohl im letzten darin eine gewisse Gefahr liegt. Er sollte nicht regelmäßig nun nebenamtlicher Psychotherapeut sein oder gar seine frauenärztliche Identität in eine psychotherapeutische verwandeln, wie dies von manchen Ausbildungsinstituten erwartet wird, sondern er braucht diese Qualifikation, um genauer unterscheiden zu lernen, welche seiner Patientinnen er im Rahmen seiner frauenärztlichen Praxis behandeln kann und welche er zum hauptamtlichen Psychotherapeuten überweisen muß. Er benötigt den Psychotherapeutentitel aber auch, um die von ihm erbrachte Leistung unter den gegebenen Vertragsverhältnissen abrechnen können. Es kann ja nicht weiter angehen, daß er im Bereich der sprechenden Medizin unterbezahlt ist, daß er andere Leistungen vermehrt zu erbringen anstreben muß, um zu einer wirtschaftlich tragbaren Mischkalkulation zu kommen, die man ihm dann mit statistischen Argumenten wegkürzt oder gar in schlimmerer Weise zum Vorwurf machen könnte.

Nicht die Installation einer Sprechstunde für formale Psychotherapie wandelt die organisch orientierte Praxis in eine psychosomatische, sondern die an den drei Dimensionen der menschlichen Existenz gleichzeitig auf den biologischen, psychischen und sozialen Bereich ausgerichtete Praxis. Es geht ja, wie die Untersuchungen der Arbeitsgruppe um Hecker (Hecker et al. 1984) gezeigt haben, keineswegs darum, allen Patientinnen der frauenärztlichen Sprechstunde Psychotherapie anzubieten; viel häufiger wird es um Beratung, sachliche Information und lediglich darum gehen, daß die Patientin einmal darstellen durfte, was sie im Zusammenhang mit dem zum Arztbesuch führenden Anliegen bewegt. Die im Verlauf der Begegnung manifestierte Aussage, daß ihre Fragen und Aussagen als mitteilenswert angehört wurden, hat einen Eigenwert auch dann, wenn keine besonderen Probleme oder Schwierigkeiten konfliktorientiert hinterfragt wurden. Elemente eines guten ärztlichen Gesprächs hat Prill in seinen Gruppen auf den Jahrestagungen unserer Gesellschaft unermüdlich gelehrt und (1977) zusammengefaßt: Die Einstellung wachen Zuhörens setzt eine reflektierte Interessiertheit an der Person seiner Patientin voraus; Gleichgültigkeit, Müdigkeit und überspielte oder gar kaum verhüllte Ablehnung wirken dem entgegen. Offenheit im Gespräch für die Tendenzen in der Mitteilung der Patientin gewährt ihr die Freiheit der kommunikativen Entfaltung, ohne sie zu früh festzulegen.

Die Wortwahl paßt sich der Sprache der Patientin an. Die von interessierter Seite immer wiederholte Behauptung, Ärzte bevorzugten eine für ihre Patientin wirklichkeitsfremde Fachsprache, mag für den jungen Assistenten hin und wieder zutreffen; Ärzte sprechen aber täglich mit Menschen aus sehr unterschiedlichen Schichten und mit weit auseinanderliegenden Sprachgewohnheiten, so daß gerade der niedergelassene Frauenarzt durch seine Patientinnen fortwährend in seiner sprachlichen Flexibilität geschult wird.

Ferner nennt Prill Verständigungsbereitschaft, Gelassenheit und Fähigkeit zur Einstimmung wie Bereitschaft zur Verarbeitung widersprüchlicher Emotionen als Voraussetzungen für das psychosomatisch orientierte ärztliche Gespräch. C. Rogers (1972, 1973) und seine Schule, die bei uns vorwiegend durch das Ehepaar Tausch bekanntgemacht wurden, haben die unspezifischen Elemente erforscht und unermüdlich vermittelt, die jeder guten Beratungstätigkeit ebenso wie jeder guten Psychotherapie zugrunde liegen: voraussetzungsfreie Zuwendung, bedingungsfreies Akzeptieren, Wertschätzung, emotionale Wärme, präzise einfühlendes Verstehen wie auch als Grundeinstellungen des Beraters die persönliche Echtheit und Selbstkongruenz.

Hierbei greift der Arzt während seiner somatisch ausgerichteten Diagnostik und Therapie diejenigen Hinweise der Patientin auf, die eine Brücke zu den emotional bedeutsamen Inhalten schlagen, die mit dem Kranksein der Patientin in Verbindung stehen. Dabei ist es zunächst gleichgültig, ob es sich um eine gefühlshafte Reaktion auf vorwiegend oder ausschließlich somatisch bedingte Krankheit handelt oder um körperliche Folgen eines ursprünglich seelischen Geschehens. Fast immer werden die aktuellen Gefühle der Patientin im Zusammenhang mit ihrem Kranksein auch mit anderen Menschen zu tun haben; es sind also auch die interpersonalen und psychosozialen Gesichtspunkte aufzugreifen, die zwischenmenschlichen Ursachen und Verwicklungen, die mit ihrem Krankwerden in Verbindung stehen. Viele Frauenärzte wissen, daß selbst bei zunächst „psychosomatisch ganz unverdächtigen" Besuchen in der Praxis, z. B. „nur zur Vorsorge" oder „nur für ein Wiederholungsrezept" sich plötzlich psychisch hochbrisante Fragestellungen aus einer Bemerkung ergeben, welche die Patientin gerade dann macht, wenn sie die Türklinke bereits in der Hand hat (und sich dem Gespräch, wenn es zu belastend würde, sofort entziehen könnte)*. Anders als beim Fachpsychotherapeuten mit seinen auf Langzeitbehandlungen ausgerichteten Behandlungsbedingungen bestimmen die Patientinnen der Frauenarztprazis u. a. auf solche Weise, daß sie ihr Problem in kleinen und wohldosierten Einheiten bearbeiten wollen. Darauf wird der erfahrene Frauenarzt auch angemessen mit einem Verhalten antworten, das in einem zeitlich fraktionierten ärztlichen Gespräch besteht: nicht zu lange, dafür aber vielleicht öfter mit kurzfristigen Wiedereinbestellungen; zuweilen ist dabei auch die Abwehr der Patientin zu beachten, indem er ihr einen somatisch orientierten Vorwand, gewissermaßen als „Eintrittskarte" gibt.

Von einer Behandlungssituation zur nächsten, überwiegend entlang den somatischen Notwendigkeiten der Behandlung, hält er die psychisch relevanten Aspekte im Bereich der gemeinsamen Aufmerksamkeit.

Diese kombinierte Vorgehensweise ist mit einem Bild aus dem Bereich der Nadelarbeiten als „Stricken mit Beifaden" zu beschreiben, aus dem sich die Verlaufsgestalt des psychosomatischen Behandlungsmusters wirken läßt.

Auch gilt es, das Aufgreifen psychisch relevanter Krankheitsaspekte wohldosiert zu handhaben: Zunächst setzt der Arzt ein Thema, indem er einen psychisch relevanten Inhalt aus der Arzt-Patientin-Begegnung etwa durch eine Nachfrage beschreibend formuliert; psychotherapeutisch-technisch gesehen handelt es sich dabei um den ersten Schritt einer mehrstufigen psychotherapeutischen Intervention, die Klärung. Daraus mag sich aus dem Gesprächsverhalten der Patientin etwas ergeben, das ihr wiederum paraphrasiert dargeboten wird: sie wird dem sich konstellierenden Material gegenübergestellt; dieser Schritt wird in der Behandlungstechnik „Konfrontation" genannt und dient der Klarstellung, daß es sich hier um psychisch relevantes Material handelt, das mit dem behandelten Problem in einem Zusammenhang steht. Weitere Schritte würden dann im Gesprächsverlauf darauf abzielen, das Problem genauer herauszupräparieren und in einen Zusammenhang zu den Lebensschwierigkeien der Patientin zu stellen, wobei Gefühle, Gehemmtheiten und Vermeidungen, Verleugnung, Relativierung und andere

---

* Anm. des Verlags: Vgl. Elder/Samuel, „Was ich noch sagen wollte, Herr Doktor ..." (dt. Übers. M. Stubbe). Springer-Verlag, 1991.

Abwehrformen im Gespräch wirksam und sichtbar werden und therapeutisch zu handhaben sind (Schritte der Interpretation, des Wiederholens und des Durcharbeitens, orientiert an der Abwehr). In Abweichung von den Regeln der Fachpsychotherapie mit ihren festen zeitlichen Vorgaben verhält sich der Frauenarzt in der psychosomatisch orientierten Sprechstunde aber zeitlich flexibel: er läßt etwas von der Problematik der Patientin gleichsam szenisch in der Arzt-Patientin-Begegnung entstehen, was er ihr beschreibend-interpretierend wiedergibt. Wie ein guter Filmregisseur beendet er aber das Geschehen (Film: Schnitt; Theater: Szenenwechsel), wenn eine Verlaufsgestalt innerhalb der therapeutischen Interaktion sichtbar und verstehbar geworden ist, faßt das Erarbeitete zusammen und setzt das Thema auf die Tagesordnung für den nächsten - spontanen oder zu vereinbarenden - Termin. In Abweichung von einer formalen Fachpsychotherapie, in der aktuelle psychische Störungen in ihrem Wesen als Wiederholungen und Lösungsversuche früherer traumatischer Erlebnisse aufgegriffen und vorwiegend nach ihren intrapsychischen Mechanismen untersucht werden, achtet der psychosomatisch orientierte Frauenarzt mehr auf die interpersonalen Geschehnisse und Bedeutungen. Hertz u. Molinski (1983, S. 153) schreiben hierzu:

„Die Beschränkung des therapeutischen Zieles ist oft der Schlüssel zum Erfolg. Die Therapie muß an die emotionalen Bedürfnisse und Fähigkeiten der Patientin angepaßt werden, und sie darf die individuellen Möglichkeiten der Patientin oder ihrer Familiengruppe nicht überschreiten. Ziel der Therapie darf nicht sein, was dem Arzt objektiv richtig erscheint, sondern was der betreffenden Patientin möglich ist.“

Diese psychisch, biologisch und sozial orientierte Art der Sprechstunde ist nicht geprägt von passiv hingenommenen Glücksfällen, sondern aktiv gestaltete Begegnung.

Die konkreten Wechselfälle der Verbindung somatischer Behandlung mit dem Eingehen auf soziale Implikationen und psychische Zusammenhänge wurden ansatzweise von Molinski erarbeitet und zusammen mit Hertz in ihrem Lehrbuch *Psychosomatik der Frau* (1980) publiziert und in den vergangenen 12 Jahren an der Düsseldorfer Universitätsfrauenklinik in dem Kurs „Die psychosomatische Sprechstunde des niedergelassenen Frauenarztes“ vermittelt, der im Winter 1991 den siebten 18monatigen Zyklus beginnen wird.

Hinweis zu einer allgemeinen Rahmenbedingung psychosomatischen Behandelns

Ich habe den Eindruck, wir leiden heute kollektiv an einer Verkürzung des Verständnisses von Medizin, soweit wir darunter das Verabreichen differenter Pharmaka und die Applikation materieller Behandlungen verstehen. Wir lassen uns von kurzschlüssigen Bedürfnissen vieler Patienten nach raschen Lösungen als Dienstleistungen einer Art Reparaturbetrieb drängen, etwas „für“ sie zu tun, indem wir der unausgesprochen Erwartung folgen, etwas „statt ihrer“ zu tun; im Bereich psychotherapeutischen Handelns kommt so die Forderung an uns, ihnen zu jedem Problem die passende Lösung zu geben, sei es in Form einer Arznei, sei es in Form eines Rates. H. E. Richter hat uns die dahinterstehende Ideologie der

Machbarkeit in seinem Buch *Der Gotteskomplex* (1979) als eine kollektive Selbstüberschätzung vor Augen gehalten. Ganz ähnliche Gedanken finden sich bei Verbrugh (1975), der die Auswirkungen einer vorwissenschaftlichen Ideologie auf das Menschenbild in unserer Medizin beschreibt und bei Illich (1975), der auf die Entfremdungsprozesse von der Menschlichkeit innerhalb unseres Medizinbetriebes abhebt. Die indogermanische Wurzel des Wortes „Med" ist auch in dem Begriff „Mitte" und „vermitteln" enthalten, aber auch in „Meditation"; Medizin in einem weiteren Sinne bemüht sich, den aus seinem Wohlbefinden, den aus seiner Mitte geratenen Menschen wieder zu sich, in seine Mitte kommen zu lassen.

Die Kunst des sich so als Mediziner verstehenden Arztes, ganz besonders des Frauenarztes, umfaßt mehr als die Praxis des Behandelns von Krankheiten und enthält mehr als die Verfahren des „Gesundmachens"; sie wird über eine Technik hinaus als eine Heilkunst wirksam, wenn sie danach strebt, das Heilwerden eines Menschen in seiner beschädigten und bedrohten Existenz zu begünstigen. Wir können dies nicht „machen", wie wir heute so vieles zu machen gewöhnt sind und dann enttäuscht sind, daß immer nur Gemachtes daraus entsteht. Diese Kunst können wir nur in dem immer unvollkommen bleibenden Maße verwirklichen, wie wir den anderen in seinem ganzen Menschsein, das mehr umfaßt als nur die materiellen und physikalischen Dimensionen seines Daseins, ganzheitlich zu verstehen suchen.

Literatur

Berger B, Berger P (1984) In Verteidigung der bürgerlichen Familie. Fischer, Frankfurt am Main

Bongard H (1991) Psychosomatische Beschwerden in der frauenärztlichen Praxis (Med. Diss. Univ. Düsseldorf; in Vorb.)

Brun R (1946) Allgemeine Neurosenlehre. Schwabe, Basel

Condrau G (1965) Psychosomatik der Frauenheilkunde. Huber, Bern

Engel G (1970) Psychisches Verhalten in Gesundheit und Krankheit. Huber, Bern Stuttgart Wien

Freud S (1985) Ein Fall von hypnotischer Heilung. Gesammelte Werke Bd 1, S 3–17. Fischer, Frankfurt am Main

Fenichel O (1945, dt. 1974) Psychoanalytische Neurosenlehre. Olten, Freiburg

Goldhammer J (1750) Compendieuser ... Weiber- und Kinderarzt. Joh. Heinrich Groß, Leipzig und Nordhausen

Groddeck E (1923) Das Buch vom Es. Limes, Wiesbaden (Neuauflage 1961)

Hecker J, Anton K, Conrad F, Rebhan K (1984) Inwieweit stellen sich psychosomatische Probleme in der gynäkologischen Praxis? In: Frick-Bruder V, Platz P (Hrsg) Psychosomatische Probleme in der Gynäkologie und Geburtshilfe. Springer, Berlin Heidelberg New York Tokyo (S 82–89)

Heinroth JC (1818) Lehrbuch der Störungen des Seelenlebens oder der Seelenstörungen und ihre Behandlung, Teil II. Leipzig

Hertz D, Molinski H (1983) Psychosomatik der Frau, 3. Aufl. Springer, Berlin Heidelberg New York Tokyo

Heydecke I (1991) Häufigkeit psychosomatischer Beschwerden in der gynäkologischen Praxis. Med. Diss., Univ. Düsseldorf

Illich I (1975) Die Nemesis der Medizin. Rowohlt, Reinbek

Kielholz P (1974) Die Depression in der täglichen Praxis. Huber, Bern Stuttgart Wien

Krönig B (1902) Über die Bedeutung der funktionellen Nervenkrankheiten für die Diagnostik und Therapie in der Gynäkologie. Thieme, Leipzig

Liepmann W (1923) Psycho-organische Korrelationen in der Gynäkologie. Zentralbl Gynäkol 29:1174–1176
Liepmann W (1924) Gynäkologische Psychotherapie. Urban & Schwarzenberg, Berlin Wien
Lidz T (1970) Das menschliche Leben. Suhrkamp, Frankfurt am Main (stw)
Loch W (Hrsg) (1971) Die Krankheitslehre der Psychoanalyse. Hirzel, Stuttgart
Mayer A (1916) Über die Beziehungen des Krieges zur Eklampsie. Zentralbl Gynäkol 40:793–395
Mayer A (1917) Über Störungen von Menstruation and Schwangerschaft durch psychische Alterationen. Zentralbl Gynäkol 41:569–572
Mayer A (1925) Über psychogene Ursachen körperlicher Symptome in der Gynäkologie und Geburtshilfe. Zentralbl Gynäkol 49:785–788
Mayer A (1932) Psychologisches aus der gynäkologischen Sprechstunde. Würzburger Abhandlg 27:467–481
Menge K (1901) Das Wesen der Dysmennorrhoe. Zentralbl Gynäkol 25:1367–1374
Molinski H (1971) Psychosomatische Symptome in der Gynäkologie und deren Pathogenese. Geburtsh Frauenheilkd 31:859–864
Molinski H (1978) Die unbewußte Angst vor dem Kind. Kindler, München
Nunberg H (1959) Allgemeine Neurosenlehre auf psychoanalytischer Grundlage. Huber, Bern
Osiander F (1820) Über die Entwicklungskrankheiten in den Blüthenjahren des weiblichen Geschlechts, 2. Aufl. Tübingen
Prill H-J (1964) Psychosomatische Gynäkologie. Urban & Schwarzenberg, München Berlin
Prill H-J (Hrsg) Fortschritte zur Psychosomatik in der Gynäkologie. Urban & Schwarzenberg, München
Reik T (1948) Hören mit dem dritten Ohr. Hamburg, Hoffmann & Campe
Richter HE (1979) Der Gotteskomplex. Rowohlt, Reinbek
Roemer H (1953) Gynäkologische Organneurosen. Thieme, Stuttgart
Rogers C (1972) Die nicht-direktive Bratung. Kindler, München
Rogers C (1973) Die klient-bezogene Gesprächstherapie. Kindler, München
Schaetzing E (1953) Die verstandene Frau. Lehmann, München
Schaetzing E (1956) Die psychologische Praxis in der Gynäkologie. Psychother Med Psychol 6:25–39
Siebold EA von (1823) Handbuch zur Erkenntnis und Heilung der Frauenzimmerkrankheiten. 2., sehr vermehrte Aufl. Varrentrapp, Frankfurt am Main
Teilhaber A (1902) Das Wesen der Dysmenorrhoe. Zentralbl Gynäkol 26:66–69
Verbrugh H (1975) Medizin auf totem Gleis. Das Menschenbild der Medizin als vorwissenschaftliche Ideologie. Verlag Freies Geistesleben, Stuttgart
Walthardt M (1909) Die psychogene Ätiologie und die Psychotherapie des Vaginismus. MMW 56:968–1001
Walthardt M (1912) Über die Bedeutung psychoneurotischer Symptome in der Gynäkologie. Zentralbl Gynäkol 36:489–492
Walthardt M (1925) Zur Pathogenese der Apoplexia placentae und der cessatio mensium in Schreck, Furcht und Angst. Arch Gynäkol 125:125–129

Der „Psycho-Doc“ – Dilemma zwischen Können, Wollen und Dürfen – oder: Integration einer psychosomatischen Arbeitsweise in die Frauenklinik

U. Fennesz

Zunächst möchte ich mich bei der DGPGG für die Einladung bedanken. Ich wurde aufgefordert, über die Möglichkeiten und Probleme der psychosomatischen Tätigkeit in der Klinik zu referieren. Da ich an einer großen geburtshilflichen wie auch gynäkologisch operativen Abteilung als psychosomatisch orientierte Frauenärztin arbeite, möchte ich v. a. auf die Sozialisation, Motivation und Arbeitsorganisation des psychosomatisch tätigen Klinikers eingehen. Gleichzeitig bleibt festzustellen, daß an vielen Abteilungen – auch an unserer – die psychologische Geburtsvorbereitung, Psychoprophylaxe und Psychosomatik vielfach von Liaisonpsychologen bzw. -psychiatern ein- und durchgeführt wird.
Mit Absicht habe ich bereits im Titel mit dem Wort „Dilemma“ auf die besondere Situation des psychosomatisch arbeitenden Gynäkologen hingewiesen. Im folgenden soll auf die hohen integrativen Anforderungen, die auf ihm im Klinikalltag lasten, im Sinne von „Können, Wollen und Dürfen“, eingegangen werden. „Können“ steht für die Ausbildung – sowohl in somatischer als auch in somatopsychosozialer Hinsicht. „Wollen“ steht für die persönliche Motivation, für Interessenkonflikte, den Umgang mit sich selbst sowie den Zeitfaktor. „Dürfen“ schließlich steht für die Problematik der Klinikorganisation, Gruppendynamik und Hierarchie im Klinikalltag und deren Bedeutung für eine psychosomatisch ausgerichtete Arbeitsweise.
Dem Motto der Tagung folgend, soll daher der Schwerpunkt ausnahmsweise nicht bei der Patientin liegen, sondern bei den Bedürfnissen, Frustrationen, aber auch bei den Erfolgserlebnissen des psychosomatisch tätigen Frauenarztes.

„Können“

Die Ausbildung von Studenten, Praktikern und Fachärzten findet in der Klinik statt. Krankenhäuser, in denen Menschen behandelt und bisweilen auch geheilt werden, gibt es erst seit ca. 200 Jahren. Davor gab es nur Seuchenlazarette und Armenhäuser, die der Pflege von Pestkranken und Siechen dienten. Mit der Gründung des „Allgemeinen Krankenhauses“ in Wien 1784 durch Kaiser Josef II. wurde die erste Einrichtung dieser Art im deutschen Sprachraum geschaffen. Es war das erste moderne Krankenhaus, und es wurde mit der ausdrücklichen Auflage gegründet, daß nur *heilbare* Kranke behandelt werden dürften. Außerdem war die Zweckbestimmung auf die medizinische Forschung und Lehre ausgerichtet. Der

Aspekt der Pflege unheilbar Kranker und die Begleitung Sterbender, der Geist der Caritas und Misericordia der Spitäler des Mittelalters, mußte zwangsläufig in den Hintergrund treten (Wesiack 1990).
Die moderne Medizin hat sich als Naturwissenschaft entwickelt. Es sind Kenntnisse in Biochemie, Physiologie, Virologie, Endokrinologie und Immunologie zu erwerben, und immerhin verdanken wir solchen Kenntnissen das Verständnis für die Entstehung und den Verlauf von Krankheiten. Andererseits jedoch blendet diese Sichtweise das psychosoziale Umfeld des Menschen völlig aus.

Aus medizinsoziologischer Sicht wird vom „somatologischen Reduktionismus" gesprochen, und gemeint ist damit folgendes (Siegrist 1986):

1) Menschliche Krankheit wird im Bezugssystem des biologisch definierten Organismus gesehen; die Grenze des Körpers ist die Grenze der Medizin als Wissenschaft.
2) Je besser es gelingt, Symptome aus immer kleineren, innerorganischen Strukturen zu erklären, desto erfolgsversprechender werden Diagnose, Therapie und Prävention von Krankheiten.
3) Jeder Krankheit liegt eine spezifische Schädigung zugrunde; gleiche Symptome bedingen gleiche Krankheiten.

Seit 200 Jahren besteht die berufliche Sozialisation der Ärzte also im Sinne des „somatologischen Reduktionismus". Ärzte beziehen ihre Kompetenz aus Informationen über den Körper des Kranken. Die Lebenswelt des Kranken, subjektive Erfahrungen und Emotionen sowie soziale Bedingungen ihres Alltags spielen für dieses Verständnis von Krankheit keine oder nur eine geringe Rolle.
Sprachlich mitgeteilte Informationen der Patienten sind nur dann von Interesse, wenn der Arzt Hinweise für sein eigenes Orientierungssystem erhält. Es kommt jedoch nicht dazu, daß der Arzt sich auf das Orientierungssystem der Patienten einläßt. Das führt zu einer Asymmetrie der Beziehung zwischen Arzt und Patient. Entsprechende Verhaltensweisen werden schon dem Studenten beigebracht. So demonstriert die klinische Vorlesung mit Patientendemonstration die Verbindung zwischen Patientenbefragung und medizinischem Fachwissen und gleichzeitig die Atmosphäre unbefragter hierarchischer Beziehungen.
Unvergeßlich wird mir in diesem Zusammenhang eine geburtshilfliche Vorlesung zur Studentenzeit bleiben. Es wurde eine Patientin vorgestellt, welche laut Ultraschall mit einem schwer mißgebildeten, nicht lebensfähigen Kind im 8. Monat schwanger war. Insgesamt 5mal wurde vergeblich bei der sich immer mehr windenden und zuletzt weinenden Frau eine Amniozentese versucht, bis sich herausstellte, daß offenbar kein Fruchtwasser mehr vorhanden war. Schließlich riefen die Studenten dem in seinem Ehrgeiz nicht ablassen wollenden Professor mehrfach „Aufhören!" zu. Die Patientin konnte ihn anscheinend nicht dazu bewegen.
Das Ungleichgewicht im Arzt-Patient-Gespräch wird noch verstärkt durch den heute unverzichtbaren Einsatz von Apparaten und technischen Hilfsmitteln. Die Entwicklung der Labormedizin, der Zytologie, der Immunologie, der Endokrinologie und v. a. des technischen Überwachungsapparats der modernen Geburtshilfe hat zum Verlust der Anschaulichkeit und Nachvollziehbarkeit krankheits- oder

geburtsrelevanter Informationen für die Betroffenen geführt. Dem Orientierungs- und Aufklärungsdefizit der Patientin steht die Realität ihres leidenden Befindens gegenüber.
Dies hat v. a.in der Geburtshilfe zu vehementen Reaktionen der Frauen und der Forderung nach der sog. humanen, sanften oder natürlichen Geburt geführt.
Zum letzten Punkt hinsichtlich der Ausbildung von Ärzten im Sinne des „somatologischen Reduktionismus": Demnach produzieren nach dieser Anschauung Krankheiten gleicher Ätiologie gleiche Symptome und ermöglichen somit eine Typisierung der Patientin (aus unserem Arbeitsbereich beispielsweise die Formulierung „die Sectio von Zimmer 7"). Diese Typisierung ermöglicht die Anwendung standardisierter Therapien und wirkt entlastend auf den Arzt. Sie „entlastet" ihn davon, auf die individuelle Lage der Patientin einzugehen. Dies spart Zeit und auch emotionelle Energie. Es führt jedoch dazu, daß sich die Patientin als Objekt, als sozial und emotional isoliertes Wesen fühlen muß, und dies kann sich sehr negativ auf den Krankheits- und Heilungsverlauf auswirken.
Zum Beispiel hat es vor einigen Jahren in Westösterreich einen auch die Medien und in der Folge die Politiker beschäftigenden Eklat um den damaligen Leiter einer gynäkologisch geburtshilflichen Abteilung gegeben. Es hatte sich eine größere Gruppe von Patientinnen über die völlig unzureichende menschliche Betreuung im Zusammenhang mit Fehlgeburten erregt. Dabei ging es nicht um die einwandfreie *medizinische* Versorgung, sondern um die fehlende Wahrnehmung und Beachtung individueller Probleme und Bedürfnisse. Gerade ein Abortus kann für eine Frau völlig verschiedene Bedeutungen haben; führt meist zu Versagensgefühlen und dem Gefühl der Minderwertigkeit. Dennoch werden meist gerade junge, unerfahrene Kollegen mit der Durchführung der Curettage und Beratung jener Patientinnen betraut. Da trifft die Unsicherheit des Arztes auf das Bedürfnis der Patientin nach Information einerseits, aber andererseits auch nach Verstandenwerden und Hilfe im Umgang mit ihrem Kummer und Leiden.
Wie kommt man nun zu dieser Erfahrung, wie ist es um die psychosomatische Ausbildung der Frauenärzte bestellt? Bereits an den Universitäten wird heute wertvolle Vorarbeit geleistet. Es wurde das Wahlfach Psychosomatik in den Lehrplan aufgenommen, ebenso medizinische Psychologie. Es gibt Tutorengruppen mit Schwerpunkt Selbsterfahrung, Anamnesegruppen sowie Beteiligung von Studenten an der Betreuung Schwerstkranker – jeweils unter Supervision. Im Rahmen der fachlichen Weiterbildung besteht jedoch großer Mangel. Psychosomatik wird nicht wie z. B. Endokrinologie als ein Teil der Facharztausbildung betrachtet. Der Bedarf eines entsprechend differenzierten psychologischen Konzepts, das der Vielseitigkeit der Arbeitsanforderungen entspricht, ist groß. Besonders gut würde sich das psychoanalytische Konzept eignen, da es das Verständnis sowohl intrapsychischer Konflikte als auch der Interaktionsvorgänge zwischen Patienten und Mitarbeitern einer Abteilung sowie zwischen Mitarbeiter selbst ermöglicht. Die Aus- und Weiterbildung sollte sich nicht auf reine Wissensvermittlung beschränken. Sie muß vielmehr auch eine Schulung der erforderlichen Fähigkeiten wie z. B. Interviewtechnik, Gesprächsführung sowie insbesondere auch die Möglichkeit zur Reflexion (Balint-Arbeit) einschließen (Köhle u. Joraschky 1981).

In den meisten gynäkologisch geburtshilflichen Abteilungen wurde die Psychosomatik über den Liaisondienst von Psychologen/Psychiatern eingeführt. Liaisonpsychosomatiker werden am ehesten akzeptiert, wenn sie sich nach Meinung der Kliniker nützlich machen. Folglich gib es nun die psychologische Geburtsvorbereitung, psychologische Betreuung „schwieriger" Patientinnen und auch die Betreuung von Patientinnen mit somatopsychischer Reaktion nach Operation oder nach Mitteilung einer Krebsdiagnose. Seltener erfolgt die direkte Anwendung der psychosomatischen Arbeitsweise vom Gynäkologen selbst.
In Österreich wird derzeit versucht, ein sog. Curriculum für Psychosomatik zu etablieren. Es wird von der Ärztekammer organisiert, dauert 2 Jahre, beinhaltet Theorie, teilnehmende Beobachtung und Selbsterfahrung - mit vorgeschriebener Stundenzahl; es schließt mit Diplom und berechtigt zur Führung der Zusatzbezeichnung „Psychosomatik" neben der Facharztbezeichnung. Des weiteren veranstaltet die Österreichische Gesellschaft für Psychosomatik in der Gynäkologie und Geburtshilfe seit 8 Jahren Fortbildungsveranstaltungen, auf denen theoretische Grundlagen und Balint-Gruppen, TZI-Gruppen und wissenschaftliche Arbeiten präsentiert werden. Das Dilemma des „Könnens" von Psychosomatik bleibt jedoch (wie auch in der Psychotherapie) insofern bestehen, als die Vorschrift zur Selbstreflexion, zur Hinterfragung eigener Gefühle, ein Widerspruch in sich selbst ist. Das heißt, daß ein psychosomatisch tätiger, klinischer Frauenarzt ein Einzelkämpfer bleibt, wenn sich nicht andere Kollegen von sich aus entscheiden, ihre Arbeitsweise und Persönlichkeit zu hinterfragen.

Wollen

Mein Zugang zur Psychosomatik erfolgte noch vor dem zur Frauenheilkunde. Ich hatte Glück eine Abteilung zu finden, deren Chefarzt mir die Verbindung beider Interessen ermöglichte. Bereits damals hatte er eine klinische Psychologin engagiert; es gab psychologische Geburtsvorbereitung, Rooming-in und patientenzentrierte Geburtshilfe. Gleich zu Beginn meiner Ausbilding schickte er mich für ein halbes Jahr an Österreichs einzige Spezialabteilung für Psychosomatik. Ich lernte viel, machte wichtige Erfahrungen und brannte, an die Frauenklinik zurückgekehrt, darauf, mein eigentliches Fach erlernen zu dürfen. Ich wollte endlich operieren, Fertilitätsdiagnostik oder Tumorbehandlung erlernen, Geburten leiten, Kaiserschnitte durchführen. Diese Tätigkeiten verlangen jedoch meist eine rationale, emotionslose Einstellung, zumal in der Lernphase. So entstanden Interessenkonflikte.
Die Leitung einer normalen Geburt, beispielweise, obliegt in der Regel der Hebamme. Treten Komplikationen auf, wird der Arzt einen Teil der Kompetenz übernehmen. Es hängt von seiner Persönlichkeit ab, ob dies als Demonstration von Macht und Hierarchie geschieht oder als kooperative Aufteilung eines schwierigen Problems. Dazu kommt, daß der Anspruch von Hebammen auf gleichberechtigte Umgangsweise gegenüber weibliche Ärzten weitaus höher ist als gegenüber männlichen. Männer können offensichtlich von in der Hierarchie unter ihnen stehenden Frauen besser akzeptiert werden als Frauen.

Die Beziehung zwischen der Patientin im Kreißsaal und der Ärztin hat 2 Aspekte: Schon oft wurde ich während einer Geburt von der werdenden Mutter gefragt, ob ich auch schon Kinder zur Welt gebracht hätte. Ich betrachte dies als emotionalen Appell an die mitfühlende, sich zuwendende Schwester, die diese Erfahrung schon gemacht hat. Genau dieses Mitgefühl in einer schwierigen Situation steht den notwendigen, rationalen Entscheidungen diametral entgegen (Fennesz 1989). Meist wird in einer solchen Situation die Aufteilung der Zuständigkeiten so erfolgen, wie es im Krankenhaus üblich ist: Entscheidungs- und Handlungsfunktion dem Arzt, Zuwendungs- und Tröstungsfunktion der Hebamme. Dies gilt berechtigterweise für die Akutsituation, bleibt jedoch meist auch danach noch so und fördert den Dualismus, den zu überwinden die Psychosomatiker angetreten sind.
Weitere Aspekte zum Thema „Wollen“ sind: Zeitfaktor, Umgang mit sich selbst, Möglichkeit zur Reflexion, Überdenken von Therapien, Supervision. Eine Abteilung mit 12 Gynäkologen, 3193 Geburten, 2595 operativen Eingriffen, 17385 geburtshilflichen, 10125 gynäkologischen und ca. 12600 sonographischen Ambulanzuntersuchungen hat in bezug auf Auslastung und Kostenrechnung das vom Krankenhausträger verlangte gute Ergebnis vorzuweisen (Semmelweis-Frauenklinik 1990). Daß jedoch für psychosomatische Therapien, für Teambesprechungen, eigene psychotherapeutische Fortbildung oder sogar Konzeption von Forschungsprojekten wenig Zeit (meist nur die „Freizeit“) bleibt, ist ein bedauerliches Manko. Nährt sich die Motivation dafür aus den Forschungssubventionen, wie so häufig an Universitätskliniken, so kann dies gewiß als Motor dienen. Wo diese Motivation fehlt, bleiben dann „nur“ die Ideale, der Wille, ständig die eigentliche, ursprüngliche Einstellung des Arztes zu Patientin und Krankenhaus zu reaktivieren, bleibt das Ringen um eine gleichberechtigte, partnerschaftliche Medizin, bleibt die Belohnung durch Heilungserfolge bei psychosomatisch Erkrankten und das positive Feedback aus dem Klinikalltag.

Dürfen

In diesem Abschnitt geht es um die Interaktionsprozesse und die hierarchischen Gegebenheiten in der Klinik. Die Institutionalisierung der klinischen Psychosomatik erfordert verschiedene Rahmenbedingungen und Organisationsformen. Zu den idealen Rahmenbedingungen gehören die Vermehrung der Stellenzahl und die Schaffung räumlicher Voraussetzungen. Die Plazierung und Einrichtung einer Psychosomatikambulanz signalisiert nicht zuletzt der Patientin die Wichtigkeit oder Unwichtigkeit dieser Stelle in einer Klinik (s. folgendes Schema nach Köhle u. Joraschky 1981).

Rahmenbedingungen der Klinik
- Stellenzahl
- räumliche Voraussetzungen

Organisationsentwicklung
- Teamarbeit
- interdisziplinäre Kooperation

- Abstimmung der Maßnahmen (Visiten, Pflegesystem) auf psychosomatisches Konzept

Fachspezifische Weiterbildung
- Wissensvermittlung
- Verhaltensschulung (Interviewtraining)
- berufsbezogene Selbsterfahrung

Was das Selbstbild und die Fremdeinschätzung von geburtshilflichem Personal betrifft, möchte ich auf eine Arbeit von Müller (1982) hinweisen. Darin wird der Frage nachgegangen, inwieweit sich Stationsschwester, Hebamme und Kinderschwester in ihrer individualpsychologischen und sozialen Einstellung unterscheiden, in ihren psychischen Merkmalen differieren. Hebammen erscheinen im Klinikbetrieb besser anerkannt und werden von den anderen Berufsgruppen beneidet. Sie übernehmen eine aktive Rolle beim Geburtsakt und beziehen ihre Wichtigkeit nicht zuletzt aus ihrer Hilfs-Ich-Funktion für die Gebärende.
Anders die Stationsschwester: sie ist narzißtisch verletzbarer und unfähig zur Aggressionsäußerung. Weder sich selbst noch den anderen Teammitgliedern gestattet sie eine Reflexion aggressiver Züge. Demnach kann sie beispielsweise bei Überforderung durch Patientenwünsche Ärger, Wut oder Empörung nicht äußern und muß diese Gefühle verdrängen.
Die Kinderschwester schließlich zeigt deutliche Befangenheit im Kontakt. Ihr Berufsinhalt, überwiegend die im Gespräch und mit emotionaler Zuwendung zu leistende Bedürfnisbefriedigung, weist auf eine eigene diesbezügliche Bedürfnislage. Aber darin werden sie durch die häufigen Trennungen von den Säuglingen viele Male frustriert. Eine dazu passende Erfahrung wurde häufig bei der Einführung des Rooming-in in geburtshilfliche Abteilungen gemacht. Das Wesen des Rooming-in besteht in der möglichst frühen Förderung der Mutter-Kind-Beziehung durch Unterbringung des Säuglings nicht mehr im Kinderzimmer, sondern neben der Mutter. Dagegen legten die Kinderschwestern den deutlichsten Widerspruch ein, da sie nun ihre ursprüngliche Funktion nicht mehr wahrnehmen konnten; sie sollten jetzt auf partnerschaftlicher Ebene den Frauen bei ihren ersten Pflege- und Stillversuchen an die Hand gehen, sie ermutigen und bestätigen. Dies konnte nur funktionieren, wenn die neue Tätigkeit auch durch das soziale Umfeld, durch Stationsschwester, Arzt und auch Chefarzt immer wieder in seiner Wichtigkeit bestätigt und hervorgehobenen wurde und wenn die Kinderschwestern in eigener Fortbildung über die frühe Mutter-Kind-Beziehung hinzulernten.
Die Arbeit von Müller ergab bei der Frage nach der Selbsteinschätzung, daß sich alle drei Berufsgruppen mehr Anerkennung im Klinikablauf wünschten.

Zum Thema Gruppendynamik/Interaktionsprozesse möchte ich zuletzt ein Fallbeispiel aus der gynäkologischen Abteilung bringen:

Eine 23jährige Medizinstudentin suchte seit einem Jahr wegen „chronic pelvic pain" in regelmäßigen Abständen die Psychosomatikambulanz auf. Wegen einer vorübergehenden Trennung vom Freund war es bereits einmal zu einer Schmerzkrise und einem stationären Aufenthalt gekommen. Die zweite Krise ereignete sich unmittelbar vor Weihnachten im Zusammenhang mit einer massiven Prüfungsangst. Ich möchte nicht näher auf die Patientin eingehen, sondern vielmehr die Interaktionsprozesse im Team während dieses zweiten stationären Aufenthalts schildern.

Ich hatte der Patientin die Klinik zwar als „Zufluchtsort“ mehr oder weniger angeboten, war jedoch überrascht, daß sie auch über Weihnachten nicht nach Hause gehen wollte. Ich besuchte sie täglich, führte in dieser Zeit aber nur zwei intensive Gespräche mit ihr. Ferner bemühte sich der stationsführende Kollege um sie. Er stand einer psychosomatischen Genese ungläubig gegenüber. Dazu kam der Umstand, daß er aufgrund der vorweihnachtlichen geringeren Auslastung der Station seinen „Betätigungsdrang“ befriedigen wollte. Täglich erfand er daher neue Schmerzcocktails und bestärkte damit die Patientin in ihrer Auffassung, daß sie tatsächlich körperlich krank sei. Ferner bemühte sich im Nachtdienst der leitende Oberarzt der chirurgischen Abteilung um die Patientin – und das wog schwerer. Hatte er doch schon bei ihrem ersten Aufenthalt in meiner Abwesenheit eine Laparoskopie (und hätte beinahe auch eine Laparotomie) durchgeführt.

In dieser Situation strebte ich mit Erfolg eine Koalition mit der Stationsschwester an, die ein freundliches, geduldiges, patientenzentriertes Klima schaffen konnte. Eigene Behandlungsstrategien konnte ich mit der Psychologin des Psychosomatikambulanzteams besprechen. Und schließlich bat ich den Chefarzt, die Patientin zu untersuchen, da er bereits bei ihrem ersten Aufenthalt meine Diagnose bestätigt hatte. Die Patientin drängte jetzt auf eine neuerliche Operation, „um endlich die Prüfung machen zu können“.

Der Chefarzt konnte die Patientin und wohl auch die beiden Kollegen davon überzeugen, daß eine Operation nicht indiziert sei. Zwar führte dies zunächst zu einem Wutausbruch der Betroffenen, ermöglichte mir aber gleichzeitig (sozusagen mit freiem Rücken), nun gemeinsam mit ihr ihre Gefühle zu bearbeiten. Sie konnte wenig später die Abteilung beschwerdefrei verlassen, fuhr gegen den Widerstand ihrer Familie allein in Urlaub und schaffte schließlich auch die Prüfung. Möglicherweise war es ihr durch die Identifikation mit der sie behandelnden Ärztin gelungen, etwas zur Durchsetzung eigener Ansichten zu tun, ein Stück mehr Freiheit zu erlangen.

Ich hoffe, daß mir die Darstellung einer Reihe von Faktoren gelungen ist, welche die Arbeit eines psychosomatischtätigen Frauenarztes in der Klinik beeinflussen. Ausbildung, persönliche Motivation sowie Interaktionsprozesse zwischen Patientin, Arzt, Hebamme und Schwester spielen eine wichtige Rolle. Daß die Arbeit nicht nur „Dilemma zwischen Können, Wollen und Dürfen“ ist, sondern daß die – körperliche, psychische und soziale – Heilung von Patientinnen immer wieder eine große Herausforderung und – auch – eine Befriedigung ist, sollte v. a. das oben geschilderte Fallbeispiel zeigen.

Literatur

Fennesz U (1989) Female tenderness – male machine? Or: hospital everyday life and sex-role identity of a female obstetrician and gynaecologist. In: Hall E van, Everaerd W (eds) The free woman. Parthenon Publ, Lancs/UK

Köhle K, Joraschky P (1981) Die Institutionalisierung der psychosomatischen Medizin im klinischen Bereich. In: Uexküll T von (Hrsg) Lehrbuch der psychosomatischen Medizin. Urban & Schwarzenbberg, München

Müller P (1982) Schwierigkeiten und Möglichkeiten bei der Integration psychosomatisch-geburtshilflichem Wissen in Kreißsaal und auf der Wochenbettstation. Z Geburtsh Perinatol 186/4:208–211

Semmelweis-Frauenklinik (1990) Jahresbericht (Hrsg: Presse- und Informationdienst der Stadt Wien). Wien

Siegrist J (1986) Psychosomatisches Krankheitsverständnis und Arbeitsorganisation im Krankenhaus. In: Arbeitsbericht 4. Arbeitstagung der Östereichischen Gesellschaft für Psychosomatik in der Gynäkologie und Geburtshilfe. Wien

Wesiack W (1990) Das moderne Krankenhaus im Spannungsfeld zwischen Heiltechnik und Heilkunde. Österr Ärztezeitung 8

Frauenärztliche Selbstreflexionen

Die Geschlechterfrage in der Gynäkologie

H. Felder, J. W. Scheer

Fragt man nach der Bedeutung des Geschlechts in der Gynäkologie, dann sind 2 Perspektiven voneinander abgrenzbar:

1) die Perspektive der Frauen, die die gynäkologische Sprechstunde aufsuchen; sie beinhaltet die Frage, wie die Frauen damit umgehen, daß 6 von 7 Ärzten in Frauenheilkunde männlichen Geschlechts sind, denen sie doch ihren weiblichen Körper zur Untersuchung und Diagnostik anbieten;
2) die Perspektive der Ärzte, die die Frauenheilkunde zur ihrer Disziplin machten; dieser Gesichtspunkt impliziert Überlegungen zur Berufsmotivation: Was veranlaßt – überwiegend – Männer sich die weiblichen Sexual- und Reproduktionsorgane als Objekt des wissenchaftlichen und praktischen Interesses auszusuchen; wie erleben sie die tagtägliche Präsentation von weiblichen Unterkörpern in ihrer Praxis? Und daran anschließend: Paßt beides zusammen, und wenn ja, wie?

Die Laienpresse, die das Thema immer wieder aufgreift, äußert deutliche Kritik an den Frauenärzten: sie seien unsensibel, ignorant gegenüber den Gefühlen und Bedürfnissen der Frauen, hätten zu wenig Zeit, verhielten sich sexistisch gegenüber den Patientinnen, seien zu dominant und zu distanziert.

Dem antworten Mediziner eher zahm: die Gynäkologen würden nicht mehr kritisiert als die gesamte Ärzteschaft, es gehe um einen generellen Vertrauensverlust gegenüber der Medizin, die Kritik an der Gynäkologie sei historisch nicht neu und werde immer nur von organisierten Gruppen propagiert, wissenschaftlich ließen sich diese Aussagen nicht halten. Immerhin seien 88% der Frauen mit dem letzten Besuch beim Frauenarzt zufrieden (Needle 1976), und die Qualität der Interaktion habe sich als wichtiger erwiesen als das Geschlecht (Needle u. Murray 1977). Beachtenswert ist, daß vorliegende empirische Daten zur Frauenarzt-Frau-Beziehung nur aus dem englischsprachigen Raum vorliegen. Hierzulande scheint das Thema keiner Untersuchung wert.

Die Bedeutung des Themas für die Gesundheitsversorgung der Frauen geht schon aus der Tatsache hervor, daß Frauen selten oder zu spät zur Vorsorgeuntersuchung gehen und diese lediglich von einem Drittel der Frauen wahrgenommen wird, obwohl ihre Wichtigkeit unbestritten ist.

Die Gynäkologen sind zudem bei wichtigen Lebensphasen der Frauen beteiligt, wenn es um die Menarche, um Fragen des Kinderwunsches, der Verhütung, der Geburt oder der Menopause geht. Dies alles sind Lebenssituationen, die für die

Entwicklung der Frau von einschneidender Bedeutung sind. Und gerade hier spielt das Geschlecht des Gegenüber eine Rolle.
In folgenden werden wir nach einem kurzen Blick auf wissenschaftliche Ergebnisse zur Geschlechterfrage in der Arzt-Patient-Beziehung im allgemeinen die spezifischen Konstellationen in der Gynäkologie beleuchten: die Arzt-Patientin-Beziehung als Mann-Frau-Beziehung, anschließend die möglichen Implikationen der Situation, in der eine Gynäkologin der Patientin gegenüber steht, betrachten, um dann auf die Erwartungen einzugehen, mit denen die Arzt-Frau-Beziehung in der Frauenheilkunde befrachtet ist.

Die Geschlechterfrage in der Arzt-Patient-Beziehung

Um es vorweg zu sagen: Es gibt keine eindeutigen Befunde derart, daß männliche und weibliche Ärzte sich in ihrem Verhalten gegenüber Patienten und auch speziell gegenüber weiblichen Patienten unterscheiden. Es wurde jedoch festgestellt, daß weibliche und männliche Ärzte sich hinsichtlich ihres Interesses – an zwischenmenschlichen Beziehungen und Gefühlen in der Praxis gegenüber Distanz und wissenschaftlicher Orientierung (Cartwright 1977) – sowie in ihren Geschlechtsrollenvorstellungen (Heins et al. 1979) unterscheiden. Preston-Whyte et al. fanden 1983 Unterschiede beim Einbestellen zwischen weiblichen und männlichen Ärzten: Bestellen Ärzte und Ärztinnen männliche Patienten nach einem Erstkontakt gleichhäufig ein, so bitten weibliche Ärzte weibliche Patienten öfter, noch einmal wieder zu kommen. Weibliche Ärzte haben weniger Patienten pro Stunde und nehmen sich auch im direkten Kontakt mehr Zeit für die Patientin im Vergleich zu ihren männlichen Kollegen (Langwell 1982). Über die Qualität der Arzt-Patient-Beziehung ist damit allerdings noch nichts ausgesagt.
Andererseits wurde immer wieder betont, daß wohl weniger die Unterschiede im Verhalten von *weiblichen und männlichen Ärzten* – zu suchen seien, die Differenz sich vielmehr im Verhalten gegenüber *weiblichen und männlichen Patienten* zeige. Carol Weisman u. Martha Teitelbaum (1985) resümieren so in ihrem Überblick über die Studien zu diesem Thema, daß sowohl die Ärzte sich in dem Verhalten gegenüber weiblichen und männlichen Patienten, aber auch die Patienten in ihren Erwartungen an weibliche und männliche Ärzte unterscheiden. Frauen fühlen sich von Ärztinnen in ihren Beschwerden besser verstanden, v. a. wenn es sich um „Frauenprobleme" handelt. Sie erleben Ärztinnen als sorgender, empathischer, mit mehr Zeit, und sie sagen, daß es ihnen diesen gegenüber leichter falle zu sprechen (Waller 1988).
Gleichwohl, auch wenn die Ergebnisse nicht eindeutig sind: von Bedeutung scheint das Geschlecht der Interaktionspartner auf jeden Fall zu sein, und sei es als „intervenierende Variable" für die Zufriedenheit der Patientinnen, für deren Compliance, oder im Hinblick auf die Kommunikation zwischen den Beteiligten, den affektiven Ton der Beziehung.
Es wäre auch verwunderlich, wenn sich in dieser besonderen Beziehung nicht das widerspiegeln würde, was in langjähriger Sozialisation vorher erworben wurde. Wieso sollte es ausgerechnet den Ärzten möglich sein, sich von den verbreiteten Geschlechtsrollenstereotypen frei zu machen.

Männliche Ärzte – weibliche Patienten

Kein anderes medizinsches Fachgebiet ist so verbunden mit Fragen des Geschlechterverhältnisses wie die Gynäkologie. Während die gesamte Klientel weiblich ist, sind die sie behandelnden Ärzte mehrheitlich männlich. Das Zahlenverhältnis ist lediglich in den Fachgebieten Chirurgie (5% Frauen) und Urologie (1% Frauen) noch extremer. Zieht man die Geschlechterverteilung auf seiten der Ärzte in der Gynäkologie in Betracht, wird sichtbar, daß sie der Verteilung in der übrigen Gesellschaft entspricht. Auch dort wird überwiegend von Männern über Frauen geurteilt.

Die Symptome und Organe, auf die sich die Behandlung konzentriert, gehören zum Sexualbereich und berühren damit die Beziehung zwischen Mann und Frau (Kirchner 1984). Der Arzt muß dies in der Behandlung hintanstellen und der Arzt-Patientin-Beziehung Priorität einräumen. Christa Wolf (1987) sieht die Geschichte der Gynäkologie als Spiegelbild einer langen, tiefsitzenden Tradition der Frauenverachtung und Frauenfeindlichkeit und erwähnt die Furcht der Frauen, in den Wartezimmern ihrer männlichen Gynäkologen wiederum zum Objekt männlicher Abwertung und Rohheit gemacht zu werden.

Es erscheint uns allerdings problematisch, den in der Frauenheilkunde tätigen Ärzten grundsätzlich Macht- und Kontrollbedürfnisse gegenüber ihren Patientinnen zu unterstellen. Es ist zu unterscheiden zwischen der Funktion, die das *Fach Gynäkologie* im Laufe der Geschichte für die Situation der Frauen eingenommen hat (Fischer-Homberger 1979) und den *persönlich* für den einzelnen Arzt bedeutsamen Motiven zur Facharztwahl. Wie bei manchen anderen Berufen erscheint es uns jedoch diskussionswürdig, was Ärzte als Männer dazu veranlaßt, sich ein Fachgebiet auszusuchen, bei dem die Klientel ausschließlich dem anderen Geschlecht angehört und die zu behandelnden Symptome und Krankheiten mit den Sexualorganen zusammenhängen. Zu diesem Thema gibt es keine wissenschaftlich-seriöse Literatur oder empirische Untersuchungen. Wir müssen auf einzelne Äußerungen von Gynäkologen in Zeitschriften zurückgreifen. Im *Stern* sagt ein Frauenarzt: „Sicher war es das Bedürfnis, nur mit Frauen zu tun zu haben, die mir unterlegen sind, weniger wissen und in mir den Helfer sehen. Sicher spielt unbewußt auch das Gefühl eine Rolle, Frauen zu beherrschen und männliche Aggressivität mit Zange und Skalpell ausleben zu können" (König 1982, S. 154). Rosenbladt (1983) sieht als (unbewußtes) Motiv für die Fachwahl die Tatsache, daß die Männer nicht direkt von den Diagnosen betroffen seien. Auf der Ebene des Unbewußten vermutet Scully (1980) einen „Gebärneid" bei den männlichen Gynäkologen, der sich in dem Interesse an geburtshilflicher Tätigkeit ausdrücke. Ihre Vorstellung von der eigenen Potenz könnten gerade Gynäkologen bei erfolgreicher Behandlung infertiler Patientinnen ausbauen. Ungewußte phallische Aggressionen spielten bei der Vaginaluntersuchung eine Rolle. Eine Überwindung der eigenen Angst vor dem weiblichen Genitale, die mittels fachlichen Wissens und therapeutischen Handelns abgebaut werden könne, sei anzunehmen (Poettgen 1983). Eine Bemächtigung der eigenen Mutter und ihres Geschlechts könne als tieferliegendes Motiv für die Facharztwahl angenommen werden.

Soweit zur Seite der (männlichen) Gynäkologen. Wie sieht es bei den Frauen aus?

Frauen zeigen beim Gynäkologen ihre intimsten Körperteile. Während der Untersuchung muß die Frau sich berühren und in sich eindringen lassen. Während in anderen Arzt-Patient-Kontakten bei körperlichen Untersuchungen die Genitalien nach Möglichkeit bedeckt gehalten werden, muß in der Gynäkologie die Frau selbst ihre Genitalien entblößen und zeigen. Körperliche Nacktheit, das Entblößen der Brust und des Unterleibs sind für viele Frauen peinlich und mit Gefühlen der Scham verbunden. Nach Osofsky (1967) bringen Frauen die Untersuchung ihrer Scheide und ihrer Vulva mit Aspekten des Selbstwertgefühls, der Deformation und der Sexualität in Zusammenhang, die Untersuchung des Anus geht mit Angst, Gefühlen des Mißbehagens und Kontrollverlustes einher.
Als emotional besonders belastend wird allgemein die Position auf dem gynäkologischen Untersuchungsstuhl beschrieben. Gefühle der Verletzbarkeit und Hilflosigkeit werden genannt. Frauen erleben sich als körperlich fixiert und haben Angst, vom Stuhl zu gleiten (Haar et al. 1977). Die Ähnlichkeit der Position der Frau auf dem Untersuchungsstuhl mit der beim Geschlechtsverkehr steigert für die Frau das Gefühl des Eingriffs in die Intimsphäre, denn in dieser Lage zeigt sie sich sonst lediglich ihrem Partner.
Aber nicht nur bezüglich der Position während der Untersuchung, auch im Hinblick auf mögliche Fragen beim Frauenarztbesuch ist das Sexualleben der Frau - und damit ihre Beziehung zu den Sexualpartnern - mit im Raum. Frauen müssen dann mit Ärzten (Männern) darüber sprechen, was vielleicht in der Beziehung zu ihren Sexualpartnern als Problem auftaucht und dort nicht angehbar scheint, dort nicht besprochen werden kann. Kann in den Augen der Frau der männliche Gesprächspartner genügend von seiner Rolle als Mann abstrahieren, oder muß sie hier fürchten, ähnliches zu hören wie zu Hause?
Oder wiederholen hier Frauen in der Arzt-Frau-Beziehung ein Verhalten, das ihrer sonstigen Unterwerfung unter die Männer gleichkommt? Benötigen Frauen den bewertenden Blick des Mannes, um sich des eigenen Geschlects sicher zu sein - wie Olivier (1987) postuliert? Schmoll u. Schwoon (1977) konstatieren bei den Frauen in der gynäkologischen Sprechstunde einen Wunsch nach generellem Check-up. Ehrenreich u. English (1976) sowie Fischer-Homberger (1979) vermuten daß Frauen die Vorstellung von ihrem Körper als krankhaft und kontrollbedürftig internalisiert haben. Der große Vertrauensvorschuß, den Frauen Gynäkologen in Fragen der weiblichen Geschlechtlichkeit, Partnerschaft und Ehe zubilligen, reiht sich hier ein (de Senarclens 1978). 47% der Frauen sprechen bei sexuellen Problemen mit den Gynäkologen, doch lediglich 36% sprechen mit den Partnern (Schurz 1978).
Trotz Versachlichung der Untersuchungssituation können Assoziationen zur Sexualität und Errinnerungen an die Beziehung zum Intimpartner nicht verhindert werden. Der Gynäkologe als Mann kann bei heterosexuellen Frauen als potentieller Sexualpartner - zumindest in der Phantasie - eine Rolle spielen. Frauen scheinen nach Amendt (1982) bei der Lösung von Sexualproblemen auch mehr von den Gynäkologen als von den eigenen Partnern zu erwarten. Gerade die sexuell verängstigte Frau wolle vom Gynäkologen anerkannt werden. Entwickelt die Frau eine gute Beziehung zum Gynäkologen, so kann dies nach Platz (1984) auf die Partnerbeziehung übertragen werden, was wiederum die Nähe der Partnerbeziehung zur Frau-Gynäkologe-Beziehung erkennen ließe.

Deutlich dürfte sein, daß durch das männliche Geschlecht des Gynäkologen bei den Frauen Assoziationen zur Sexualität und zur realen Partnerbeziehung leichter entstehen können. Aspekte der Kontrolliertheit treten damit in der Vordergrund – wie in einer eigenen Untersuchung (Felder 1988) festgestellt wurde: Frauen, die (männliche) Gynäkologen bevorzugen und alle momentan zu (männlichen) Gynäkologen gehen, erleben diese als zwanghaft und sich selbst ebenfalls als Über-Ich-orientiert und zwanghaft. Auch wenn nicht zu entscheiden ist, was von der Frau zwanghaft kontrolliert werden muß und in welchen Aspekten sie die Ärzte als kontrollierend erlebt, kann man doch vermuten, daß solche Ärzte die psychische Struktur der Frauen am wenigsten gefährden und sich eine Interaktion herausbildet, die auf der gegenseitigen Akzeptanz besteht. Daß die Frauen mit dieser Art der Beziehung zufrieden sind, läßt sich an der Favorisierung der Gynäkologen durch diese Frauen ablesen.

Weibliche Ärzte - weibliche Patienten

In fast allen Untersuchungen, die sich mit dem Thema „Geschlecht der Frauenärzte“ befassen, wurde eine Präferenz der Patientinnen für Gynäkologinnen festgestellt. Die Prozentangaben variierten zwischen 34 und 80%, übertrafen aber immer die Präferenz für Gynäkologen (Alexander u. McCullough 1981; Haar et al. 1975, 1977; Needle 1976). Deutlich wurde, daß bei Erfahrungen der Frauen mit Ärztinnen die Bevorzugung von Gynäkologinnen steigt (Anapol u. Wagner 1978). Nach einer gynäkologischen Untersuchung durch Frauenärztinnen sind Frauen zufriedener und wollen eher wiederkommen (Needle 1976). Ähnlich wie bei Pauli u. Frick (1969) konnte auch in einer eigenen Untersuchung eine Präferenz für Gynäkologinnen bei jüngeren Frauen festgestellt werden. Eine Vorliebe von Frauen aus unteren sozialen Schichten für Gynäkologinnen (Loch u. Jovanovic 1987) konnte hingegen nicht festgestellt werden.
Gynäkologinnen nehmen sich mehr Zeit für ihre Patientinnen. Sie sehen durchschnittlich 1,7 Frauen pro Stunde im Vergleich zu 3 bei ihren männlichen Kollegen (Langwell 1982). Hier ist die Differenz auch im Vergleich zu anderen Disziplinen am größten. Gynäkologinnen sehen - nach einer Datenanalyse des National Ambulatory Medical Care Survey - durchschnittlich 49 Frauen pro Woche, und zwar durchschnittlich 17,1 Minuten lang, Gynäkologen hingegen 70 bei einer Dauer von 13,8 Minuten (Cypress 1984). Gynäkologinnen suchen eher nach alternativen Verhütungsmitteln, wenn Frauen Ängste vor Nebenwirkungen der Pille äußern. Männliche Kollegen neigen dazu, diese Frauen zu beruhigen (Cartwright u. Waite 1972).
Gleichzeitig erwarten Frauen *anderes* von weiblichen Ärzten: sie glauben, daß Gynäkologinnen empathischer, verständnisvoller, respektvoller und sanfter bei der Untersuchung sind; Frauen fühlen sich bei Gynäkologinnen freier, gleichwertiger und respektierter; sie haben weniger sexuelle Ängste bei ihnen (Haar et al. 1975). Hier werden eindeutig die expressiven Anteile der ärztlichen Kompetenz verbalisiert. Instrumentelle Faktoren scheinen nicht der Grund für die geschlechtsspezifische Präferenz zu sein.

Andere hingegen thematisieren ihre Angst vor homosexuelle Gefühlen bei Gynäkologinnen (Haar, Halitsky, Stricker 1975).
Gynäkologinnen werden favorisiert von Frauen, die die gynäkologische Untersuchung als problematisch erleben oder die sich durch männliche Ärzte in ihren psychischen und sexuellen Problemen nicht verstanden fühlen. In der eigenen Untersuchung wurden Gynäkologinnen bevorzugt und auch aufgesucht von Frauen, die sich eher als unterkontrolliert, eigensinning und in der Arbeitsleistung anerkannt fühlen (Felder 1988). Ihre Gynäkologinnen sehen sie als wenig ängstlich und in ihrem psychischen Erleben eher unabhängig von äußeren Bedingungen. Die Interaktion zwischen Patientin und Gynäkologin gestaltet sich in den Augen der Frauen nicht unproblematisch. Konkurrenz um das Ausüben von Kontrolle in der Beziehung wird bemerkt. Trotz festgelegter Rollenpositionen scheint eine größere Flexibilität in der Machtausübung möglich, die in jeder speziellen Beziehung neu ausgehandelt werden muß. Aus der Literatur (Sieverding 1990) ist bekannt, daß weiblichen Ärzten nicht die gleiche Rollenpositionsstärke wie den männlichen Kollegen zugebilligt wird, so daß jede einzelne Frau für sich in der Interaktion Chancen sieht, diese konkret auszuformen. Die Frauen dieser Gruppe sind sich der eigenen Stärke bewußt und sehen sich nicht als die sich fügende Frau. Auf welche inhaltlichen Aspekte sich die Konkurrenz um die Kontrollausübung bezieht, kann hier nicht beantwortet werden. Gleichwohl erscheint die Interaktion zwischen den Frauen konfliktreicher, aber auch egalitärer.
Nun zu der Seite der Gynäkologinnen: Diese arbeiten in einem „nicht"-weiblichen Berufsfeld. Der Anteil der berufstätigen Frauen in der Medizin generell betrug 1986 26%; immerhin 42% Frauen begannen ein Medizinstudium. Der Anteil in der Gynäkologie beträgt dagegen nur ca. 11%, obwohl z. B. PJ-Studentinnen in einer Befragung des Marburger Bundes 1987 Gynäkologie als häufigstes Wunschfach nannten; d. h. es gibt Barrieren, die Medizinstudentinnen daran hindern ihrem Wunsch nachzugehen. Sieverding (1990) analysiert dabei äußere Bedingungen wie Diskriminierung, fehlende Ermutigung und Unterstützung, aber auch innere Barrieren wie die innerfamiliäre Arbeitsteilung, die Mutter-Kind-Ideologie, Konflike zwischen Beruf und Familie, Selbstkonzepte und Geschlechtsrollenerwartungen der Frauen. Obwohl viele Frauen dazu neigen, solche Fächer zu wählen, in denen sie auch akzeptiert werden und wo sie somit Konflikte vermeiden können, bewerten andere Frauen ihre eigenen Wünsche höher und schaffen den Weg in ein Fach, in dem Frauen unterrepräsentiert sind. Nach Margolis et al. (1983) ist der Wunsch, das Fach „femininer" zu machen, bei 56% der weiblichen Studenten ausschlaggebend für die Fachwahl Gynäkologie, im Gegensatz zu nur 34% der männlichen Studenten. Die Autoren vermuten, daß mit Einzug von mehr weiblichen Medizinern in das Fach eine sensiblere Sichtweise Frauen gegenüber sich etablieren könnte. Aus persönlichen Gesprächen ist uns bekannt, daß viele Medizinstudentinnen die Notwendigkeit sehen, Gynäkologie zu wählen, und dies auch gerne täten, wenn die Chancen nur größer wären, einen Ausbildungsplatz zu finden und den Anforderungen standzuhalten.
Die allgemeinen Charakteristika von Medizinstudentinnen und Ärztinnen wie größeres Interesse an zwischenmenschlichen Beziehungen, Hilfsbereitschaft, Interesse an egalitären Arzt-Patient-Beziehungen, vermehrtem Informationsaustausch, einer größeren Geschlechtsrollensensibilität sowie einer liberaleren Hal-

tung bezüglich Schwangerschaftsabbruch und Kontrazeption dürfte zu den *bewußten* Motiven der Frauen zählen, Gynäkologie zu wählen.
Über die *unbewußten* Motive der Facharztwahl wissen wir nichts Gesichertes. Auch für Gynäkologinnen könnten oben formulierte Gründe eine Rolle spielen; eigene Unsicherheit in Fragen der Sexualität, des eigenen Geschlechts und der Reproduktionsfähigkeit mag dazu motivieren, sich über den wissenschaftlichen Weg diesem Problem anzunähern. Unbewußte Konkurrenz und Versuche der Bemächtigung anderer Frauen - auch der eigenen Mutter - können von Bedeutung sein. Probleme mit regressiven Wünschen nach Versorgung - Wünsche, die ursprünglich der Mutter galten - können in hohem Engagement für Frauen und deren psychosexuellen Probleme verarbeitet werden. Im Einsatz für eine bessere Situation von Frauen und eine Befreiung der weiblichen Sexualität können eigene Probleme bei anderen akzeptiert werden. Eine unbewußte Feindschaft gegenüber den „dummen" Frauen, die nichts von ihrem Körper wissen und ihn immer wieder zur Untersuchung anbieten, könnte ebenfalls wirksam sein: Manche Patientinnen beklagen sich über die unsanfte Untersuchung gerade durch Gynäkologinnen. Obwohl Patientinnen mehr und besseres von Gynäkologinnen erwarten, muß dies nicht mit den Fakten übereinstimmen. Hier mögen die während der Ausbildung erfahrenen frauenfeindlichen Bemerkungen der Kollegen und Auszubildenden wirksam werden (Coste 1975; Gray u. Ackermann 1978; Notman u. Nadelson 1973). Gegen kulturelle Stereotypen gegenüber Frauen sind auch die Gynäkologinnen nicht gefeit (Haar et al. 1975). Scully (1980) jedenfalls schätzt die - wie sie sagt - Klassenloyalität höher ein als die Geschlechtsloyalität.
Während des Besuchs beim Frauenarzt stehen oft Aspekte der eigenen Sexualität im Vordergrund. Mädchen haben oft Schwierigkeiten, bei der Loslösung von der Mutter sich der eigenen Geschlechtlichkeit bewußt zu werden und sich ihrer zu versichern. Daher kann man vermuten, daß solche Konflikte eher in der Frau-Gynäkologin-Beziehung aktualisiert werden. Hier wären damit auch Hintergründe zu suchen für den oben erwähnten Kampf um die Machtsausübung in der Interaktion. Gerade erwachsen, in einer eigenen Sexualbeziehung lebend, stellt sich die Frau wieder dem weiblichen Kontrollauge und bietet die Sexualorgane zur Begutachtung an. Vielleicht bieten sich manche Frauen dann doch lieber dem wertenden Blick des Vaters an, um dem überwachenden Auge der Mutter entgehen zu können? Wir wissen es nicht.

Die unerfüllbaren Wünsche an die Gynäkologen

Die Erwartungen der Frauen an ihre Gynäkolog(inn)en entstehen schon vor den Wartezimmern (Hauss 1976). Erfahrungen im bisherigen Kontakt mit Gynäkologen/innen und sonstigen Ärzten/Ärztinnen, Veröffentlichungen zum Thema Frauenärzte, sowie unbewußte Wünsche und Phantasien wirken in der Interaktion zwischen Frau und Gynäkologe/Gynäkologin.
Es dürfte deutlich geworden sein, daß das Zusammentreffen von Frau und Arzt/Ärztin in der gynäkologischen Praxis untrennbar mit Sexualität zu tun hat. Sowohl auf seiten der Frauen als auch auf seiten der Gynäkologen ist hier auf eine Überschätzung der realen Möglichkeiten in der gynäkologischen Sprechstun-

den hinzuweisen. Wie erwähnt, erwarten Frauen vor allem in der Praxis der niedergelassenen Gynäkologen Hilfe bei somatischen Beschwerden, denen sexuelle Probleme zugrundeliegen. Hier vermuten sie sich an der richtigen Stelle. Wer sonst soll ihnen helfen können, zumal dies auch von seiten der Gynäkologen suggeriert wird? Die von den Gynäkologen durch die Entwicklung von Pille und Spirale suggerierte Befreiung der weiblichen Sexualität wird nun von den Frauen eingeklagt. Trotz grundsätzlicher Trennung von Sexualität und Fruchtbarkeit waren und sind Frauen unzufrieden mit der Verteilung der Verantwortlichkeit für die Fortpflanzung; Frauen waren und sind unzufrieden mit der Art von Sexualität, wie sie sie in den Paarbeziehungen leben. Immer noch suchen die Frauen meist alleine Ärzte oder Institutionen auf, um sexuellen Problemen auf die Spur zu kommen, die eigentlich eine Paarangelegenheit wären. Frauen übernehmen damit allein ein Stück Verantwortung, die auch anders verteilt sein könnte. So erscheint uns die Kritik an den Gynäkologen - und hier vor allem den männlichen - wie eine Verschiebung der Kritik an den eigenen Männern. Wie unter einem Brennglas spiegeln sich hier Phänomene wider, die weit verbreitet in der gegenwärtigen Geschlechterbeziehung sind. Dies mag sich auch die Frauenbewegung zunutze gemacht haben. Schon 1974 formulierten Kaiser u. Kaiser, daß die Frauenbewegung die medizinische Versorgung der Frauen als speziellen Fall der politischen und sozialen Probleme der Frauen deklariert habe. Dies würde aber von den Gynäkologen nicht so gesehen, vielmehr bezögen sie die Kritik direkt auf sich.

Nein, im Gegenteil, die Gynäkologen tragen von sich aus dazu bei, daß die unerfüllbaren Wünsche aufrechterhalten werden. Obwohl 1982 90%der Gynäkologen ihre Ausbildung in Sexualmedizin für ungenügend hielten, nannten 72,5% der Gynäkologen ihr Fach wichtig für die sexualmedizinische Versorgung der Bevölkerung (Schneider 1982). Sie bieten sich somit als Experten für Sexualität an und sind verwundert, wenn bei Nichteinhaltung der Versprechen Kritik laut würde. Eine Ähnlichkeit zu den unerfüllten Wünschen der Frauen in ihren Sexualbeziehungen ist offensichtlich, die Kritik daraus erklärlich.

Sexualität ist hier nicht in einer reduzierten Form zu verstehen, wir meinen dabei nicht Sexualpraktiken; es geht vielmehr um die generative Potenz eines Paares und wie das Paar diese erlebt, bewertet und damit umgeht; d. h. der Partner der Frau ist trotz physischer Abwesenheit immer mit im Raum.

Denkt man an mögliche Gründe der Gynäkologen für die Facharztwahl, dann kann man die Brisanz erahnen, die damit in die Frau-Gynäkologe-Beziehung eingeht. Gynäkologen sollen aufgrund ihres Berufes für sexuelle Probleme Experten sein und haben doch vielleicht gerade aus eigener Unsicherheit in diesem Punkt ihr Fach gewählt. Die in der Gesellschaft vorherrschende Rolle des Mannes in der Geschlechterbeziehung zeigt sich hier von der anderen Seite. Männer suchen durch Wissen und Macht, sich ihrer eigenen Potenz zu vergewissern und die eigene Unsicherheit abzuwehren, die doch gespürt wird. Wird gleichzeitig suggeriert, man(n) sei der Experte, erinnert dies implizit an die eigene Verletzlichkeit und Fragilität in diesem Punkt. Es kann dann nur zu Mißverständnissen und Enttäuschungen kommen.

Die zukünftige Rolle der Gynäkologie

Im Gegensatz zu der von Gynäkologen propagierten Ausweitung der Zuständigkeit des eigenen Faches (Heiss 1969) plädieren wir hier dafür, genau zu reflektieren, wofür Gynäkologen sich zuständig fühlen sollten. Und: was wollen die Frauen perspektivisch von den Gynäkologen?
Es ist eine Illusion zu glauben, alle Wünsche der Frauen seien erfüllbar, wenn man selbst nur „gut genug" ist. Eine Klärung der eigenen unbewußten Motive zur Facharztwahl könnte dazu beitragen, sich klarer darüber äußern zu können, was man tun kann und was nicht. Der allumfassende Anspruch, Experte für den weiblichen Unterkörper und die weibliche Sexualität zu sein, dürfte sich als Fortsetzung männlicher Größenphantasien entpuppen. Wird hingegen von seiten gerade auch der (männlichen) Gynäkologen dazu beigetragen, den Frauen ein realistisches Bild von den eigenen Fähigkeiten und Fertigkeiten zu vermitteln, so wird eine Enttäuschung auf seiten der Patientinnen verringert bzw. andere Gründe dafür zu suchen nötig.
Andererseits muß von Gynäkologen unabhängig von ihrem Geschlecht eine gewisse Flexibilität im Rollenverhalten erwartet werden. Gynäkologen müssen der veränderten Rolle von Frauen in der Gesellschaft Rechnung tragen und traditionelle Sichtweisen von Frauen und deren Sexualität revidieren. Dies bezieht ein verändertes Umgehen im Arzt-Patientin-Kontakt mit ein: Frauen haben das Recht, ihre Fragen beantwortet zu bekommen und als entscheidende Person respektiert zu werden. Dies scheint bisher eher bei Gynäkologinnen verwirklicht zu sein.
In dem Wunsch, über Gynäkologinnen femininen Aspekten in dem Fach mehr Geltung zu verschaffen, wird eine Überforderung der weiblichen Kollegen deutlich und gleichzeitig deren Abwertung: Nicht deren fachliche Kompetenz ist Mittelpunkt, sonderen deren „humanere" Verhaltensweisen; eine Reduktion auf „typisch weibliche", expressive Faktoren.
In dem Buch *Unser Körper, unser Leben* des Bostoner Frauenkollektivs wird den Frauen der Rat erteilt, sich den Frauenarzt nicht nach dem Geschlecht, sondern nach der Qualität des Könnens und des Verhaltens zu suchen. Die Bedeutung, die Frauen „ihrem/ihrer" Frauenarzt/-ärztin zubilligen, hängt viel mit der Sichtweise vom eigenen Geschlecht zusammen. Solange Frauen glauben, nur im Schutze einer „mächtigen" Beziehung eigene Bedürfnisse artikulieren zu können, sind sie auf Ärzte angewiesen, die ihnen bei Problemen in Beziehungen helfen, etwas, was außerhalb der ärztlichen Zuständigkeit liegen könnte. Frauen müssen lernen, solche Probleme dort anzugehen, wo sie entstehen, nämlich in den Paarbeziehungen. Eine Reduktion der Erwartungen an die Gynäkologen auf rein medizinische Fragen verringert die impliziten Entäuschungen. So konnte in der eigenen Untersuchung bestätigt werden, daß Frauen, die im allgemeinen mit ihrer psychosozialen Situation zufrieden sind, spezifische Fragen an ihre Frauenärzte haben und dann auch weniger unzufrieden mit ihnen sind. Eine Entlastung der Arzt-Frau-Beziehung in der Gynäkologie von „Paarproblemen", die als „Frauenprobleme" vorgetragen und speziell mit den (männlichen) Gynäkologen ausgetragen werden, ist hier vorrangig. Voraussetzung hierfür wäre allerdings, den in der „Dreierbeziehung" Arzt – Frau – Partner vernachlässigten Dritten mehr zu berück-

sichtigen, wie es z. B. mit der Anwesenheit von Vätern bei Geburten teilweise bereits geschieht.

Zu fordern wäre demnach auf der individuellen Ebene eine Rückverlagerung des „Geschlechterkampfes" aus den Sprechzimmern der Gynäkologen in die Privatzimmer der Paare. Die *gesellschaftliche* Bedeutung des Faches Gynäkologie für die Situation der Frauen zu untersuchen, würde dadurch allerdings nicht überflüssig.

Literatur

Alexander K, McCullough J (1981) Women's preferences for gynecological examiners: sex versus role. Women Health 6:123–134

Amendt G (1982) Die Gynäkologen. Konkret, Hamburg

Anapol D, Wagner NN (1978) Patient provider preferences and the pelvic examination. Nurse Pract 3:13

Cartwright A, Waite R (1972) GPs and contraception in 1970–1971. J Royal Coll GPs 22 (supplement 22)

Cartwright LK (1977) Personality changes in a sample of women physicians. J Med Educ 52:467

Coste C (1975) Women in medicine. New Physician 24:25–31

Cypress BK (1984) Patterns of ambulatory care in obstetrics and gynecology. Vital and health statistics. Series 13, No 76. U. S. Department of Health and Human Services, Hyattsvills/MD

Ehrenreich B, English D (1976) Zur Krankheit gezwungen. Frauenoffensive, München

Felder H (1988) Das Bild der Frau vom Frauenarzt. Empirische Untersuchungen zur Arzt-Patientin-Beziehung in der Gynäkologie. Ferberscher Univ.-Verlag, Gießen

Fischer-Homberber E (1979) Krankheit Frau und andere Arbeiten zur Medizingeschichte der Frau. Huber, Bern

Gray MJ, Ackerman J (1978) Attitudes of women medical students toward obstetrics and gynecology. J Am Med Wom Assoc 33:162–164

Haar E, Halitsky V, Stricker G (1975) Factors related to the preference for a female gynecologist. Med Care 13:782–790

Haar E, Halitsky V, Stricker G (1977) Patient's attitudes toward gynecologic examination and to gynecologists. Med Care 15:787–795

Hauss K (1976) Einige Aspekte der Arzt-Patient-Beziehung. In: Hauss K (Hrsg) Medizinische Psychologie im Grundriß. Hogrefe, Göttingen, S 435–468

Heins M, Hendrick J, Martindale L, Smock S, Stein M, Jacobs J (1979) Attitudes of women and men physicians. Am J Publ Health 69:1132–1139

Heiss H (1969) Sozialmedizin und Frauenheilkunde Arch Gynäkologie 207:9–22

Kaiser BL, Kaiser IH (1974) the challenge of the women's movement to american gynecology. Am J Obstet Gynecol 120:652–665

Kirchner R (1984) Besonderheiten in der Arzt-Patient-Beziehung in der Frauenheilkunde. In: Psychologische Probleme in Gynäkologie und Geburtshilfe. (Manuskript zur 1. Arbeitstagung am 01. und 02. 11. 1984 in Magdeburg, S 58–62)

König U (1982) Frauenärzte entdecken die Frau. Stern Nr. 6 (14)

Langwell KM (1982) Factors affecting the incomes of men and women physicians: further explorations. J Hum Res 17:261–274

Loch EG, Jovanovic V (1987) Lieber zur Gynäkologin? Sexualmedizin 10:399

Margolis AJ, Greenwood S, Heilbron D (1983) Survey of men and women residents entering United States obstetrics and gynecology programs in 1981. Am J Obstet Gynecol 146:541-546

Needle RH (1976) Patterns of utilization of health services by college women: their reasons for seeking gynecological services, and levels of satisfaction with their last gynecological visit. J Am Coll Health Ass 24:307–312

Needle RH, Murray BA (1977) The relationship between race and sex of health provider, the quality of care provided and levels of satisfaction with gynecological care among black college women. J Am Coll Health Ass 26:127–131

Notman MT, Nadelson CC (1973) Medicine. A career conflict for women. Am J Psychiatry 130:1123–1127

Olivier C (1987) Jokastes Kinder. Die Psyche der Frau im Schatten der Mutter. Claassen, Düsseldorf

Osofsky HJ (1967) Women's reactions to pelvic examinations. Obstet Gynecol 30:146–151

Pauli HK, Frick V (1967) Der Einfluß sozialer Merkmale von Patientinnen auf Vorstellungen vom Gynäkologen und auf die Einstellung zur Unterleibsuntersuchung. Geburtshile Frauenheilkd 29:449–455

Platz P (1984) Gegenseitige Erwartungen und emotionale Reaktionen bei der Behandlung sexueller Störungen durch den Gynäkologen. In: Frick-Bruder V, Platz P (Hrsg) Psychosomatische Probleme in der Gynäkologie und Geburtshilfe. Springer, Berlin Heidelberg New York Tokyo, S 58–64

Poettgen H (1983) Die Abwehr des Arztes bei der Beurteilung seelischer Probleme. Spezielle gynäkologische Gesichtspunkte. In: Prill HJ, Langen D (Hrsg) Der psychosomatische Weg zur gynäkologischen Praxis. Schattauer, Stuttgart, S 21–24

Preston-Whyte ME, Fraser RC, Beckett JL (1983) Effect of a principal's gender on consultation patterns. J Royal Coll GPs 33:654–658

Rosenbladt S (1983) Gewalt auf Krankenschein. Konkret Literatur, Hamburg

Schmoll HJ, Schwoon D (1977) Die Motivation zur Teilnahme oder Nichtteilnahme an der Krebsfrüherkennungsuntersuchung. In: Zentralinstitut für kassenärztliche Versorgung (Hrsg) Früherkennung bösartiger Neubildungen bei der Frau. Zentralinstitut für kassenärztliche Versorgung, Köln, S 46–58

Schneider G (1982) Untersuchungen zur Sexualmedizin in der gynäkologischen Praxis. Sexualmedizinische Kenntnisse und Einstellungen zur Sexualität bei niedergelassenen Gynäkologen in Göttigen und Kassel. Med. Diss., Universität Göttingen

Schurz AR (1978) Die Rolle des Arztes bei weiblichen Sexualitätsproblemen. Geburtshilfe Frauenheilkd 33:38–44

Scully D (1980) Men who control women's health. The miseducation of obstetrician gynecologists. Houghton Mifflin, Boston

Senarclens M de (1978) Das 'Prae' des Praktikers. Die Bedeutung der sexologischen Nachfrage für den Frauenarzt. Sexualmedizin 7:739–742

Sieverding M (1990) Psychologische Barrieren in der beruflichen Entwicklung von Frauen. Das Beispiel der Medizinnerinnen. Enke, Stuttgart

Waller K (1988) Women doctors for women patients. Br J Med Psychol 61:125–135

Weisman CS, Teitelbaum MA (1985) Physician gender and the physician-patient relationship: recent evidence and relevant questions. Soc Sci Med 20:1119–1127

Wolf C (1987) Krankheit und Liebesentzug. Fragen an die Psychosomatische Medizin. In: Wolf C (Hrsg) Die Dimension des Autors. Luchterhand, München

Idealbilder und Realerfahrungen von Paar- und Familienbeziehungen bei Gynäkolog(inn)en

C. Buddeberg

> 37jähriger Gynäkologe in leitender Position, beruflich engagiert und erfolgreich, mit wöchentlicher Arbeitszeit von 70–80 Stunden, sucht attraktive Partnerin bis 35 Jahre mit Interesse für Segeln, Tennis, Theater und Rallyesport. Nach mehrjähriger beruflicher Überlastung und drei gescheiterten Beziehungen wünsche ich mir eine harmonische Partnerschaft, evtl. Heirat, mit einer intelligenten, verständnisvollen Frau. Sie sollten nicht gleich enttäuscht sein, wenn Sie die Hälfte unserer gemeinsamen Freizeit allein verbringen müssen, weil mich ein Notfall oder eine Geburt daran hindern, das zu tun, was ich eigentlich gerne tun würde: Sie verwöhnen, mit Ihnen Sport treiben, Kultur und Gastronomie genießen und gelegentlich allein zu zweit zu einem Segelturn aufbrechen oder mit Ihnen in einem Rallyewagen durch die Gegend brausen.

Wahrscheinlich haben Sie in Ihrer Tages- oder Wochenzeitung noch kein Partnerinserat mit diesem Wortlaut gelesen. Der Text veranschaulicht in etwa die Situation eines Gynäkologen aus meinem Bekanntenkreis, der vor kurzem eine 33jährige Chemikerin geheiratet hat. Der Titel zu diesem Beitrag kam mir im Anschluß an ein Gespräch mit diesem Paar vor etwa einem Jahr. Die Frau des Kollegen hatte mir damals in eindrücklicher Weise den für viele Gynäkologen und ihre Frauen unlösbaren Konflikt zwischen der Realität ihres Berufsalltages und ihrem Wunschbild von einer glücklichen Zweierbeziehung geschildert.

Rollenkonflikte von Ärzten

Konflikte zwischen beruflichen und familiären Verpflichtungen, zwischen Anerkennung und Dankbarkeit von Patienten einerseits und Kritik und Enttäuschung von seiten des Ehepartners andererseits sind nicht spezifisch für Gynäkologen. Viele Mediziner gleich welcher Fachrichtung leben über Jahre oder Jahrzehnte in einem Konflikt zwischen ihren Rollenverpflichtungen bzw -erwartungen als Arzt, Ehepartner und Familienvater. Die Tatsache, daß dieses bisher weitgehend tabuisierte Thema zunehmende Beachtung findet, signalisiert eine erfreuliche Entwicklung der letzten Jahre: Die Bereitschaft und das Interesse von Ärzten/Ärztinnen und ihren Partner, den kränkelnden Zustand ihrer familiären Beziehungen nicht mehr als unbehandelbares Übel hinzunehmen, sondern sich um eine Verbesserung ihrer familiären Lebensqualität zu bemühen.

Die folgenden Überlegungen basieren auf mehrjährigen Erfahrungen als Paar- und Familientherapeut. Bei etwa einem Fünftel meiner familientherapeutischen Behandlungsfälle handelt es sich um Arztehen mit vorwiegend traditioneller Konstellation, d. h. einer Ehe zwischen einem Arzt und einer Nichtmedizinerin als Ehefrau. In etwa 15 Fällen waren die Männer niedergelassene Gynäkologen, die zusätzlich zu ihrer Praxis noch eine geburtshilfliche und gynäkologische Belegarzttätigkeit ausübten. Neben diesen eigentlichen Therapiefällen gaben mir zum Teil informelle Gespräche mit Kollegen und Kolleginnen einer Frauenklinik, an welcher ich als psychosomatischer Konsiliararzt arbeite, Hinweise auf Beziehungsprobleme von Gynäkologen und Gynäkologinnen. Ich beschränke mich zunächst auf die traditionelle Ehekonstellation zwischen einem Gynäkologen und einer nichtärztlichen Ehefrau. Auf die Besonderheiten von Ärzteehen, d. h. Ehen zwischen einem Arzt und einer Ärztin sowie Zweierbeziehungen von Gynäkologinnen soll abschließend kurz eingegangen werden.

Die „Familienfeindlichkeit" des Gynäkologenberufs

„Angehende Gynäkologen sollten eigentlich zum Zölibat verpflichtet werden". Diese Feststellung eines gynäkologischen Ordinarius anläßlich eines geselligen Abends im Rahmen eines vor kurzem stattgefundenen Fortbildungskongresses löste bei seinen Assistenten und Oberärzten Heiterkeit aus, während ihre mitanwesenden Ehefrauen bzw. Freundinnen mit spontanem Kopfnicken reagierten. Der Chef begründete seine Meinung mit dem Hinweis auf eine angeblich 50%ige Scheidungsrate amerikanischer Gynäkologen und seine Erfahrung, daß schon mehrere fachlich qualifizierte Oberärzte seiner Klinik von ihren Ehefrauen an einer akademischen Karriere gehindert worden seien. Humorvolle Äußerungen beinhalten immer ein Körnchen Wahrheit, die man vielleicht etwas sachlicher und vorsichtiger in Frageform so formulieren könnte: Sind berufliche *und* familiäre Zufriedenheit für einen Gynäkologen und seine Partnerin ein realistisches oder utopisches Ziel, wenn sie sich zur Heirat und Familiengründung entschließen?

Thesen zur Familiensituation von Gynäkologen

Aufgrund meiner Erfahrung als Paartherapeut würde ich sagen, daß es für Gynäkologen besonders schwierig ist, im Verlauf einer mehrjährigen Ehe nicht in eine unbefriedigende Paarbeziehung zu geraten. Diese Feststellung soll mit einigen Thesen begründet und erläutert werden.

These 1:
Die zeitlichen und emotionalen Belastungen eines Gynäkologen beeinträchtigen die Konflikt- und Entwicklungsfähigkeit seiner Ehebeziehung

Die Auffassung, daß eine Ehe kein Zustand, sondern ein Prozeß ist, in welchem zwei Partner in einer dynamischen Interaktion stehen, ist heute weitgehend anerkannt. Viele Ärzte meinen jedoch, sie könnten in ihrer Ehe 11 Monate eines Jahres von dem Kredit leben, den sie während 4 oder 6 Wochen Urlaub in ihre Beziehung investieren. Die übrige Zeit müsse man sich eben mit den Sachzwängen eines anstrengenden, aber angesehenen Berufs abfinden. Besonders für chirurgisch und geburtshilflich tätige Ärzte ist es außerordentlich schwierig, Freizeit für ihr Familienleben einzuplanen. Unvorhergesehene Notfälle am Abend, in der Nacht und am Wochenende beeinträchtigen ihr Privatleben nachhaltig. Enttäuschungen über gestörte Wochenenden und Kritik, die Ehe und Familie zu vernachlässigen, gehören zu den häufigsten Vorwürfen, welche Gynäkologen von ihren Frauen nicht nur im Rahmen einer Paartherapie, sondern auch spontan im Alltag zu hören bekommen.

Schafft man es dann, dank „speditiver" Arbeit und einem Vertretungsarrangement mit einem Kollegen, abends rechtzeitig nach Hause zu kommen, dann möchte man v. a. eines: Von den Alltagsproblemen der eigenen Frau verschont bleiben. Das eheliche Klagelied, welches man in mehreren Variatioen während der Sprechstunde von den Patientinnen gehört hat, soll dann nicht noch einmal in einem kräftigen Fortissimo der Ehefrau erklingen. Harmonie und Entspannung sind gefragt, selbst dann, wenn der frustierten Ehefrau vor Zorn beinahe der Kragen platzt.

Zum Glück wählen Gynäkologen – nach meinem Eindruck überdurchschnittlich häufig – als Partnerinnen entweder verständnisvolle, selbstlose „Mütter" oder schüchterne, leicht zu verzaubernde „Prinzessinnen", die nicht selten für ihre emotinalen Verzichtleistungen mit materiellem Wohlstand belohnt werden. Neben finanziellen Entschädigungen sind es v. a. immer wiederkehrende Versprechen der Männer, in absehbarer Zeit werde alles besser.

These 2:
Auf Kritik ihrer Frauen reagieren Gynäkologen in der Regel mit einer rationalen „Relativierung durch Vergleich" oder einer Idealisierung der Zukunft

Aus der Behandlung schwerkranker Patienten kennt jeder Arzt den Bewältigungsmodus: Relativierung durch Vergleich. Damit ist gemeint, daß man die Unzufriedenheit über die eigene Lebenssituation dadurch relativieren und mildern kann, daß man sie mit der noch schwierigeren anderer Personen vergleicht. Als Arzt erhält man nicht selten Einblick in grauenhafte Ehe- und Familiensituationen. Vergleicht man die eigene sanfte Unzufriedenheit mit dem von Patientinnen geschilderten Stellungs- oder Abnützungskrieg eines ehelichen Machtkampfes, dann erscheint einem die eigene Ehesituation nicht so düster und dramatisch, wie sie vielleicht von der eigenen Frau gesehen wird.

Der Glaube und die Hoffnung auf eine bessere Zukunft der ehelichen Beziehung ist ein weiteres Motiv, welches ich aus dem Munde von Kollegen in Therapiegesprächen regelmäßig höre. Wenn erst einmal die Ausbildung abgeschlossen ist, die Schulden für die Praxiseinrichtung bezahlt sind, das Computerprogramm die Praxisadministration spielend bewältigt und das eigene Haus standesgemäß eingerichtet ist, dann wird alles besser. Diese und ähnliche Versprechen finden bei nicht wenigen Gynäkologenfrauen erstaunlich schnell Verständnis und helfen über Beziehungskrisen vorübergehend hinweg.

These 3:
Durch seine Tätigkeit als Geburtshelfer ist der Gynäkologe regelmäßig Zeuge familiärer Glücksituationen, die ihn vom drohenden Unglück in der eigenen Ehe ablenken

„Vom freudigen Ereignis zum ehelichen Unglück -die Zeit nach der Geburt als familiäre Reifungskrise" (Buddeberg 1986). Unter diesem Titel habe ich auf einem frühren Kongreß dieser Gesellschaft einen Vortrag gehalten, in dem ich die Meinung vertrat, daß Ängste vor der Geburt durch eine Idealisierung der Schwangerschaft und unausweichliche Verzichte in der Elternbeziehung durch eine Idealisierung der Familiengründung gemildert werden. Mir scheint, daß der als Geburtshelfer tätige Gynäkologe dadurch, daß er v. a. auf der Sonnenseite familiärer Entwicklungen tätig ist, Gefahr läuft, die Schatten zu übersehen, welche durch sein berufliches Engagement auf sein eigenes Familienleben geworfen werden.
In eindrücklicher Weise erlebte ich dieses Phänomen in der Paartherapie eines Gynäkologen, dessen Frau durch einen plötzlichen Kindstod ihr zweites Kind verloren hatte. Die Trauer und der Schmerz über den Verlust des eigenen Kindes kompensierte der Mann mit wissenschaftlichen Arbeiten im Bereich der Perinatalphysiologie. Während er selbst - nach eigenen Worten - schnell über den Tod des eigenen Kindes hinwegkam, geriet seine Frau in eine schwere Depression, die nicht nur Ausdruck einer unbewältigten Trauer, sondern auch einer Enttäuschung über die kontraphobische geburtshilfliche Überaktivität ihres Mannes war.

These 4:
Die Möglichkeiten der apparativen Spitzenmedizin bieten dem Gynäkologen die Möglichkeit - man könnte auch sagen die Versuchung -, sich vor ängstigenden und leidvollen Krankheitssituationen seiner Patientinnen zu schützen

Gestatten Sie mir, daß ich diese These anhand einer eigenen Erfahrung deutlich mache. Während der Schwangerschaft mit unserem zweiten Kind, einer inzwischen 10jährigen gesunden Tochter, ergab eine Ultraschalluntersuchung im 7. Schwangerschaftsmonat den Verdachtsbefund einer Mangelentwicklung. Meiner Frau wurde Bettruhe verordnet, und sie wurde zu weiteren Ultraschalluntersuchungen in kürzeren Abständen einbestellt. Der sie behandelnde Gynäkologe gab sich alle nur erdenkliche Mühe, kleine Fortschritte im Größenwachstum unserer Tochter zu dokumentieren und uns als Hoffnungszeichen zu interpretieren. Mit unserer Angst, allenfalls Eltern eines behinderten Kindes zu werden, wurden wir jedoch während der ganzen Zeit bis zur Geburt allein gelassen.
Die Hemmung, mögliche bedrohliche oder belastende Ereignisse anzusprechen und damit Gefühlen von Angst, Enttäuschung und Bestürzung Raum zu geben, kennt jeder Arzt. Wir sind lieber Überbringer freudiger Botschaften als Melder leidvollen Unheils. Gynäkologen werden in ihrer Tätigkeit häufig mit leidvollen Erfahrungen ihrer Patientinnen konfrontiert. Fehl- und Totgeburten, das Zurweltkommen mißgebildeter Kinder, psychosomatische Symptombildungen, die auf eheliche Mißhandlung oder Vergewaltigung hinweisen und die Behandlung von

Frauen mit progredienten gynäkologischen Karzinomleiden sind solche Ereignisse, denen der Gynäkologe in seiner Tätigkeit immer wieder begegnet. Auch Mediziner anderer Fachrichtungen kennen in ihrer Arbeit ähnliche leidvolle Patientenschicksale.
Um in einer solchen Situation nicht nur zu handeln, sondern auch mitzufühlen und Verständnis mit Worten auszudrücken, dazu braucht man Ruhe und Zeit. Mir scheint, daß nicht wenige Gynäkologen chronisch am Rande ihrer physischen und psychischen Belastbarkeit arbeiten. Von daher ist es nur allzu verständlich, wenn sie bei beruflichen oder familiären Schicksalsschlägen zunächst in geschäftiges Diagnostizieren und Therapieren flüchten. In fast allen Paartherapien mit Gynäkologen und ihen Frauen kam früher oder später dieses Motiv des Flüchtens zur Sprache. Die Erfahrung, im Stich gelassen zu werden, wenn man den emotionalen Beistand und die konkrete Unterstützung des Ehemanns in der eigenen Ehe und Familie braucht, machen nicht nur Gynäkologenfrauen. Auch Frauen anderer Ärzte und von Psychotherapeuten leiden unter der Neigung ihrer Männer, in irgendwelche berufliche Aktivitäten zu flüchten, wenn ihre Anwesenheit und ihr Engagement in der eigenen Familie besonders wichtig wären.

Familiäre Selbstreflexionen

Man kann sich fragen, weshalb wir Mediziner erst jetzt anfangen, uns intensiver für unsere familiäre Lebensqualität zu interessieren. Vielleicht ist es kein Zufall, daß wissenschaftliche Untersuchungen über Arztehen und -familien bisher fast ausschließlich im angelsächsischen Raum publiziert wurden. Bei einer Literaturrecherche zum Stichwort Arzt- bzw. Ärzteehen fanden wir keine einzige relevante Arbeit in deutscher Sprache (Goris u. Buddeberg 1991). In den USA sind hingegen vereinzelt in den 70er und in zunehmender Zahl in den 80er Jahren Untersuchungen über familiäre Schwierigkeitn und Konflikte in Arztehen erschienen.
Ich vermute, daß diese zunehmende Selbstreflexion eine positive Folgeerscheinung der nicht immer sachlichen und berechtigten öffentlichen Kritik am Gesundheitswesen im allgemeinen und an den Ärzten im besonderen ist. In den USA ist der Verlust des gesellschaftlichen Prestiges der Ärzte schon wesentlich weiter vorangeschritten als in Europa. Die zunehmende Zahl von Gerichtsverfahren von Patienten gegen ihre Ärzte deutet darauf hin, daß sich das Arztbild in einem grundlegenden Wandel befindet. Dem selbstlosen, vertrauenswürdigen Helfer wird das Bild des selbstherrliche, verdächtigen Scharlatans gegenübergestellt, dessen Handeln und v.a. dessen Fehlleistungen juristisch zu überwachen und gerichtlich zu ahnden sind. Der Rückgang der Studienanfänger in der Humanmedizin und die Tendenz, dem Patienten möglichst viel Verantwortung zu übertragen für das, was medizinisch mit ihm geschieht, sind zwei nicht nur negative Folgeerscheinungen der gesellschaftlichen Krise des Arztberufes in den USA. Ich vermute, daß die Rückbesinnung auf sich selbst und die kritische Reflexion der eigenen familiären Lebenssituation auch z. T. durch das rauhe Klima bedingt sind, dem unsere amerikanischen Kollegen seit einigen Jahren ausgesetzt sind.
Ich weiß nicht, ob ich es richtig sehe, daß die z.T. heftige Kritik an den Gynäkologen in deutschen Illustrierten und Medien ein erstes Anzeichen dafür ist,

daß die amerikanische Kritikwelle an den Ärzten Mitteleuropa erreicht hat. Vielleicht fühlen Sie sich gegenwärtig in der Rolle der von den Medien ins Visier genommenen Prügelknaben noch einsam. Ich bin überzeugt, daß Chirurgen, Internisten, Allgemeinärzte und mit einiger Verzögerung auch Psychotherapeuten bald gemeinsam mit Ihnen im Mittelpunkt zunehmender öffentlicher Kritik stehen werden.

Ich möchte Ihnen auf alle Fälle meine Anerkennung dafür aussprechen, daß verschiedene Aspekte der Selbstreflexion zu einem der Hauptthemen dieses Kongresses gemacht wurden. Wahrscheinlich können wir am gesellschaftlichen Wandel des Arztbildes und der Arztrolle sachkundiger und wirkungsvoller mitwirken, wenn wir die Diagnostik und Therapie unserer Berufssituation nicht nur anderen gesellschaftlichen Gruppierungen überlassen, sondern uns selbst um unseren beruflichen und familiären Gesundheitszustand kümmern.

Empirische Ergenisse zu Konflikten in Arztehen

Die wesentlichen Ergebnisse bisheriger, vorwiegend amerikanischer Studien zur Beziehungsqualität und Konflikthaftigkeit von Arztehen lassen sich kurz in folgenden Feststellungen zusammenfassen. Die Qualität ehelicher Beziehungen von Ärzten ist schlechter als die vergleichbarer anderer Berufsgruppen (Vaillant et al. 1972). Trotz etwas niedrigerer Scheidungsrate sind Arztehen unglücklicher als andere Ehen (Gabbard u. Menninger 1989). Ärzte und ihre Frauen führen nicht selten ein Leben in „stiller Verzweiflung“ (Gabbard et al. 1987). Ihre Paar- und Familienbeziehungen sind für die Entwicklung emotionaler Probleme besonders anfällig (Ellis u. Inbody 1988). In einer kritischen Literaturübersicht über bisher vorliegende Arbeiten zur Situation von Arztehen (Doherty u. Burge 1989) wird allerdings die Meinung vertreten, daß bisher noch keine repräsentativen Studien vorliegen, welche eindeutig die schlechtere Beziehungsqualität von Arztehen belegen könnten.

Die Mitteilungen über typische Konflikte und Konfliktursachen von Arztehen gehen in die gleiche Richtung wie die aufgrund meiner therapeutischen Erfahrungen formulierten Thesen. Konfliktvermeidung mit Vertröstung auf die Zukunft scheint ein häufiges Motiv zu sein, das man in Ehekrisen von Ärzten vorfindet (Gerber 1983; Edwards 1986). Als typisch für *Arztehen in den mittleren Jahren* werden folgende Probleme beschrieben (Gabbard u. Menniger 1989): Ein Verlust ehelicher Intimität und eine Abnahme emotionaler Expressivität, ein Fehlen ersthafter Kommunikation über Beziehungsprobleme, eine Verschlechterung der ehelichen Sexualität und eine schleichende Entfremdung beider Partner.

Ärzte und ihre Frauen sind in der Regel schwierige Patienten. Die nicht selten chaotische Organisation ihres Alltagslebens (Krell u. Miles 1976) erschwert die Behandlung von Ehe- und Familienkrisen von Ärzten. Als einzigen Trost zur Relativierung dieses düsteren Bildes über das Ehe- und Familienleben von Ärzten kann man einwenden, daß den bisherigen Publikationen keine kontrollierten Repräsentativerhebungen zugrunde liegen. Da sich die in der Literatur beschriebenen Probleme aber weitgehend mit meinen eigenen Erfahrungen als Paartherapeut,

Ehemann und Familienvater decken, befürchte ich, daß von Repräsentativstudien keine erfreulicheren Ergebnisse über den Gesundheitszustand des Familienlebens von Ärzten zu erwarten sind.

Ärztinnen und Ehefrauen

Wie ist die Situation verheirateter Ärztinnen? Eine kürzlich erschienene Übersichtsarbeit (Uhlenberg u. Cooney 1990) über die Ehe- und Familiensituation von Ärzten und Ärztinnen im Alter zwischen 30 und 49 Jahren zeigt einige bemerkenswerte Geschlechtunterschiede. Wesentlich mehr Ärzte als Ärztinnen sind verheiratet. Während Ärzte nur in 6% der Fälle mit einer Ärztin verheiratet sind, haben mehr als Hälfte aller verheirateten Ärztinnen einen Berufskollegen zum Mann. Dieser deutliche Unterschied zeigte sich in gleicher Weise in den USA, Australien und England. Der Anteil kinderlos Verheirateter und Geschiedener ist bei den Ärztinnen ebenfalls höher als bei den Ärzten. Im Vergleich zur Durchschnittsbevölkerung ergab sich für Ärztinnen, daß sie seltener verheiratet sind, weniger Kinder haben und häufiger geschieden sind. Für die Ärzte ergab sich in allen 3 Aspekten ein konträres Bild. Sie sind häufiger verheiratet als Männer gleichen Alters, haben mehr Kinder und sind seltener geschieden.
Zu denken geben auch die Zahlen über die Suizidrate von Ärztinnen. Mehrere amerikanische Studien (Ross 1973; Steppacher u. Mausner 1974; Pitts et al. 1979) ergaben, daß die Suizidrate bei Ärztinnen 3- bis 4mal höher liegt als in der weiblichen Durchschnittsbevölkerung. Unverheiratete, geschiedene und verwitwete Ärztinnen scheinen dabei besonders suizidgefährdet (Craig u. Pitts 1968). Meine eigenen Erfahrungen über die Auswirkungen des Arztberufes auf die familiären Entwicklungschancen von Frauen gehen in die gleiche Richtung. Schon bei Medizinstudentinnen zeigt sich, daß sie – sofern sie nicht mit einem Medizinstudenten befreundet sind – während des praktischen Jahres überdurchschnittlich häufig von ihren Freunden verlassen werden. Junge Ärztinnen sind sehr häufig alleinstehend und haben bei Nichtmedizinern geringere Heiratschancen. Ob sich hier angesichts der zunehmenden Zahl von Medizinerinnen – in Zürich sind gegenwärtig 50% der Studienanfänger im Fach Medizin Frauen – ein Wandel einstellen wird, bleibt abzuwarten.
Zusammenfassend läßt sich sagen, daß das Ehe- und Familienleben von Ärzten und Ärztinnen eher ein schwieriger und unerfreulicher Bereich zu sein scheint. Falls Sie an mich als Paar- und Familientherapeut die Frage stellen würden, was sich präventiv oder kurativ gegen eheliches und familiäres Unglück tun läßt, so müßte ich darauf etwa in folgender Weise antworten: Arbeiten Sie weniger, kümmern Sie sich um Ihren Ehepartner und Ihre Familie in gleicher Weise wie um Ihre Patienten und liegen Sie bei der Pflege Ihrer familiären Beziehungen nicht nur träumerisch in der Sonne, sondern ziehen Sie sich gelegentlich auch in den Schatten zurück, um dort Unkraut zu jäten und neue Pflänzchen für Ihr Ehe- und Familienglück in die Erde zu bringen.

Literatur

Buddeberg C (1986) Vom freudigen Ereignis zum ehelichen Unglück - Die Zeit nach der Geburt als familiäre Reifungskrise. In: Fervers-Schorre B, Poettgen H, Stauber M (Hrsg) Psychosomatische Probleme in der Gynäkologie und Geburtshilfe 1985. Springer, Berlin Heidelberg New York Tokyo, S 192–198

Craig G, Pitts FN (1968) Suicide by physicians. Dis Nerv Sys 29:763–772

Doherty WJ, Burge SK (1989) Divorce among physicians. Comparisons with other occupational groups. JAMA 261:2374–2377

Edwards KS (1986) The perfect medical marriage: dispelling the myths. Ohio State Med J 83:601–605

Ellis JJ, Inbody RD (1988) Psychotherapy with physicians' families: when attributes in medical practice become liabilities in family life. Am J Psychotherapy 42:380–388

Gabbard GO, Menninger RW, Coyne L (1987) Sources of conflict in the medical marriages. Am J Psychiatry 144:567–572

Gabbard GO, Menninger RW (1989) The psychology of postponement in the medical marriage. JAMA 261:2378–2381

Gerber LA (1983) Married to their careers. Career and family dilemmas in doctor's lives. Tavistock Publications, New York

Goris K, Buddeberg C (1991) Studies on the medical marriage - an overview (in press)

Krell R, Miles JE (1976) Marital therapy of couples in which the husband is a physician. Am J Psychotherapy 30:267–275

Pitts FN, Schuller AE, Rich CL, Pitts A (1979) Suicide among women physicians, 1967–1972. Am J Psychiatry 136:694–696

Ross M (1973) Suicide among physicians: A psychological study. Dis Nerv Sys 34:145–150

Steppacher R, Mausner J (1974) Suicide in male and female physicians. JAMA 228:323–328

Uhlenberg P, Cooney TM (1990) Male and female physicians: Family and career comparisons. Soc Sci Med 30:373–378

Vaillant GE, Sobowale NC, McArthur Ch (1972) Some psychologic vulnerabilities of physicians. N Engl J Med 287:372–375

Die derzeitige Situation des Frauenarztes: soziopsychologische Implikationen

B. Fervers-Schorre

Am Thema dieses Symposiumteils war mir besonders gelegen, und dies hat seine Gründe. Wer wie ich sowohl als Leiterin von Balint- und Selbsterfahrungsgruppen als auch berufspolitisch Gelegenheit hat, mit zahlreichen Kollegen ins Gespräch zu kommen, der beobachtet eine in den letzten Jahren zunehmende und, wie ich finde, besorgniserregende Entwicklung: daß sich nämlich unter der Mehrzahl der Ärzte eine Atmosphäre der Resignation, Erschöpfung und Depression breit macht, wofür die Amerikaner den, wie mir scheint, überaus treffenden Begriff des „Burn-out-Syndroms“ geprägt haben.

Nun ist es eine außerordentliche weise psychoanalytische Regel, daß jemand, der Therapeut sein will, zunächst seine eigene Problematik verstanden haben muß und eine weitere kluge Einsicht ist die, daß es dem Kind nicht besser gehen kann als der Mutter. Auf unsere Situation übertragen bedeutet das: Erschöpfte resignierte Ärzte können keine guten Therapeuten sein, und deshalb erscheint es außerordentlich wichtig, daß wir uns Gedanken über unsere eigene Situation machen.

Resignation entspringt zumeist einem Gefühl der Ohnmacht, Depression ist häufig Ausdruck einer für das Bewußtsein nicht akzeptablen und deshalb gegen das Selbst gewendeten Wut.

Was nun sind die möglichen Quellen für Ohnmachts- und schwer akzeptable Wutgefühle in unserem Berufsstand?

Eines der zentralen Probleme für unsere Arbeit ist nach meiner Einschätzung: Es wird uns die Wahrnehmung genommen und wir erhalten widersprüchliche, nicht miteinander vereinbare Mitteilungen bzw. Aufträge.

Lassen Sie mich dies näher erläutern: Zunächst an dem nach meiner Meinung nur scheinbar profanen Thema der Gebührenordnung bzw. Abrechenbarkeit unserer Leistungen, speziell der psychosamatischen Arbeit.

Die große Bedeutung psychosomatischer Zusammenhänge und ihrer Beachtung im Umgang mit Patienten ist in den letzten Jahren zunehmend ins Bewußtsein getreten – nicht zuletzt durch unsere Patienten selbst, die nicht müde wurden, die Beachtung dieser Zusammenhänge zu reklamieren. Es scheint, daß in der Frauenheilkunde der psychosomatische Zusammenhang besonders evident ist und auch für die Gynäkologen unübesehbar. Der Frauenarzt beschäftigt sich nicht nur mit den Geschlechtsorganen der Frau und so stets mit dem Zentrum ihrer Geschlechtlichkeit, das untrennbar mit der Seele verbunden ist. Darüber hinaus erscheint in sehr vielen Fällen mit der Frau als Patientin auch ihre Familie im

Sprechzimmer, in der die Frau in den allermeisten Fällen doch immer noch die Beziehungsarbeit leistet.
Wie unübersehbar der soziopsychosomatische Zusammenhang in der Gynäkologie geworden ist, zeigt auch die steigende Zahl der Mitglieder unserer Gesellschaft: von 200 im Jahre 1982 über 450 im Jahre 1985 bis auf jetzt 900 Mitglieder.
Wie sieht nun aber die Realität der psychosomatisch tätigen Gynäkologen aus? Mit der Einführung des EBM sollte der Entwicklung der Psychosomatik angeblich Rechnung getragen werden. Eine Vielzahl unterschiedlicher Gesprächsziffern wurde eingeführt – jede mit einer fein säuberlich festgelegten Legende. Damit wurde der Eindruck höchster Differenziertheit erweckt. De facto ist es aber so, daß Gesprächssituationen eben so vielfältig sind, daß die jeweilige Situation mit dieser Pseudogenauigkeit immer gerade nicht abgedeckt ist. Der Arzt gerät damit in die Lage, daß er die von ihm geforderte Pseudogenauigkeit bei der Abrechnung der Vielzahl der Gesprächssituationen gerade nicht erfüllen kann und ihm darüber hinaus bei fehlerhafter Abrechnung stets ein Verfahren wegen Abrechnungsmanipulation droht.
Damit nicht genug: Ein wohl ausgeklügeltes Ausschlußsystem verbietet im Bereich der präventiven Gynäkologie die Abrechnung jeglicher Gesprächsziffer.
Ein ebenso absurdes Beispiel aus dem Bereich der kurativen Gynäkologie ist die Tatsache, daß die Ziffer 61 (körperliche Untersuchung) neben der 850 (psychosomatische Diagnostik) nicht abrechenbar ist.
Ich will die Absurdität dieser Abrechnungsvorschriften am Beispiel der Schwangerschaft verdeutlichen. Da gibt es die Ziffer 13, eigens eingeführt zur „Erörterung körperlicher und/oder seelischer Krankheitszustände bei Sexualkonflikten, bei Sterilität oder bei Konflikten in der Schwangerschaft". Nun kommt eine Frau in der Schwangerschaft und hat in dieser Schwangerschaft einen Konflikt. Gut, denkt man, daß man diese Frau beraten kann, weil man ja weiß, eine wie wichtige präventive Wirkung die Lösung eines solchen Konfliktes z. B. zur Verhinderung von vorzeitigen Wehen oder Gestosen haben kann, und gut auch, daß man für diese oft schwierige und langwierige Aufgabe bezahlt werden soll. Aber: Neben den Ziffern 100 bis 105 (Untersuchung in der Schwangerschaft) ist die Ziffer 13 „Erörterung körperlichen und/oder seelischer Krankheitszustände bei Sexualkonflikten, bei Sterilität oder bei Konflikten in der Schwangerschaft" absurderweise nicht abrechenbar. Soll ich nun beispielweise eine Patientin mit beginnender vorzeitiger Wehentätigkeit, die offensichtlich in einer konfliktiven Situation lebt, nach Hause schicken und zu einem späteren, bei vollem Terminkalender nicht absehbaren Termin wieder einbestellen? Jeder psychosomatisch Tätige weiß, daß das Wesen des psychosomatischen Symptoms gerade darin besteht, den Konflikt im Bewußtsein zunächst nicht zulassen zu können, und daß die Kunst der Psychosomatik ja eben gerade bedeutet, in der somatischen Untersuchungssituation sozusagen beiläufig ins Gespräch über den psychischen Konflikt zu kommen. Die Gebührenordnung verlangt also entweder einen möglichen Kunstfehler zu begehen, indem ich die Patientin zu einem gesonderten Gesprächstermin wieder einbestellen muß, oder, das Gespräch zum angemessenen Zeitpunkt zu führen, dafür dann aber auf eine Bezahlung zu verzichten.
Mir scheint sich hier die Ambivalenz der Gesellschaft dem letztlich emanzipatorischen Ansatz der psychosomatischen Medizin gegenüber zu zeigen: Die unmittel-

bar Betroffenen, Patienten und Ärzte haben offenbar ein zunehmend deutliches Gefühl für die notwendige Erweiterung der Medizin um den psychosomatischen Ansatz. In verbalen Verlautbarungen scheinen auch die für die Realisierung Verantwortlichen, d. h. die Vertreter der Politik, der Berufspolitik und der Kassen diese Ansicht zu teilen. Auf der realen Ebene wird dann aber entgegen der häufig wiederholten Absicht, die sprechende Medizin zu fördern, ihre Durchführung besonders in der Gynäkologie unmöglich gemacht. Deutlicher, so meine ich, kann ein Abwehrmechanismus kaum sein.

Wer also als Arzt bereit und in der Lage ist, über die somatische Versorgung der Patienten hinaus sich auch ihrem psychosozialen Zusammenhang zu nähern, sieht sich sozusagen höhnisch um die Früchte seiner Arbeit betrogen: er wird für seine Arbeit in vielen Fällen nicht bezahlt. Zur Veranschaulichung der Situation, in die die Ärzte geraten, scheint mir der Bericht eines Traumes, den ich kürzlich bei Erich Fromm in seinem Aufsatz „Zum Gefühl der Ohnmacht" las, sehr erhellend: es ist der Traum einer Analysantin: sie hatte in einem Drugstore etwas getrunken und eine 10 Dollar Note in Zahlung gegeben. Nachdem sie ausgetrunken hatte, verlangt sie vom Kellner den Restbetrag. Er antwortet ihr, den habe er ihr doch längst gegeben und sie solle nur richtig in ihrer Tasche nachsehen. Voller Wut rennt sie auf die Straße, um einen Polizisten zu holen. Sie findet zunächst eine Polizistin, der sie die Geschichte erzählt. Diese geht auch in den Drugstore und verhandelt mit dem Kellner. Als sie zurückkommt, sagt sie der Träumerin lächelnd und überlegen, es sei ja klar, daß sie das Geld bekommen habe. Die Wut steigert sich, und sie läuft zu einem Polizisten, um ihn zu bitten, einzuschreiten. Dieser gibt sich kaum Mühe zuzuhören und antwortet ganz von oben herab, um solche Sachen könne er sich nicht kümmern. Endlich geht sie in den Drugstore zurück. Da sitzt der Kellner in einem Lehnsessel und fragt sie grinsend, ob sie sich nun endlich beruhigt hätte. Sie gerät in ohnmächtige Wut.

Im Gegensatz zu den in der Gesellschaft immer noch bestehenden Phantasien über ihre horrenden Einkommen, leben nicht wenige Ärzte, insbesondere Niedergelassene, inzwischen am Rande des wirtschaftlichen Ruins. Dennoch tun wir Ärzte uns in aller Regel immer noch einigermaßen schwer, von Geld zu reden und noch schwerer, eine angemessene Entlohnung unserer Arbeit zu verlangen. So kann auch der Geschäftsführer des AOK-Landesverbandes Westfalen-Lippe Nadolny abwertend davon sprechen, daß der Arzt immer mehr zum Homo oeconomicus wird. Andererseits muß der Arzt sich vom Vorsitzenden der KBV, Herrn Oesingmann, sagen lassen: „Der Kassenarzt hat erkennen müssen, seine Praxis als das anzusehen und zu führen, was sie ist: als Wirtschaftsunternehmen. Ob er sich hierzu bereits während des Studiums betriebswirtschaftliche Kenntnisse aneignen muß oder sich später betriebswirtschaftlicher Beratung bedient, bleibt zunächst offen."

Das heißt, einerseits werden die Ärzte aufgefordert, ein Wirtschaftsunternehmen mit allen für sie damit verbundenen Risiken zu führen, andererseits aber wird ihnen die moralische Legitimation dafür entzogen.

Ein weiteres schwerwiegendes Problem scheint mir in der Unvereinbarkeit ärztlicher, juristischer und kassenarztrechtlicher Ansprüche zu liegen. Ich will das näher erläutern: Zunächst hat ein sozialpsychologischer Prozeß der Entwertung der Ärzte stattgefunden. Viele Jahre wurden die Ärzte unrealistisch idealisiert und haben sich an dieser Idealisierung nur zu gerne beteiligt, denn es ist ja angenehm, sich als großer, potenter Retter und Heiler zu fühlen. Die Schwester der Idealisierung aber ist die Entwertung und dieser Entwertungsprozeß der Ärzte, der ebenso unrealistisch ist wie die Idealisierung, läuft stufenweise ab. Zuerst war es der Arzt als Beutelschneider, jetzt ist es der Arzt als Betrüger und der Arzt als professionell untauglich, als fehlerhaft Behandelnder. Dabei trifft der Vorwurf des Betrügens eher die niedergelassenen Ärzte, während die Klinikärzte sich eher mit dem Vorwurf, Kunstfehler begangen zu haben, konfrontiert sehen. Dies führt auf beiden Seiten zu einer tiefgreifenden Störung der Arzt-Patient-Beziehung. Eine Artz-Patient-Beziehung, in der der Arzt es sich leisten könnte, sich nur von den Bedürfnissen, Wünschen und Fähigkeiten der Patienten lenken zu lassen, muß spätestens jetzt verlassen werden. Rigoros und unnachgiebig kommen für den Arzt juristische und gesellschaftliche Notwendigkeiten hinzu, die dem so notwendigen Vertrauen zwischen Arzt und Patient immer abträglich sein müssen.

Zwei Faktoren scheinen mir dabei besonders wesentlich:

1) der sozialpsychologische einer zunehmenden narzißtischen Strukturierung der Gesellschaft,
2) der damit verbundene einer zunehmenden Neigung zur Kontrolle und formaljuristischer Regelungen menschlicher Beziehungen.

Die narzißtische Struktur unserer Gesellschaft wird meines Erachtens im Gesundheitssystem bzw. in der Arzt-Patient-Beziehung an folgenden Punkten, die selbstverständlich immer nur verallgemeinert sein können, deutlich: Weit verbreitet bestehen unrealistische riesige Ansprüche und Erwartungen an ebenso unrealistisch idealisierte Ärzte und Technologien. Alles soll machbar sein, jeder Anspruch befriedigt werden. Mit diesen Ansprüchen einher geht eine große persönliche Kränkbarkeit, die den Abwehrmechanismus der Projektion nötig macht, d. h. beispielsweise persönliche Krankheit oder ein behindertes Kind sollen nicht länger persönliches Schicksal sein, das es zu akzeptieren und trauernd zu verarbeiten gilt, sondern die Verantwortung, die „Schuld" dafür wird nach außen verlagert und eine Wiedergutmachung verlangt. So wird verständlich, daß die Patienten zunehmend dazu neigen, nach einer Operation oder Geburt den behandelnden Arzt zu verklagen.
Selbstverständlich will ich damit nicht sagen, daß jeder unkontrolliert tun und lassen soll, was er will, sehr wohl aber will ich auf die große Gefahr dieser Form der projektiven Abwehr für die Arzt-Patient-Beziehung und eben auch für die Psychosomatik hinweisen.
Sie alle kennen die unselige Entwicklung in den USA, wo die Patientinnen kaum noch einen Geburtshelfer finden, weil verständlicherweise niemand mehr bereit und in der Lage ist, die horrenden Versicherungssummen zu zahlen. Es scheint mir eine geradezu groteske Situation, daß eine bestimmte Berufsgruppe der Gesellschaft ihr noch so hohes Können nicht mehr zur Verfügung stellen kann, weil von ihr unter den realen Möglichkeiten von Menschen nicht erreichbarer absolut fehlerloser Perfektionismus velangt wird.
Deutsche Kassenärzte geraten erneut in einen unlösbaren Konflikt widersprüchlicher Forderungen: Nach dem Kassenarztrecht sind sie gesetzlich verpflichtet, den

Patienten nach der Maßgabe des Notwendigen, Zweckmäßigen, Ausreichenden und der Wirtschaftlichkeit zu behandeln. Das heißt, sie sind gehalten, möglichst sparsam bzw. wirtschaftlich zu arbeiten. Aus juristischer Sicht aber müssen sie im Interesse des Patienten alle nur möglichen Untersuchungen durchführen. Richten sie sich also nach dem Kassenarztrecht, setzen sie sich für einen eventuellen Kunstfehlerprozeß dem möglichen Vorwurf der Fahrlässigkeit aus, vice versa dem der Unwirtschaftlichkeit. Sie mögen sich also drehen wie sie wollen, die Schuld ist allemal auf ihrer Seite.

Die Reihe der konflikthaften Beispiele für die derzeitige Situation des Arztes ließe sich noch weiter fortführen. Ich erwähne nur das Problem des Patientengeheimnisses, das uns Gynäkologen besonders angeht im Zusammenhang mit der zur Abrechnung geforderten Diagnose auf Krankenschein und der Dokumentationspflicht. Mir kam es darauf an, an einigen Beispielen, die nach meiner Ansicht für die Arbeit des Arztes, insbesondere des psychosomatisch orientierten, unzumutbare Situation darzustellen. Ich möchte es noch einmal zusammenfassen: Einerseits besteht zunächst die Erkenntnis, daß psychosomatische Zusammenhänge nicht nur existieren, sondern eine zentrale Rolle bei der Entstehung von Symptomen haben. Daraus folgt der legitime Anspruch der Patienten auf Beachtung dieser Zusammenhänge. Auf der anderen Seite bestehen insbesondere für Klinikärzte zunehmend Zwänge zur juristischen Absicherung bei gnadenlosem Haftrecht und für die niedergelassenen Ärzte die Bedrohung der ökonomischen Existenz durch Verunmmöglichung der Abrechnung trotz gegenteiliger Beteuerungen.

Die Ärzte geraten also in einen unlösbaren Konflikt: Verhalten sie sich patientenorientiert, droht ihnen entweder der ökonomische Ruin oder der Kunstfehlerprozeß und vice versa. Das heißt, es werden von uns gleichzeitig Dinge verlangt, die sich gegenseitig ausschließen, was nichts anderes bedeutet, als daß der Satz des Widerspruchs nicht mehr gelten soll. Das Außerkraftsetzen vom Satz des Widerspruchs im Denkprozeß gibt es aber nur im Kleinkindalter, im Traum und bei schweren psychischen Erkrankungen, wie der Schizophrenie. In der Psychiatrieforschung ist bekannt, daß widersprüchliche Mitteilungen geeignet sind, einem Individuum die angemessene Wahrnehmung der Realität zu nehmen und es handlungsunfähig zu machen. Eben das, so scheint mir, geschieht mit uns.

Desorientiert, verunsichert und ohne eine angemessene Einschätzung der für unsere Arbeit bedrohlichen Realität stehen wir und lassen widerstandslos alles mit uns geschehen.

Nach meiner Meinung wäre es aber unsere Aufgabe, sowohl im Interesse unserer Patienten als auch in unserem legitimen eigenen Interesse, diese lähmende Hemmung aufzugeben. Die Frage ist, woher sie rührt. Erlauben Sie mir dazu noch einige Gedanken.

Arzt wird in der Regel, wer sich mehr für den individuellen Menschen als für den Menschen als gesellschaftliches Wesen interessiert, wer anderen helfen möchte, wer Kranke heilen will, wer aber damit auch eine relativ unangefochtene Position oben über den schwächeren Patienten haben möchte, wer nicht primär darauf aus ist, kämpferisch, streitend rivalisierend mit Gleichstarken umzugehen, wie etwa ein Anwalt oder ein Ökonom, sondern eben helfend mit Schwächeren. Dies gilt für Gynäkologen, die nur Frauen als Patienten haben und so die rivalisierende Begegnung mit Männern meiden, möglicherweise noch besonders.

Hinzu kommt, daß wir unsererseits ein hohes Selbstideal haben, daß wir auch die höchsten Ansprüche, mit denen Patienten uns begegnen, für legitim und angemessen halten, d. h. daß wir auch selber dazu neigen, uns zu idealisieren, hohes Ethos zu verlangen und eine Abweichung davon sehr schuldhaft erleben. Daß wir uns mit dem negativen Bild, das täglich von uns gemalt wird, ganz oder teilweise identifizieren, bis wir uns selbst als kontrollbedürftig und unangemessen viel verdienend erleben.

Wer sich einem Ideal verpflichtet fühlt und es nicht erfüllt, dessen Selbstwergefühl sinkt, wer sich schuldig fühlt, ist leicht zu manipulieren und seine Angstgefühle sind schnell mobilisiert. Dies genau scheint mir für viele von uns zu gelten.

Wenn wir nun ernstnehmen, daß bewußte oder unbewußte Schuldgefühle, idealisierende Ansprüche an das eigene Tun und Angst wesentliche Faktoren der Lähmung für uns sind, so sollten wir Strategien entwickeln, um dies zu mindern. Wir sollten mit dafür sorgen, daß wir unsere verantwortungsvolle und anstrengende Arbeit im Sinne unserer Patientinnen ohne dauernde Bedrohung durch KV, Krankenkassen und Staatsanwalt in Ruhe und mit der angemessenen Achtung weiterführen können.

Lassen Sie mich schließen mit einem Wort von Chamfort: „Beinahe alle Menschen sind Sklaven aus dem Grunde, den die Spartaner für die Knechtschaft der Perser fanden: Sie können das Wörtchen ‚Nein' nicht aussprechen."

Wir müssen Nein sagen zu dieser Entwicklung.

Wenn uns an der Psychosomatik liegt, müssen wir dafür sorgen, daß ihre Realisierung möglich ist. Wir sollten nicht den Fehler machen zu hoffen, daß andere, das heißt Funktionäre, Politiker oder Geldgeber diese Arbeit in unserem und unserer Patienten Sinne leisten.

Theoretische Grundlagen psychosomatischen Handelns

Probleme der Psychodiagnostik in der Gynäkologie und Geburtshilfe

E. Brähler

Einleitung

Über psychodiagnostische Verfahren gibt es eine ausreichende Anzahl von Publikationen, die allgemein das Themengebiet behandeln (vgl. z. B. Groffmann u. Michel 1982a und b; Wewetzer 1979; Minsel u. Scheller 1983; Schmidt 1975; Fisseni 1990; Brickenkamp 1975 und 1983; Hiltmann 1977). Auch über den Einsatz psychodiagnostischer Methoden in der Medizin liegen etliche Übersichtsarbeiten vor; in den meisten Lehrbüchern der Medizinischen und Klinischen Psychologie wird ein Überblick gegeben (vgl. z. B. Schmidt 1984a und b; Pöppel u. Bullinger 1990; Rosemeier 1987; v. Kerekjarto 1976; Wittling 1980).
Über Psychodiagnostik in der psychosomatischen Medizin finden sich auch vereinzelt Arbeiten (z. B. Zenz 1983; Hehl 1979; Wottawa 1979; Zielke 1982; Bartuschka 1986; Guthke 1988; Thomas u. Schonecke 1990); speziell über Psychodiagnostik in der psychosamatischen Geburtshilfe und Gynäkologie liegen kaum methodische Arbeiten vor. Themen der Psychodiagnostik werden jedoch auch in der psychosamatischen Gynäkologie und Geburtshilfe des öfteren behandelt. Dies ist auch notwendig, denn die psychologischen Probleme und die psychodynamischen Komponenten sind wohl in keinem medizinischen Fachgebiet stärker zu berücksichtigen als in der alltäglichen Tätigkeit des Frauenarztes. Die Deutsche Gesellschaft für Psychosamatische Geburtshilfe und Gynäkologie hat nicht zufällig wesentlich mehr Mitglieder als das Deutsche Kollegium für Psychosamatische Medizin.
Eine Untersuchung zur Anwendung des Gießen-Testes (GT) ergab, daß von den rund 1000 Arbeiten, in denen der GT Verwendung fand, fast 200 aus dem Bereich der Gynäkologie und Geburtshilfe stammen (Brähler 1991).
Der Bedarf an Psychodiagnostik ist auch für viele psychosomatisch interessierte Gynäkologen ein großes Bedürfnis, das aus der täglichen Arbeit erwächst. Dies scheint die Gefahr zu beinhalten, daß psychodiagnostische Methoden oft auch zu unbesehen eingesetzt werden, ohne Reflektion, daß diese Verfahren vielleicht für eine bestimmte Situation nicht unbedingt adäquat sind.
Dies vermute ich als Motiv hinter der Bitte der Herausgeber, daß ich hier Anregungen geben soll, „etwas methodenbewußter zu werden:

1) hinsichtlich der wissenschaftlichen Empirie,
2) hinsichtlich der Verifikation psychosamatischer Zusammenhänge in der konkreten Arbeit mit den Patientinnen in der Sprechstunde.

Auf welchen Wegen etwa kann der Frauenarzt, nachdem körperliche Begründungen für ein Beschwerdebild ausgeschlossen sind, über die lapidare Feststellung ‚es ist wohl psychisch' hinausgelangen zu präziseren Befunden? Es besteht Anlaß, etwas gegen Denkstereotypen zu tun, die dazu verleiten, im Schwangerschaftserbrechen ohne nähere Beweisführung automatisch kindsfeindliche Impulse zu sehen oder in einer Blasensymptomatik undifferenziert immer eine Ehrgeizproblematik sehen zu wollen."
Zenz (1983) schreibt zu diesem Themenfeld: „Tatsächlich pflegen aber alle Menschen und insbesondere Laien ihre Mitmenschen bei vielen Gelegenheiten in ihre eigene Privatpsychologie einzuordnen. Die Attributionsforschung hat nun hinlänglich bewiesen, daß sich die Fachleute des psychosozialen Bereiches hinsichtlich ihrer Attributionspraxis von Laien gar nicht sonderlich unterscheiden und u. U. in die gleichen Beurteilungsfehler verfallen wie Laien."

Zenz (1983) beschreibt 2 große Fehlerbereiche:

1) Das nur auf einem subjektiven Eindruck basierende Urteil, das sog. „clinical judgement", erwies sich als unzuverlässiger, unscharfer und ungenauer als das klinische Urteil, das sich aus einem diagnostischen Verfahren, einem Test, ableiten läßt.
2) Im klinischen Feld unterliegen die tatsächlichen Attributionen sehr leicht Störungen, die vom Feld selbst ausgehen und das ursprünglich korrekte Urteil in einem kaum nachvollziehbaren Ausmaß verzerren.

In dieser Situation sind sicherlich psychodiagnostische Instrumente, die ein Mindestmaß an Gütekriterien erfüllen, ein geeignetes Hilfsmittel.

Hehl (1979) beschreibt in Anlehnung an Gutjahr (1972) die Vorteile des Testens nicht nur in der Psychosomatik:

- Messungen erlauben exaktere Beschreibungen von Merkmalen.
- Durch Messungen werden wir zur Bestimmtheit und Exaktheit in unseren Verfahrensweisen und unserem Denken gezwungen.
- Meßdaten erlauben die Zusammenfassung von Untersuchungsergebnissen in sinnvoller Form. Die relative Position eines einzelnen Patienten zu einer bestimmten Patientengruppe läßt sich exakt beschreiben.
- Durch Messung wird eine umfassende Anwendung der Begriffe und Modelle der Mathematik möglich.
- Messungen erlauben die Ableitung allgemeiner Schlußfolgerungen und die Formulierung exakter funktionaler Beziehungen.
- Sie ermöglichen die Analyse statischer und dynamischer Strukturen.
- Bei Messungen lassen sich präzise Kriterien für die Objektivität, Zuverlässigkeit (Reliabilität) und Gültigkeit (Validität) der Daten geben.
- Messungen machen präzise Voraussagen möglich, deren Treffsicherheit überprüfbar ist.

So verlockend die Möglichkeit erscheint, die naturwissenschaftliche Denkweise auch auf den Bereich der Psyche auszudehen und eine objektive, zuverlässige und aussagekräftige Befundlage mittels geeigneter Instrumente zu erreichen, so darf

doch nicht vergessen werden, daß auch die Psychodiagnostik ebenso viele Probleme aufwerfen kann wie die medizinische Diagnostik.
Im folgenden wird zunächst eine Übersicht gegeben über die Psychodiagnostik im Bereich der Gynäkologie und Geburtshilfe für unterschiedliche Patientengruppen und Zielsetzungen. Dann werden spezifische Probleme der Psychodiagnostik in der Gynäkologie beschrieben, anschließend wird auf Probleme der empirischen Forschung eingegangen und daraus Forderungen an die Forschung abgeleitet und schließlich einige Ratschläge für den klinischen Praktiker gegeben.

Verfahren, Anwendungsgebiete und Ziele der Psychodiagnostik in der Gynäkologie und Geburtshilfe

Die wichtigsten Anwendungsgebiete der Psychodiagnostik in der Gynäkologie und Geburtshilfe sind:

- Psychosomatische Störungen oder Krankheiten.
- Somatopsychische Folgen von Operationen und anderen ärztlichen Maßnahmen.
- Somatopsychische Begleiterscheinungen von chronischen Erkrankungen.
- Akute medizinische Belastungssituationen (z. B. Operative Eingriffe, Pränataldiagnostik, Schwangerschaftsabbruch).
- Schwangerschafts- und Geburtsvorbereitung.
- Beratung (z. B. Verhütung, Schwangerschaftskonflikt, Sexualberatung).
- Behandlungs- und Therapieverlauf.

Neben der klassischen psychosomatischen Ursachenforschung haben sich die Anwendungsgebiete wesentlich erweitert. Dementsprechend können auch die Ziele der Psychodiagnostik sehr vielfältig sein.

Die Psychodiagnostik kann Hilfsmittel sein für die

- Differentialdiagnose,
- Indikation zu psychotherapeutischen Maßnahmen,
- Indikation für Rehabilitationsmaßnahmen,
- Beratung und Aufklärung,
- Evaluation von Behandlungsmaßnahmen,
- Entscheidung über ärztliche Maßnahmen,
- Ermittlung psychosozialer Risikofaktoren,
- Indikation von Maßnahmen zur Angstreduktion bzw. Streßprophylaxe,
- sekundäre und tertiäre Prävention.

Breit aufgefächert zeigen sich die psychodiagnostischen Verfahren, die für den Einsatz in der Gynäkologie und Geburtshilfe geeignet scheinen bzw. verwendet werden, wobei die nachfolgende Aufstellung sicherlich unvollständig ist:

- Exploration und Anamnese (vgl. Schmidt u. Keßler 1976),
- Biographische Diagnostik, Life-event-Listen (vgl. Keßler 1982; Guthke 1986; Siegrist 1980),

- Interview (vgl. Wiedemann 1990),
- Tagebuchaufzeichnungen (z. B. Strauß u. Appelt 1985),
- Beschwerdelisten (z. B. Brähler u. Scheer 1983),
- Fragebögen zum Körpererleben (z. B. Strauß u. Appelt 1986),
- Fragebögen zum Unterleibserleben (z. B. Obermann 1990),
- Fragebögen zum Schwangerschaftserleben (z. B. Lukesch u. Lukesch 1976),
- Fragebögen zum Menstruationserleben (z. B. Saupe 1987; Strauß et al. 1987)
- Fragebögen zu Laientheorie, subjektiver Krankheitstheorie, Kontrollüberzeugung (vgl. Bischoff u. Zenz 1989; Krampen 1989),
- Fragebögen zu Krankheitsverarbeitung, Coping, Abwehr, Bewältigung (vgl. Rüger et al. 1990; Muthny u. Beutel 1991),
- Fragebögen zur Lebensqualität (vgl. z. B. Bullinger 1989),
- Stimmungsfragebögen (z. B Hecheltjen u. Mertesdorf 1973),
- Paardiagnostik (z. B. Brähler u. Brähler 1988),
- Familiendiagnostik (z. B. Cierpka 1988; Baumgärtel 1983; Hank et al. 1990),
- Persönliche Konstrukte (vgl. Scheer 1991),
- Selbstkonzeptfragebögen (z. B. Gießen-Test; Beckmann et al. 1991),
- Fragebögen zu psychosomatischem oder psychischem Befund (z. B. Koch 1981; Rudolf 1981),
- Therapiebegleitfragebögen (vgl. Zielke 1982),
- Objektive Persönlichkeitstests (vgl. Schmidt 1975; Häcker 1982),
- Interaktionsdiagnostik, Verhaltensbeobachtung, Verhaltensbeschreibung (vgl. Groffmann u. Michel 1983),
- Projektive Verfahren (vgl. z. B. Spitznagel 1982),
- Subjektive Persönlichkeitstests (vgl. Mittenecker 1982).

Spezifische Probleme der Psychodiagnostik in der Gynäkologie und Geburtshilfe

Obgleich die psychodiagnostischen Verfahren in der Gynäkologie und Geburtshilfe teilweise auch in anderen Bereichen verwendet werden und die Einsatzgebiete der Testverfahren auch Analogien zu anderen Bereichen zeigen, so gibt es jedoch eine ganze Reihe spezifischer Probleme der Psychodiagnostik in der Gynäkologie und Geburtshilfe, von denen einige im folgenden angesprochen werden sollen.

Subjektives Befinden – objektiver Befund

Psychodiagnostische Hilfsmittel werden meist dann zu Rate gezogen, wenn sich ein Beschwerdebild oder ein Erkrankungsbild nicht an einem faßbaren organischen Befund festmachen läßt. Dabei wird die Psychodiagnostik als eine Fortsetzung der medizinischen Labordiagnostik mit psychologischen Mitteln gesehen. „Gießen-Test“ oder „Freiburger Persönlichkeitsinventar“ stehen dann neben mikrobiellem oder bakteriologischem Befund. Sie werden dann zu Rate gezogen, wenn sich die Laborbefunde nicht zur Erklärung der Erkrankung heranziehen lassen. Für Patienten und v. a. für Patientinnen mit Beschwerden, die mit keinem organischen Befund korrespondieren, hat man eine Vielzahl von Krankheitsbegriffen erfunden, von der „Neurasthenie" über „vegetative Labilität" bis zum „Neurotizismus". Netter (1981) hat ohne Anspruch auf Vollständigkeit allein für diesen Bereich 23 verschiedene Bezeichnungen aufgelistet. Diese Bezeichnungen sind das Ergebnis von Bemühungen ärztlicherseits, den von einem Krankheitsgefühl Betroffenen einen Namen für ihre Krankheit zu geben, deren Ursachen auf der Organebene nicht gefunden werden konnten. Dies stellt schon einen Fortschritt gegenüber den früher verwandten abwertenden Bezeichnungen wie „Simulantin" oder „Hypochonder" etc. dar.

Die gleiche Flucht in einen Begriffsapparat, der das bisherige organmedizinische Nichtwissen kaschiert und den Patientinnen zu einem „anständigen" Krankheitsbild verhilft, gehören z. B. Begriffe wie „idiopathische Sterilität", „Mastodynie", „Dysmenorrhoe" oder ähnliches.

Der Einsatz von psychodiagnostischen Hilfsmitteln beim Nichtvorliegen eines organischen Befundes ist durchaus sinnvoll, doch dieses Vorgehen nach Ausschlußdiagnostik hat auch gefährliche Konsequenzen. Zum einen verletzt es die ganzheitliche Betrachtungsweise und führt zu einer künstlichen Dichotomie zwischen organisch versus psychogen verursacht und führt zu einer Abkehr von der psychosomatischen Betrachtungsweise hin zu einem psychosomatischen Spezialistentum für psychogene Störungen oder Krankheiten.

In diesem Feld sind 2 Hypothesen zu erwägen:

1) Es kann so sein, daß psychogene Faktoren oder Umweltmerkmale bei den Patienten stärker wirksam waren, bei denen es sogar zu einer organisch faßbaren Störung kam. Versuche in der Urologie nachzuweisen, daß Patienten mit chronischer Prostatitis mit Erregernachweis weniger psychodynamisch auffällig seien als Patienten ohne diesen Nachweis, haben sich als trügerisch erwiesen. Ganz im Gegenteil, es gibt Indizien dafür, daß die Patienten mit einer organisch faßbaren Störung psychodynamisch eher auffälliger sind.
2) Dies könnte auch seine Ursache darin haben, daß es sich bereits um somatopsychische Auswirkungen einer Erkrankung handelt (vgl. Brähler u. Weidner 1986).
   Dies wird als Hypothese auch z. B. beim Fluor vaginalis zu bedenken sein (vgl. dazu Lohs 1988).

Hieraus ergibt sich als Folgerung, dem subjektiven Körpererleben der Patientinnen als konstituirendem Element des Gefühls von Gesundheit und Krankheit mehr Gewicht als bisher beizumessen und den objektiven Befund nicht zum alleinigen Maßstab zu machen in der ärztlichen Bewertung von Gesundheit und Krankheit.

Individualdiagnostik, Paardiagnostik, Familiendiagnostik

Besonders in der Gynäkologie und Geburtshilfe spielt die Paarbeziehung und die Familiendynamik eine große Rolle. Für viele Bereiche ist dies unmittelbar

einsichtig, denkt man an Probleme der Sterilität und sexuelle Funktionsstörungen, an das Problem von Sterilisierung und Refertilisierung, Fluor vaginalis, Unterleibsstörungen, Störungen des Schwangerschaftsverlaufes etc.
Bei vielen chronischen Erkrankungen, v. a. solchen, die mit einer dauernden Beschädigung des Körpers verbunden sind, wird der Partner und die Paarbeziehung zu einer sehr wichtigen Bezugsgröße. Von daher muß Psychodiagnostik über die Individualdiagnostik hinausgehen, wenn sie nicht zu kurz greifen soll. Ob dies in der Form einer erweiterten Familien- und Beziehungsanamnese erfolgt, oder in Form der Einbeziehung des Partners in eine Paardiagnostik, ist im Einzelfall zu prüfen, für Forschungsfragestellungen jedoch unerläßlich.
Vielleicht ergibt sich über diesen Umweg auch eine größere Verbreitung familienmedizinischer Ansätze der Versorgung.

Sexualität und Psychodiagnostik

In keinem anderen medizinischen Fachgebiet spielt die Sexualität eine so große Rolle wie in der Frauenheilkunde. Viele Störungen sind unmittelbar oder indirekt mit der Sexualität der Patientinnen verknüpft. Andererseits gibt es kein Gebiet, das sich so beharrlich sperrt gegen die Ausforschung durch die Psychodiagnostik wie die Sexualität. Das hat zur Folge, daß sich dabei sehr schwerwiegende Probleme ergeben können, die die Aussagekraft von psychodiagnostischen Ergebnissen stark mindern können.
Direkte Fragen z. B. nach Art und Häufigkeit des Geschlechtsverkehrs erzwingen Antworten, die nur bedingt aussagekräftig sind oder sie führen zur Antwortverweigerung.
Beim Mannheimer Kohortenprojekt gaben 388 von 600 Personen keine Auskunft nach Art der sexuellen Betätigung während der letzten 12 Monate, häufig wohl auch deshalb, weil der Interviewer vor der entsprechenden Frage zurückscheute (Tress et al. 1988).
Von 212 Personen, die antworteten, gaben 77% den Koitus als Form der sexuellen Betätigung an, 7% der Männer onanierten im Gegensatz zu 0% der Frauen.
Es sei jedoch noch ein anderes Beispiel erwähnt:
Vergleicht man Umfragen zum Gebrauch von Verhütungsmitteln bei Frauen, aber auch bei Männern, so zeigen sich bei zeitlich gleichzeitig durchgeführten Untersuchungen sehr große Differenzen. So schwankte die Angabe des Nichtgebrauches von Verhütungsmitteln bei Frauen zwischen 4 und 19% bei ähnlichen Befragungen in sehr großen Stichproben (Strauß u. Barth 1988).
Je direkter die Fragen werden, desto falscher werden die Antworten. Dies hat Konsequenzen in der Richtung, daß man in diesem Bereich sehr sensibel vorgehen muß, daß man seine Neugier zügeln muß und daß man über oberflächliche Aspekte hinausgehende Erkenntnisse nur in einer vertrauensvollen Beziehung erfragen kann. Zu den sowohl für Ärzte als auch Patientinnen sehr heiklen Bereich der Sexualität sind behutsame Befragungstechniken zu entwickeln.

Arzt-Patientinnen-Beziehung

In der Gynäkologie und Geburtsheilkunde handelt es sich meistens um Arzt-Patientinnen-Beziehungen. Für diese gilt genauso wie für die Ärztinnen-Patientinnen-Beziehung, daß Intimität und Vertrauen zentrale Bestandteile sind und auch die Psychodiagnostik sehr beeinflussen. Es gibt Indizien dafür, daß es speziell in der Gynäkologie Tendenzen gibt von seiten der Patientinnen, sich sozial erwünscht darzustellen. Dies ist bei der Interpretation von Testergebnissen im Auge zu behalten, denn erst dann, wenn eine ausreichende Vertrauensbasis zwischen Arzt und Patientin vorhanden ist, kann auch das Testergebnis real sein.
Die Psychodiagnostik muß ein integrierter Bestandteil der Arzt-Patientinnen-Beziehung sein und sollte eine Art Fortsetzung des ärztlichen Gespräches mit anderen Mitteln sein (vgl. Richter 1979).
Die Ergebnisse der Psychodiagnostik sollten den Patientinnen möglichst mitgeteilt und mit ihm besprochen werden. Dies kann zu einer partnerschaftlichen Arzt-Patientinnen-Beziehung beitragen.

Mangelnde Adäquatheit der psychodiagnostischen Methoden

Der unreflektierte Technologietransfer aus der differentiellen Psychologie in bestimmte Felder der Medizin kann sehr problematisch sein. Instrumente und Methoden für ganz andere Einsatzgebiete entwickelt, können durch ihre unreflektierte Verwendung den Blick verstellen auf die Notwendigkeit der Entwicklung situationsadäquater psychodiagnostischer Verfahren.
Es besteht dabei die Gefahr, daß psychodiagnostische Verfahren rezeptartig verwendet werden. Dies kann dazu führen, daß der Gynäkologe sich sehr evaluierter Verfahren bedient, deren Kontext er gar nicht verstehen kann, weil dieser nicht seinem Tätitgkeitsfeld entspricht. Diese Gefahr ist geringer, wenn die psychodiagnostischen Instrumente in dem Tätigkeitsfeld entwickelt werden. Dies setzt aber eine bessere Schulung voraus oder eine engere Kooperation mit Psychologen.

Probleme der empirischen Psychosomatik

Im folgenden werden einige Probleme der empirischen Psychosomatik behandelt, die auch besonders für die Gynäkologie und Geburtshilfe von Bedeutung sind:

- das Kausalitätsproblem,
- das Homogenitätsproblem,
- das Spezifitätsproblem,
- das Selektionsproblem.

Das Kausalitätsproblem

Gemessen wird meistens erst dann, wenn das „Kind in den Brunnen gefallen ist". Die nach dem Auftreten der Erkrankung gemessenen Persönlichkeitseigenschaften werden dann als Ursache für die Erkrankung benannt. Stillschweigend wird davon ausgegangen, daß diese Eigenschaften stets unverändert der Person eigen gewesen seien, doch dies ist lediglich eine Vermutung. Es ist durchaus denkbar, daß Erkrankungen sich auch somatopsychisch niederschlagen. Bei Mammakarzinomerkrankungen hat man des öfteren eine erhöhte Depressivität festgestellt, doch ist nicht zu entscheiden, ob diese Depressivität nicht eine Folge der Erkrankung ist. Zu klären wäre dies nur in großen prospektiven Studien, wobei fraglich ist, ob bei der Vielzahl der zu kontrollierenden Faktoren diese methodisch einwandfrei durchzuführen wären.

Das Homogenitätsproblem

Es ist sehr beliebt, für bestimmte Patientengruppen oder Krankheitsbilder ein Testprofil zu erstellen, das mit einer Normpopulation verglichen werden kann und man dann signifikante Abweichungen dazu benutzt, das Charakteristikum dieser Patientinnengruppe herauszuarbeiten. Betrachtet man z. B. das Mittelwertprofil von Paaren mit Sexualstörungen, so sieht man, daß die Frauen in dieser Stichprobe sehr dominant, sehr depressiv und sehr retentiv sind. Betrachtet man jedoch die einzelnen Paare, so wird man feststellen, daß kein einziges diesem Profil entspricht, da sich hinter diesem Mittelwert eine Vielzahl von Untergruppen verbirgt, die sehr verschieden sind (vgl. Brähler et al. 1991).
Aus diesem Beispiel wird deutlich, daß Homogenitätsannahmen sehr fraglich sind und daß man sich v. a. bei komplexen Testprofilen davon überzeugen sollte, daß die Untersuchungspopulation genügend homogen ist, weil sonst ein Rückschluß der Gesamtpopulation auf den einzelnen nicht legitim ist. Gesamtpopulationsbetrachtungen haben dann nur noch den Sinn, zentrale Tendenzen in der Gesamtstichprobe zu ermitteln.

Das Spezifitätsproblem

Die Spezifitätsproblematik wird in der Psychosomatik und in der Familientherapie immer wieder erörtert (vgl. Cierpka 1989; Thomä 1980; Meyer 1984; Stern 1952; Putzke u. Brähler 1991).
Mit der Zunahme von Erkrankungen, die man als psychogen mitbedingt betrachtet, wird es immer schwieriger, genügend voneinander abgrenzbare Persönlichkeitsbilder oder Familienkonstellationen auszumachen. Wie Buddeberg et al. (1986) festgestellt haben, entsprechen die Merkmale, die Wirsching et al. (1981) als typisch für Familien mit einem an Krebs erkrankten Mitglied zeigen, weitgehend den von Minuchin et al. (1978) beschriebenen Beziehungsmustern „psychosomatischer Familien". Wir haben in unserer eigenen Metauntersuchung mit dem Gießen-Test festgestellt, daß es zwar typische Paarkonstellationen und

Selbstkonzeptprofile gibt, die bei verschiedenen Erkrankungen mehr oder minder häufig sind, daß es eine partielle Spezifität geben mag in dem Sinne, daß es z. B. verschiedene typische Paarbeziehungsmuster nach einem Mammakarzinom gibt, die zwar nicht bei neurotischen Paarkonflikten auftreten, jedoch bei vielen anderen Erkrankungen eines Familienmitgliedes (Brähler u. Brähler 1988).

Das Selektionsproblem

Das Selektionsproblem glaubt man meistens durch die Sorgfalt bei der Kontrolle von Störvariablen in den Griff zu bekommen. Meist liegen jedoch in der empirischen Psychosomatik keine experimentellen Untersuchungen vor, sondern man muß sich auf Beobachtungen der Klientel klinischer Institutionen stützen. Dadurch können massive Selektionsmechanismen wirksam werden, die einer Verallgemeinerung von Ergebnissen im Wege stehen können. Als Beispiel sei erwähnt, daß in früheren Untersuchungen immer wieder gezeigt wurde, daß Personen mit niedrigem Bildungsgrad mehr körperlich somatisieren und daher mehr Körperbeschwerden zeigen als Personen mit höherem Bildungsgrad. Dies hat in der Alexithymiedebatte immer eine große Rolle gespielt.

Wie wir jedoch zeigen konnten, gibt es in der Allgemeinbevölkerung keinen Unterschied in der Anzahl der Körperbeschwerden von Personen mit niedrigem und hohem Bildungsgrad (Brähler et al. 1977). Die früheren Befunde sind dadurch zustandegekommen, daß meistens Personen in klinischen Institutionen befragt wurden. Psychosomatische Kliniken oder andere Institutionen werden erst dann aufgesucht von Personen mit niedrigem Bildungsgrad, wenn sie ein hohes Ausmaß an Körperbeschwerden haben, während Personen mit höherem Bildungsgrad bereits früher eine psychotherapeutische Hilfe suchen, z. B. werden Lehrer oder Akademiker früher eine psychotherapeutische Institution aufsuchen.

Ein ähnliches Selektionsproblem vermuten wir bei dem Ergebnis unserer Befragung über Körperbeschwerden, daß es offensichtlich keine Häufung klimakterischer Beschwerden der normalen Frauen in der Bevölkerung in dem Ausmaß gibt, wie diese in klinischen Untersuchungen oft beschrieben wird (Brähler u. Brähler 1991).

Forderungen an die empirische Forschung

Aus den bisherigen Überlegungen ergeben sich u. a. folgende Forderungen an die empirische Forschung in der psychosomatischen Gynäkologie und Geburtshilfe:

1) Das Konzept der Ausschlußdiagnose sollte aufgegeben werden zugunsten einer ganzheitlichen Betrachtungsweise, d. h. der Einsatz psychodiagnostischer Instrumente sollte dann selbstverständlich werden, falls psychische Mitbeteiligung und somatische Auswirkungen bei Erkrankungen eine Rolle spielen könnten. Dies ist bis zum Beweis des Gegenteiles immer dann anzunehmen, wenn gleiche Symptome mit und ohne organischen Befund auftreten können.

2) Die nomothetische Betrachtungsweise ist zugungsten einer eher typologischen Betrachtungsweise einzuschränken, da die typologische Betrachtungsweise dem Kliniker mehr Informationen liefert als die nomothetische Betrachtungsweise, die zwar sehr allgemeine Erkenntnisse bringt, die aber nur von begrenztem Interesse sind.
3) Die psychischen Auswirkungen von Erkrankungen sind stärker ins Blickfeld zu rücken als ätiologische Fragestellungen.
4) Die bislang auf Persönlichkeitsmerkmale von Individuen ausgerichtete Diagnostik ist zu erweitern in zweierlei Hinsicht: einer Erweiterung auf Paar- und Familiendiagnostik und in Richtung einer stärkeren Beleuchtung situativer Faktoren und des Handlungsbezuges.
5) Die Diagnostik für den Therapieprozeß sollte stärker entwickelt werden, dazu gehören insbesonders geeignete Instrumente für die Veränderungsmessung.
6) Die Einzelfallforschung ist als Erkenntnisquelle wiederzubeleben und die dazugehörigen Methoden sind weiterzuentwickeln (vgl. Strauß, in Vorbereitung).
7) Die klassischen Techniken des Arztes sind für die psychodiagnostische Forschung mehr zu nutzen: z. B. Anamnese und biographische Diagnostik (vgl. Keßler 1982; Schmidt u. Keßler 1976).
8) Die Untersuchung von Fragestellungen ist möglichst multimethodal durchzuführen, weil dies Verkürzungen vermeidet, die Notwendigkeit integrativer Datenanalysen bevorzugt und dadurch zu differenzierten Aussagen führt (vgl. Seidenstücker u. Baumann 1978).

Ratschläge für den Praktiker

Auch für den Praktiker, der Testverfahren in seiner alltäglichen Arbeit einsetzen möchte, ergeben sich Folgerungen aus der gegenwärtigen Situation der Psychodiagnostik, die sich in Form von folgenden Ratschlägen niederschlagen, die nicht als Gebote oder Verbote zu sehen sind:

1) Psychodiagnostische Verfahren können kein Gespräch ersetzen, sie können jedoch zusätzliche Erkenntnisse vermitteln, die jenes nicht oder noch nicht vermitteln kann.
2) Testverfahren sollten nicht zu einer Etikettierungsdiagnostik verwandt werden, sondern immer als ein Hilfsmittel. Sie sollten nie als alleiniges Entscheidungskriterium verwandt werden.
3) Die Diagnostik sollte immer multimethodal sein und verschiedene Informationsquellen nutzen, um zu einem abgewogenen abgerundeten Eindruck zu kommen (z. B. Interviews *und* Fragebogen).
4) Es ist besser, ein vielleicht noch nicht so bewährtes psychodiagnostisches Verfahren, das man versteht, zu verwenden als ein Verfahren mit überragenden Gütekriterien, das jedoch für das Gebiet inadäquat ist.
5) Die Verwendung psychodiagnostischer Verfahren setzt die Bereitschaft voraus, sich in diesem Bereich auch aus- und weiterzubilden, denn sonst kommt es zu unsachgemäßer Anwendung.

6) Keine Patientin sollte gezwungen werden, sich psychodiagnostischen Verfahren zu unterziehen. Aufklärung über das beabsichtigte Vorgehen ist wichtig auch bei der Psychodiagnostik.
7) Der Umfang der Psychodiagnostik sollte zumutbar sein und dem angestrebten Erkenntnisgewinn angemessen.
8) Die Ergebnisse der Psychodiagnostik sind, wenn nichts dagegen spricht, der Patientin oder dem Paar mitzuteilen und als Gegenstand von Aufklärung und Beratung zu verwenden.
9) Dem subjektiven Körperleben der Patientinnen ist mehr Beachtung zu schenken; es sollte gegenüber dem somatischen Befund aufgewertet werden.

Schlußbemerkung

Psychodiagnostische Verfahren können für den psychsomatisch interessierten Gynäkologen eine sinnvolle Ergänzung seines Handlungsrepertoires darstellen und seine Kompetenz erweitern. Er sollte an Psychologen herantreten, um gemeinsam eine fachspezifische Psychodiagnostik weiterzuentwickeln, die seinen Bedürfnissen gerechter wird als bisher.

Literatur

Bartuschka F (1986) Diagnostik psychosomatischer Erkrankungen. In: Höck K, Vorwerg U (Hrsg) Psychosomatik I Psychotherapie und Grenzgebiete Bd 7. Barth, Leipzig

Baumgärtel, F (1983) Konzepte, Methoden und Ergebnisse der Familiendiagnostik. In: Maisel WR, Scheller R (Hrsg) Diagnostik. Brennpunkte der klinischen Psychologie. Kösel, München

Beckmann D, Brähler E, Richter HE (1991) Der Gießen-Test. Handbuch, 4. überarb. Aufl. mit Neustandardisierung. Huber, Bern Stuttgart Wien

Bischoff C, Zenz H (1989) Patientenkonzepte von Körper und Krankheit. Huber, Bern Stuttgart Toronto

Brähler E (1991) Bibliographie zum Gießen-Test. ZfPI, Trier

Brähler E, Brähler C (1988) Paardiagnostik mit dem Gießen-Test. In: Cierpka M (Hrsg) Familiendiagnostische Verfahren. Springer, Berlin Heidelberg New York Tokyo

Brähler E, Brähler C (1991) Geschlechtsspezifische Somatisierung in verschiedenen Lebensepochen. (Unveröffentliches Manuskript)

Brähler E, Meyer A (Hrsg) (1988) Partnerschaft, Sexualität und Fruchtbarkeit. Springer, Berlin Heidelberg New York Tokyo

Brähler E, Scheer JW (1983) Der Gießener Beschwerdebogen – Testhandbuch. Huber, Bern

Brähler E, Weidner W (1986): Testpsychologische Untersuchungen zum Beschwerdebild von Patienten mit chronischer Prostatitis oder Prostatodynie. Urologe A 25:97–100

Brähler E, Beckmann D, Müller S (1977) Psychosomatische Beschwerden und Schichtzugehörigkeit. Med Psychol 3:214–223

Brähler E, Brähler C, Arentewicz G (1991) Typische Paarbeziehungsmuster bei Paaren mit Sexualstörungen. In: Brähler E (Hrsg) Gießen-Test-Paardiagnostik. Handbuch. Huber, Bern Stuttgart Wien

Brickenkamp R (1975) Handbuch psychologischer und pädagogischer Tests. Hogrefe, Göttingen Toronto Zürich

Brickenkamp R (1983) Erster Ergänzungsband zum Handbuch psychologischer und pädagogischer Tests. Hogrefe, Göttingen Toronto Zürich

Buddeberg C, Merz J, Frei R, Limacher B, Brähler E (1986) Paarkonflikte in Ehen krebskranker Frauen. Familiendynamik 11:109–123
Bullinger M (1989) Forschungsinstrumente zur Erfassung der Lebensqualität bei Krebs – ein Überblick. In: Verres R, Hasenbring M (Hrsg) Psychosoziale Onkologie, Jahrbuch der Medizinischen Psychologie Bd 3. Springer, Berlin Heidelberg New York Tokyo
Cierpka M (Hrsg) (1988) Familiendiagnostische Verfahren. Springer, Berlin Heidelberg New York Tokyo
Cierpka M (1989) Das Problem der Spezifität in der Familientheorie. System Familie 2:197–216
Fisseni HJ (1990) Lehrbuch der psychologischen Diagnostik. Hogrefe, Göttingen Toronto Zürich
Groffmann KJ, Michel L (Hrsg) (1982a) Grundlagen psychologischer Diagnostik. Enzyklopädie der Psychologie, Serie II, Bd 1. Hogrefe, Göttingen Toronto Zürich
Groffmann KJ, Michel L (Hrsg) (1982b) Persönlichkeitsdiagnostik. Enzyklopädie der Psychologie Serie II, Bd 3. Hogrefe, Göttingen Toronto Zürich
Groffmann KJ, Michel L (Hrsg) (1983) Verhaltensdiagnostik. Enzyklopädie der Psychologie, Serie II, Bd 4. Hogrefe, Göttingen Toronto Zürich
Guthke J (1986) Biographische Diagnostik – Eine kritische Übersicht. Psychiatrie, Neurologie und medizinische Psychologie 38:561–571
Guthke J (1988) Psychodiagnostik und Medizinische Psychologie. In: Szewczyk H (Hrsg): Medizinpsychologie in der ärztlichen Praxis. Volk und Gesundheit, Berlin
Gutjahr W (1972) Die Messung psychischer Eigenschaften. Volk und Gesundheit, Berlin
Häcker H (1982) Objektive Tests zur Messung der Persönlichkeit. In: Groffmann u. Michel (Hrsg) (1982b)
Hahn P (1979) (Hrsg) Psychosomatik Band 1. Kindlers Psychologie des 20. Jahrhunderts. Kindler, Zürich
Hank C, Hahlweg K, Klann N (1990) Diagnostische Verfahren für Berater. Materialien zur Diagnostik und Therapie in Ehe- Familien- und Lebensberatung. Beltz, Weinheim
Hecheltjen KG, Mertesdorf (1973) Entwicklung eines mehrdimensionalen Stimmungsfragebogens (MSF). Gruppendynamik 2:110–122
Hehl FJ (1979) Testpsychologische Methoden. In: Hahn P (1979)
Hiltmann H (1977) Kompendium der psychodiagnostischen Tests, 3. Aufl. Huber, Bern Stuttgart Wien
Kerekjarto M von (1976) (Hrsg) Medizinische Psychologie, 2. Aufl. Springer, Berlin Heidelberg New York
Keßler BH (1982) Biographische Diagnostik. In: Groffmann KH, Michel L (Hrsg) (1982a)
Koch C (1981) FAPK. Fragebogen zur Abschätzung psychosomatischen Krankheitsgeschehens. Beltz, Weinheim
Krampen G (Hrsg) (1989) Diagnostik von Attributionen und Kontrollüberzeugungen. Hogrefe, Göttingen Toronto Zürich
Kriebel A, Tress W, Schepank H, Schiessl N, Budke T (1988) Zur Epidemiologie von Sexualität, Partnerschaft und Reproduktion. In: Brähler E, Meyer A (Hrsg) (1988)
Lohs U (1988) Aspekte der Beziehung zum eigenen Körper. In: Brähler E, Meyer A (Hrsg) (1988)
Lukesch H, Lukesch M (1976) SSC. Ein Fragebogen zur Messung von Einstellungen zu Schwangerschaft, Sexualität und Geburt. Hogrefe, Göttingen Toronto Zürich
Meyer AE (1984) Taxonomic subgroups within disease entities: An alternative strategy of an specifity approach. Psychother Psychosom 42:26–36
Minsel WR, Scheller R (1983) Diagnostik. Brennpunkte der Klinischen Psychologie Bd V. Kösel, München
Minuchin S, Rosman BL, Baker L (1978) Psychosomatic families: Anorexia nervosa in context. Harvard Univ. Press, Cambridge/MA
Mittenecker E (1982) Subjektive Tests zur Messung der Persönlichkeit. In: Groffmann u. Michel (Hrsg) (1982b)
Muthny FA, Beutel M (1991) Möglichkeiten und Grenzen der klinischen Erfassung von Krankheitsverarbeitung. In: Brähler E, Meyer A (Hrsg) Psychologische Probleme in der

Reproduktionsmedizin. Jahrbuch der Medizinischen Psychologie Bd 5. Springer, Berlin Heidelberg New York Tokyo

Netter P (1981) KFA von funktionellen Beschwerden bei Spontanangabe und standardisierter Befragung. In: Janke W (Hrsg) Beiträge zur Methodik in der differentiellen, diagnostischen und klinischen Psychologie. Hein, Königstein

Obermann H (1990) Gynäkologische und allgemeine Befindlichkeitsstörungen bei Sportlerinnen und die Bedeutung der Geschlechtsrollenidentität. Med. Diss. Univ. Gießen

Pöppel E, Bullinger M (1990) Medizinische Psychologie. Edition Medizin, VCH, Weinheim

Putzke M, Brähler E (1991) Erich Stern - ein vergessener Pionier der Psychosomatik. Zeitschrift für Psychosomatische Medizin und Psychoanalyse (im Druck)

Richter HE (1979) Die Anwendung des Gießen-Test in der analytischen Zwei-Wochen-Therapie. In: Beckmann D, Richter HE (Hrsg) Erfahrungen mit dem Gießen-Test. Huber, Bern Stuttgart Wien

Rosemeier P (1987) Medizinische Psychologie, 3. Aufl. Enke, Stuttgart

Rudolf G (1981) PSKB. Psychischer und sozial-kommunikativer Befund. Beltz, Weinheim

Rüger U, Blomert AF, Förster W (1990) Coping. Theoretische Konzepte, Forschungsansätze, Meßinstrumente zur Krankheitsbewältigung. Vandenhoeck & Ruprecht, Göttingen

Saupe R (1987) Berliner Fragebogen zum Erleben der Menstruation (FEM). Huber, Bern Stuttgart Toronto

Scheer JW (1991) Psychologie der persönlichen Konstrukte und Repertory Grid-Technik - ein idiographischer Ansatz in klinischer und medizinischer Psychologie. In: Schmidt LR (Hrsg) Psychologie medizinischer Eingriffe. Jahrbuch der Medizinischen Psychologie Bd 7. Springer, Berlin Heidelberg New York Tokyo (im Druck)

Schmidt LR (1975) Objektive Persönlichkeitsmessung in diagnostischer und klinischer Psychologie. Beltz, Weinheim

Schmidt LR (1984a) (Hrsg) Lehrbuch der klinischen Psychologie, 2. Aufl. Enke, Stuttgart

Schmidt LR (1984b) Psychologie in der Medizin. Anwendungsmöglichkeiten in der Praxis. Thieme, Stuttgart New York

Schmidt LR, Keßler BH (1976) Anamnese. Methodische Probleme, Erhebungsstrategien und Schemata. Beltz, Weinheim

Seidenstücker G, Baumann U (1978) Multimethodale Diagnostik. In: Baumann U. Berbalk H, Seidenstücker G (Hrsg) Klinische Psychologie. Trends in Forschung und Praxis, Bd 1. Huber, Bern Stuttgart Wien

Siegrist J (1980) Die Bedeutung von Lebensereignissen für die Entstehung körperlicher und psychosomatischer Erkrankungen. Nervenarzt 51:313-321

Spitznagel A (1982) Grundlagen, Ergebnisse und Probleme der Formdeuteverfahren. In: Groffmann u. Michel (Hrsg) (1982b)

Stern E (1952) Zum Problem der Spezifität der Persönlichkeitstypen und der Konflikte in der psychosomatischen Medizin. Hippokrates 23:146-151

Strauß B (in Vorbereitung) Quantitative Einzelfallforschung. In: Basler, Rehfisch, Zink A (Hrsg) Psychologie in der Rheumatologie. Jahrbuch der Medizinischen Psychologie Bd 8. Springer, Berlin Heidelberg New York Tokyo

Strauß B, Appelt H (1985) Veränderungen der Befindlichkeit und Sexualität im Verlauf des Menstruationszyklus - eine einzelfallstatistische Analyse standardisierter Tagebuchaufzeichnungen. In: Appelt H, Strauß B (Hrsg) Ergebnisse einzelfallstatistischer Untersuchungen in Psychosomatik und klinischer Psychologie. Springer, Berlin Heidelberg New York Tokyo

Strauß B, Appelt H (1986) Erfahrungen mit einem Fragebogen zum Körpererleben. In: Brähler E (Hrsg) Körperleben. Springer, Berlin Heidelberg New York Tokyo

Strauß B, Appelt H, Lange C (1987) Deutsche Neukonstruktion und Validierung des „Menstrual Attitude Questionnaire". Psychother Psychosom Psychol 37:175-181

Strauß B, Barth E (1988) Einstellungen von Männern zur Empfängnisverhütung: Ergebnisse einer empirischen Untersuchung. In: Brähler E, Meyer A (Hrsg) (1988)

Thomä H (1980) Über die Unspezifität psychosomatischer Erkrankungen am Beispiel einer Neurodermitis mit zwanzigjähriger Katamnese. Psyche 35:589-624

Thomas W, Schonecke OW (1990) Testpsychologie. In: Uexküll T von (Hrsg). Psychosomatische Medizin. Urban&Schwarzenberg München Wien Baltimore

Tress W, Schepank H, Schiessl N, Budke T, Kriebel A (1988) Zur Epidemiologie von Sexualität, Partnerschaft und Reproduktion. In: Brähler u. Meyer (Hrsg) (1988)

Wewetzer KH (1979) Psychologische Diagnostik. Wissenschaftliche Buchgesellschaft, Darmstadt

Wiedemann DU (1990) Qualitative Forschung. In: Seiffge-Krenke I (Hrsg) Krankheitsverarbeitung bei Kindern und Jugendlichen. Jahrbuch der Medizinischen Psychologie Bd 4. Springer, Berlin Heidelberg New York Tokyo

Wirsching M, Stierlin H, Haas B, Weber G, Wirsching B (1981) Familientherapie bei Krebsleiden. Familiendynamik 6:2–23

Wittling W (Hrsg) (1980) Handbuch der klinischen Psychologie, Bd 1. Methoden der klinisch-psychologischen Diagnostik. Hoffmann&Campe, Hamburg

Wottawa H (1979) Besondere Probleme der empirisch-analytischen Forschung im Bereich der Psychosomatik. In: Hahn P (1979)

Zenz H (1983) Tests. In: Luban-Plozza B, Mattern HJ, Wesiack W, (Hrsg) Der Zugang zum psychosomatischen Denken. Springer, Berlin Heidelberg New York Tokyo

Zielke U (1982) (Hrsg) Diagnostik in der Psychotherapie. Kohlhammer, München

Zur Bedeutung der psychoanalytischen Psychosomatik für die gynäkologische Praxis

P. Diederichs

Einleitung

Lassen Sie mich mit einer kurzen Vorbemerkung beginnen: Ich habe sehr mit mir gerungen, diesen Vortrag praxisnah zu gestalten. Er ist nun doch ein eher theoretischer Vortrag über die wissenschaftlichen Grundlagen der gynäkologischen Psychosomatik geworden. Ich muß also diejenigen enttäuschen, die klare Konzepte und eindeutige psychosomatisch orientierte Handlungsstrategien für ihre gynäkologische oder geburtshilfliche Praxis erwarten. Dieser „vorprogrammierte Enttäuschungskonflikt" muß also in Kauf genommen werden. Ich habe mich zum einen mit der Annahme entlastet, daß die Qualität der Praxis letztlich von der Validität und Transparenz der Theorie lebt und zum anderen mit der Tatsache, daß ich mich mit meinem Thema unmittelbar in das für die psychoanalytische Psychosomatik typische Spannungsfeld begeben habe: Psychosomatische Symptome oder Erkrankungen sind als körperliche Phänomene zunächst Gegenstand der naturwissenschaftlich orientierten Organmedizin. Diese will die Ursachen dieser Symptome und Erkrankungen schnell erkennen (diagnostizieren) und beseitigen (therapieren). Ihrem Wesen nach sind die psychosomatischen Symptome aber Ausdruck zwischenmenschlicher Beziehungsstörungen, die vor dem Hintergrund der individuellen Lebensgeschichte verstanden werden können (v. Rad u. Zepf 1990). Ihren Sinnzusammenhang mit der persönlichen Entwicklung zu begreifen und bewußt zu machen, braucht Zeit. Psychotherapie dauert daher u. U. Jahre.

Auch Sie stehen in diesem Spannungsfeld, wenn Sie als psychosomatisch orientierte Gynäkologen oder Geburtshelfer nicht nur den Körper, sondern auch die Seele der Frau in Diagnostik und Therapie berücksichtigen. Jede Patientin wünscht ihre Beschwerden – unabhängig davon, ob sie eher organisch oder psychisch bedingt sind – schnellstens beseitigt. Sie geraten unter Druck, umgehend therapeutische Hilfe anzubieten. Entsprechend wünschen Sie sich von uns Psychotherapeuten praxisnahe Vorschläge für den psychosomatischen Umgang mit ihren Patientinnen. Ohne eine Reflektion der theoretischen Basis ist jedoch die Entwicklung von psychosomatischen Handlungsstrategien unmöglich. Lassen Sie mich deshalb mit einigen definitorischen Klärungen fortfahren.

Definitorische Aspekte

Die Grundlagen der psychoanalytischen Psychosomatik beruhen auf der psychoanalytischen Theorie. Was ist Psychoanalyse?

Die Psychoanalyse ist

1) eine *Persönlichkeitstheorie,* mit deren Hilfe die Ursache und der Verlauf einer psychischen und psychosomatischen Störung oder Krankheit verstanden werden kann; der Schwerpunkt der traumatisierenden Einflüsse wird in der frühen Kindheit (0–6 Jahre) gesehen;
2) eine *spezielle Behandlungsmethode* für seelisches Leiden, wobei sie ein aufdeckendes Verfahren ist, d. h. Unbewußtes wird bewußt gemacht;
3) auch eine *kritische Kulturtheorie,* was häufig vergessen wird; sie beansprucht damit, eine emanzipatorische Wissenschaft zu sein, die Kritik an den triebunterdrückenden Seiten der herrschenden gesellschaftlichen Verhältnisse übt. Es ist daher kein Zufall, daß die Psychoanalyse in autoritären politischen Systemen verfolgt oder zumindest totgeschwiegen wurde.

Besonders Psychoanalyse als Persönlichkeitstheorie und Behandlungsmethode werden häufig miteinander verwechselt; z. B. meint Kritik an der Behandlungsmethode unausgesprochen auch ein Infragestellen der psychoanalytischen Theorie. Damit wird die Diskrepanz zwischen dem Erkenntniswert der psychoanalytischen Theorie und ihrer Wirksamkeit als Therapiemethode verkannt, d. h. obwohl wir inzwischen relativ gut „verstehen" und „erklären" können, warum Menschen seelisch krank geworden sind, läßt sich dieses Verständnis bisher weder in kurzzeitige noch langfristige prophylaktische therapeutische Strategien erfolgreich genug umsetzen. Hierin unterscheidet sich jedoch die psychoanalytische Behandlungsmethode bzw. die Psychotherapie insgesamt nicht von den anderen Behandlungsmethoden in der Medizin.

Von der Psychoanalyse abgeleitete Konzepte der Psychosomatik sind in den wichtigsten Lehrbüchern der psychosomatischen Medizin (v. Uexküll 1990; Bräutigam u. Christian 1983) gut beschrieben. Die ersten beiden der unten aufgeführten Konzepte, das Konversionsmodell- und die Angstneurose wurden noch von Freud selbst entwickelt. Die Mehrzahl dieser Modelle bezieht die frühe Eltern-Kind-Interaktion, also die Objektbeziehungspsychologie, bei der Entstehung psychosomatischer Störungen mit ein.

Psychoanalytische Theorien der *psychosomatischen Medizin*

1) *Konversionsmodell* (Freud)
2) *Angstneurose* (Freud)
3) Theorie der *De- und Resomatisierung* (Schur)
4) Konzept der *zweiphasigen Verdrängung* (Mitscherlich)
5) *Alexithymiekonzept* (die französische Schule)
6) Psychosomatische Theorie *krankheitsspezifischer Konflikte* (Alexander)
7) *Gleichzeitigkeitskorrelat* (Theorie des *psychophysischen Parallelismus*) (Schultz-Hencke)

Die Bedeutung der Objektbeziehungstheorie und der Narzißmustheorie für die gynäkologische Psychosomatik

Im folgenden werde ich mich auf den ersten Inhalt, die Psychoanalyse als Persönlichkeitstheorie und Krankheitslehre, beschränken und ihre Bedeutung als eine der wesentlichsten wissenschaftlichen Grundlagen der psychosomatischen Gynäkologie aufzeigen. Dabei soll auf zwei wichtige Weiterentwicklungen der psychoanalytischen Theorie, nämlich die Objektbeziehungstheorie und die Narzißmustheorie, aufmerksam gemacht und diese für die Ätiopathogenesemodelle der gynäkologischen Psychosomatik genutzt werden.

Die psychoanalytische Theorie hat sich von einer Theorie der Triebschicksale zu einer Theorie der Internalisierung früher Beziehungsformen erweitert, d. h., daß eine gesunde Ich- und Selbst-Entwicklung nicht nur davon abhängt, wie behutsam Eltern die Triebbedürfnisse ihres Kindes berücksichtigt haben, sondern wie adäquat sie insgesamt mit ihrem Sohn oder ihrer Tochter umgegangen sind. Das Kind internalisiert die frühen primären Bezugspersonen (Eltern und Geschwister) nicht nur als einfache Abbilder (Objektrepräsentanzen), sondern die gesamte Interaktion mit ihnen. Das Kind nimmt aber auch innerlich auf, wie die Eltern selbst miteinander umgegangen sind. Im Sinne des Wiederholungszwanges sind wir alle in der Versuchung, sowohl im Umgang mit unseren Partnern als auch den eigenen Kindern dasjenige zu wiederholen, was uns die Eltern sowohl im guten als auch negativen Sinne „angetan" haben.

Diesen objektbeziehungstheoretischen Ansatz der Psychoanalyse möchte ich anhand einer kurzen *Kasuistik* verdeutlichen: sie beruht auf 2 diagnostischen Gesprächen, die ich im Frühjahr letzten Jahres mit einer 21jährigen Studentin der Sozialarbeit geführt habe.

Die Studentin wurde mir von ihrem Gynäkologen mit der Fragestellung eines unverarbeiteten Schwangerschaftsabbruches überwiesen. Dem gynäkologischen Kollegen war die bedrückte Stimmung seiner Patientin aufgefallen. Als er sie darauf ansprach, begann sie sofort zu weinen und sagte, daß sie – sobald sie traurig sei – immer an ihren inzwischen 3 Jahre zurückliegenden Schwangerschaftsabbruch denken müsse. Sie spüre in letzter Zeit wiederholt den Wunsch – sozusagen aus Wiedergutmachungsgründen –, selber ein Kind haben zu wollen. Dieser Wunsch stehe jedoch im Widerspruch zu ihrer sozialen Realität. Sie lebe noch bei der Mutter, sei mitten im Studium und um ihre Beziehung sei es ebenfalls nicht bestens bestellt. Ihr Freund habe nämlich Trennungsabsichten geäußert. Außerdem erlebe sie seit einiger Zeit Ekelgefühle gegenüber seinem Ejakulat und blute nach jedem Geschlechtsverkehr.
Aus ihrer *Kindheitsgeschichte* ist hervorzuheben, daß sie sich ihrer Mutter gegenüber total verpflichtet und gebunden fühle. Ihre Mutter, eine intolerante Frau, habe immer viel von ihr verlangt. Mit Schrecken habe sie neulich feststellen müssen, daß sie ähnlich mit ihrem Freund umgehe wie ihre Mutter früher mit ihrem Ehemann, dem Vater der Patientin. Sie fordere viel von ihrem Freund und möchte ihn manchmal regelrecht erziehen. Spontan äußerte sie: „Ich trage die Konflikte meiner Mutter voll aus."
Die intensivere uind scheinbar weniger ambivalente Beziehung hat zum Vater bestanden, einem Angestellten einer größeren staatlichen Institution. Die Patientin ist Einzelkind. Ihr Vater habe sich immer rührend um sie gekümmert, auch nachdem sich die Mutter im 2. Lebensjahr der Patientin von ihm getrennt habe. Sie habe ihn jederzeit anrufen und treffen können. Auch später – als die Zeit der Feten und Diskothekenbesuche begann, habe er sie immer abends abgeholt, auch wenn es Mitternacht geworden sei. Die Patientin wörtlich: „Er stand mir immer total zur Verfügung!"
Es handelt sich hier um eine junge Frau, die in ihrer Kindheit weder grob vernachlässigt noch körperlich geschlagen oder sexuell mißbraucht wurde, sondern unter einer nicht gelungenen Loslösung und Verselbständigung von ihren Eltern leidet. Hierzu paßte, daß sie äußerlich

nicht wie eine selbstbewußte junge Frau, sondern eher wie eine verunsicherte Jugendliche wirkte. Im Verlauf des diagnostischen Gesprächs stellte sich noch heraus, daß sie Angst vor dem Alleinsein hat (Monophobie).
Wichtig war nun der Zeitpunkt, zu dem die junge Studentin ungewollt schwanger wurde: An ihrem 18. Geburtstag erschien der Vater bei ihr zu Hause, gratulierte und teilte ihr völlig unvermittelt mit, daß er wieder eine Freundin habe; sie sei jetzt 18 Jahre alt und damit erwachsen geworden, so brauche er sich nicht mehr um sie zu kümmern. Die Patientin fühlte sich wie vom Schlag getroffen. Noch an demselben Abend habe sie mit ihrem Freund ungeschützten Geschlechtsverkehr gehabt und sei promt schwanger geworden. Sie sei über sich selbst sehr irritiert gewesen, da sie sich für „total aufgeklärt" halte. Sie habe früher in der Schule Referate über Verhütungsmittel und Abtreibung gehalten.

Bevor ich mit Ihnen versuche, die Psychodynamik der auf der bewußten Ebene nicht gewünschten Schwangerschaft vor dem objektbeziehungstheoretischen Hintergrund zu verstehen, möchte ich kurz auf einige zentrale Aussagen dieser Theorie, insbesondere der von Margret Mahler et al. (1978) eingehen: Sowohl auf der Basis von direkten Beobachtungen über die Interaktionen von Eltern mit ihren Säuglingen und Kleinkindern als auch durch psychoanalytische Behandlungen von seelisch kranken Kindern haben Mahler et al. seit Ende der 40er Jahre am Masters Children Center in New York die Entwicklungsphasen der Symbiose, Separation und Individuation konzeptualisiert, wobei sie die Phase der Separation und Individuation noch einmal in 4 Subphasen unterschieden haben (s. Abb. 1). Es ist hier nicht der Raum, auf diese Theorie näher einzugehen (s. Mahler et al. 1978). Ihre zentrale Aussage besteht darin, daß in einer gesunden seelischen Entwicklung das Kind etwa ab dem 3. Lebensjahr ein sicheres Gefühl von sich selbst und damit auch von seinen Körper- und Ich-Grenzen erwirbt. Darüber hinaus gewinnt es ab diesem Alter ein konstantes Bild der elterlichen Bezugsperson, die sogenannte Objektkonstanz. Das Kind kann nun die vorübergehende Trennung von Vater oder Mutter angstfrei ertragen. In diesen 3 ersten Lebensjahren besitzt auch der Vater oder eine entsprechende Ersatzperson eine wichtige Funktion, weil er seinem Kind helfen kann, sich aus der Dyade mit der Mutter zu lösen (Frick-Bruder 1988). Für das Kind ist die Aufnahme der Beziehung zu einem Dritten, die sogenannte frühe Triangulierung, eine große Bereicherung, da sie sein inneres Abbild von sich selbst differenziert und erweitert. Kinder, die nur mit einer Bezugsperson aufgewachsen sind und keine entsprechenden Triangulierungsmöglichkeiten gehabt haben, werden sich als Erwachsene voraussichtlich von ihren Partnern sehr abhängig fühlen, da sie keine echte Autonomie und eigene Identität erworben haben, sondern sozusagen Mutters oder Vaters „verlängerter Arm" geblieben sind.
Kehren wir zu der jungen Studentin mit der unerwünschten Schwangerschaft zurück. Wir können annehmen, daß sie unter einem ungelösten Separations- und Autonomiekonflikt leidet, der mit einer entsprechenden Unsicherheit ihrer Ich- oder Selbst-Grenzen einhergeht. Die abrupte Trennung von einer ihr wichtigen Bezugsperson, hier dem Vater, mußte ihr Angst machen. Der Kontakt zu ihm ist übrigens bis heute abgerissen. Sie darf ihn auch nicht mehr besuchen, da seine neue Partnerin dagegen ist. Die Patientin mit etwas verzweifelt ratloser Miene: „Er kann eben seine Liebe nicht teilen!" Das Entstehen der ungewollten Schwangerschaft verstehe ich als ungelösten Trennungskonflikt mit ihrem Vater. Die Konzeption

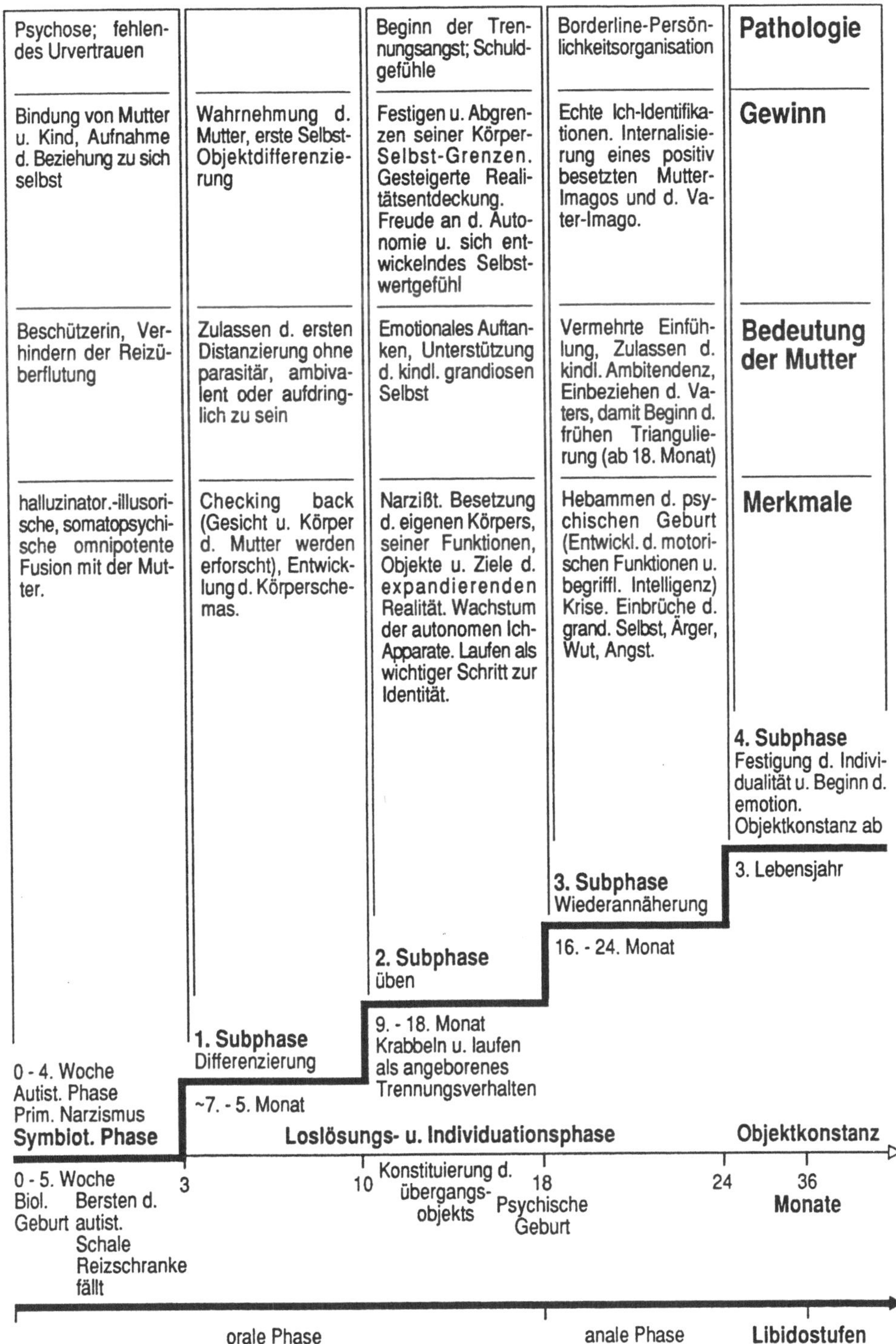

Abb. 1. Objektbeziehungstheorie nach M. Mahler

stellte – wie es Ortrud Jürgensen (1985) formuliert hat – den unbewußten Versuch dar, eine Trennung ungeschehen zu machen und das „gute Objekt", also den Vater, zu erhalten. Die Abtreibung macht diesen Konfliktlösungsversuch wieder zunichte. Die Trauer um den Verlust des Vaters wurde auf den Verlust des Föten verschoben. Der immer wieder andrängende Kinderwunsch soll den verlorenen Vater ersetzen. Gleichzeitig mobilisiert der Kinderwunsch aber Ängste, weil seine Realisierung bedeuten würde, sich mit dem aktuellen Partner intensiver einzulassen. Die damit verbundene größere Nähe bedroht aber andererseits die Integrität ihres schwachen Selbst. Dieses muß beschützt werden. Als „Kompromißlösung" entwickelt sie die Sexualabwehr in Form der Ekelgefühle gegenüber dem Ejakulat und der Kontaktblutung.

Ich darf Sie erinnern, daß ich die Patientin nur zu 2 diagnostischen Gesprächen gesehen habe und sie dann an eine psychotherapeutische Institution weiter überweisen mußte: unsere Überlegungen auf dem Hintergrund der Objektbeziehungstheorie von M. Mahler haben natürlich hypothetischen Charakter. Erst im Rahmen einer längerfristigen psychotherapeutischen Beziehung könnten genauere Aussagen über ihr labiles Selbst und ihre unbewußten konfliktbesetzten Elternimagines mit den entsprechenden Auswirkungen auf die aktuelle Partnerbeziehung getroffen werden. Mein Anliegen ist, Ihnen paradigmatisch mit dieser knappen Kasuistik aufzuzeigen, daß ein bedeutender Anteil heutiger Beziehungskonflikte, insbesondere die der Regulation von Nähe und Distanz, mit Hilfe der psychoanalytischen Entwicklungstheorie von M. Mahler verstanden werden kann. Ein schwankendes Selbstgefühl weckt regressive Wünsche und Sehnsüchte nach Verschmelzung mit einem stützenden Selbstobjekt, die aber aus Angst vor der Selbstaufgabe – wie bei unserer Patientin – wieder abgewehrt werden müssen (Eagle 1988). Die somatisierten Formen dieser Beziehungsängste, auch als „larvierte Beziehungsstörungen" benannt, sehen Sie täglich in Ihrer gynäkologischen Praxis, z. B. in Form von ungewollter Schwangerschaft, dysfunktionellen Blutungen, Fluor, Pruritus, Unterbauchbeschwerden ohne Organbefund, Sexualstörungen, rezidivierenden Vaginitiden, Adnexitiden oder Harnwegsinfekten. Über letztere habe ich selber eingehender geforscht (Diederichs 1983, 1986): Frauen mit chronischen Blasenentzündungen bzw. rezidivierenden Urethrozystitiden zeigen spezifische Beziehungskonflikte. Der Zeitpunkt des Auftretens dieser urologischen Symptomatik hängt nach meinen Beobachtungen mit der Aufnahme, Störung oder dem Abbruch einer Paarbeziehung zusammen; z. B. konnte eine sich bei mir in psychoanalytischer Behandlung befindende Patientin angeben, daß die erste Blasenentzündung nach dem Entschluß, mit ihrem Partner zusammenzuziehen, aufgetreten ist. Nach dem Zusammenzug häuften sich die Urethrozystitiden.

Allerdings liegt keine einfache kausale Verknüpfung von Beziehungskonflikten und Symptomentstehung vor, sondern es müssen disponierende Faktoren von biologischer oder organischer Seite hinzutreten. Es sei daran erinnert, daß der Begriff „psychosomatisch" nicht mit psychogen" gleichzusetzen ist, sondern vielmehr ein komplexes multifaktorielles, interdependentes Geschehen von biologischen, organischen, psychodynamischen und soziologischen Faktoren impliziert: Das soll im folgenden an der psychosomatischen Theorie der Zystitis exemplifiziert werden:

Hauptfaktoren einer psychosomatischen Theorie der rezidivierenden Zystitis

1) eine *organische Disposition* (Bakterienadhärenz),
2) eine frühe *psychosomatische Fixierungsstelle* (retentives Miktionsverhalten im Kindesalter),
3) ein *intrapsychischer Konflikt* (Hingabe-Angst, Nähe-Distanz-Problem),
4) geänderte *gesellschaftliche Bedingungen* (z. B. Entpolarisierung der Geschlechterrollen).

Der *1. Faktor,* der *biologische,* könnte die angeborene erhöhte Bakterienadhärenz auf der Vaginalschleimhaut sein. Die Bakterien wandern von der Vagina in die Urethra: Die entscheidenden Untersuchungen hierzu wurden von dem amerikanischen Urologen Stamey (1984) durchgeführt. Die Bakterienadhärenz soll spezifisch für Frauen mit rezidivierenden Harnwegsinfekten sein. Sie allein erklärt aber nicht den klinischen Verlauf dieser psychosomatisch-urologischen Erkrankung, z. B. warum 80% dieser erkrankten Frauen Spontanremissionen aufweisen oder längere Zeit symptomfrei bleiben (Huland et al. 1984). Man muß von einer Phasenvariation der Bakterienadhärenz ausgehen. Vermutlich ist sie durch immunologische Faktoren beeinflußbar, genauer gesagt: durch psychoimmunologische Faktoren. Der Abwehrmechanismus der Vaginal- und Blasenschleimhaut kann offenbar durch den eben beschriebenen Nähe-Distanz-Konflikt verändert werden, wobei die einzelnen pathophysiologischen intermediären Prozesse noch ungeklärt sind, ebenso wie das Problem der lokalen Immunschwäche (Diederichs 1990). Die Annahme einer veränderten Sexualphysiologie reicht als generelles Erklärungsprinzip nicht aus, da nach unserer Erfahrung nur etwa bei der Hälfte der Frauen mit chronischen Blasenentzündungen die Symptomatik im Zusammenhang mit dem Geschlechtsverkehr entsteht (Illek 1984; Veltkamp 1990).

Der *2. ätiopathogenetische Faktor* ist der einer *psychosomatischen Fixierungsstelle,* z. B. ein retentives Miktionsverhalten im Kindesalter.

Folgende psychosomatische Fixierungsstelle konnte bei einer Patientin analysiert werden: Sie hatte eine dominierende und sie einengende Mutter. Wenn sie als Kind beim Spielen nachmittags auf der Straße Miktionsdrang verspürte, unterdrückte sie ihn, um nicht die Toilette in der Wohnung aufsuchen zu müssen. Dort hätte die Mutter sie unter irgendeinem Vorwand nicht mehr nach draußen gelassen. Frei sich „in der Natur zu verströmen" wie die Jungen, war ihr als Mädchen nicht möglich. Außerdem hat ihr das Zurückhalten des Urins auch Lustgefühle verursacht.

Letztere Mitteilung der Patientin bestärkt die Beobachtungen des Gießener Pädiaters Anders (1984), der durch seine langjährigen klinischen Erfahrungen bei Mädchen mit rezidivierenden Harnwegsinfekten einen Zusammenhang zwischen Harnretention und Masturbation feststellte. Dieser Befund zeigt, daß die klassische Triebtheorie, die Libidotheorie von S. Freud mit dem Konzept der erogenen Zonen und den psychosexuellen Entwicklungsstufen (oral, anal, urethral und genital) durchaus noch für die Entstehung von psychosomatischen Symptomen seine klinische Relevanz besitzt. Die Schleimhaut der Harnröhre und Blase besitzt analog zu der des Mundes und des Afters ebenfalls erogenen Charakter. Masturbationspraktiken an der Harnröhre sind daher keine Seltenheit. Die Tatsache, daß die oben erwähnte Patientin aus dem Zurückhalten des Urins auch einen Lustgewinn erzielen konnte, erklärt die Entstehung einer psychosomatischen Fixierungsstelle.

Die *3. ätiopathogenetische Ebene* bezieht sich auf den *Nähe-Distanz-* oder *Hingabekonflikt,* der eben mit Hilfe der Objektbeziehungstheorie von M. Mahler beschrieben wurde. Diese Ebene bzw. der *unbewußte Beziehungskonflikt* ist „der Dreh- und Angelpunkt" der psychoanalytischen Krankheitslehre (Ermann 1989). Hier kann die Psychotherapie ansetzen.

Schließlich spielt als *4. Faktor* immer auch der Einfluß *gesellschaftlicher Entwicklungen* eine Rolle, z. B. die Entpolarisierung der Geschlechterrollen oder die weitere Reduktion der Kleinfamilie auf einen Elternteil. Längerfristige kontinuierliche intensive zwischenmenschliche Beziehungen werden heutzutage offensichtlich seltener. In der BRD ist inzwischen jedes 4. Kind ein Scheidungskind. Es wächst also eine Generation von Frauen und Männern heran, die mehr oder minder hautnah das Scheitern menschlicher Bindungen erfahren haben.

Ein weiteres eindrückliches Beispiel für die Bestätigung von Mahlers Objektbeziehungstheorie finden Sie in der Beschreibung der Beziehungsstruktur der Patientinnen mit rezidivierenden Adnexitiden bei Richter u. Stauber (1990): Diese Frauen zeichnen sich häufig durch bis in die Gegenwart belastete Beziehungen zu ihren Müttern oder deren Ersatzpersonen aus. Sie nehmen noch Einfluß auf die Entscheidungen ihrer schon erwachsenen Töchter. Das Eingehen einer intensiven Partnerbeziehung wird dann gleichsam unbewußt als „Neuauflage und Verstärkung der Einengung seitens der Mutter erlebt". Das „Fremdgehen" kann dann als ein Versuch verstanden werden, sich aus dieser einengenden Situation zu befreien und gleichzeitig den daraus resultierenden Ärger abzureagieren. Die interessante Hypothese von Richter geht dahin, daß die angestaute Aggression, die in der Sexualität nicht zum Ausdruck kommt, „zu neuromuskulären Fehlinnervationen wie dem Tubenspasmus und zu anhaltenden unphysiologischen Kontraktionen der vegetativen Muskulatur im kleinen Becken führen können, mit den Sekundärfolgen Stasevorgänge und Hypoxie, Ödembildungen in der Perisalpings, Hypersekretion der Tubenepithelien. Damit wird eine lokale Resistenzminderung bewirkt, die über bereits vorhandene Keime zum Aufflackern einer neuen Entzündung führt" (Richter u. Stauber 1990, S. 959).

Aus Zeitgründen kann ich die Nützlichkeit des objektbeziehungspsychologischen Ansatzes für die *geburtshilfliche Psychosomatik* nur andeuten. Die eine oder andere Geburtskomplikation - oder auch nur verzögerte Geburt - hat den psychodynamischen Hintergrund, daß sich die Gebärende unbewußt nicht von ihrem Kind trennen kann. Sie möchte es als Bestandteil ihres Selbst behalten.
Auch ein Teil der *Interaktionsprobleme des Kreißsaalpersonals,* z. B. zwischen Arzt und Hebamme wird verständlicher, wenn berücksichtigt wird, daß eine an die dyadische Beziehungsstruktur fixierte Hebamme oder Kreißende durch das Hinzutreten eines „Dritten", z. B. des Kreißsaalarztes sich gestört fühlt (Diederichs 1986).
Diese theoretische Orientierung könnte weiterhin das psychodynamische Verständnis für eine Gruppe von Frauen mit *postpartaler Sexualstörung* erleichtern: Die Geburt eines Kindes verändert die vorhandene dyadische Beziehung in eine triadische. Dieser „Sprung von der Zweier- in die Dreierbeziehung" ist manchen Frauen aufgrund ihrer nicht gelungenen Separation und Individuation unmöglich. Sie können ihre Liebe oder seelische Energie immer nur einer Person zukommen lassen, verständlicherweise dann dem neugeborenen Kind. Dadurch kann das Interesse - und damit auch die Libido - an dem männlichen Partner zum Erliegen kommen. Aber auch Männer können den Übergang von der Dyade zur Triade durch die Geburt ihres Kindes seelisch nicht als Bereicherung, sondern nur als Behinderung erfahren. Mir ist ein Fall bekannt, bei dem die pathologische Eifersucht des Vaters auf sein neugeborenes Kind zu schweren Kindesmißhandlungen geführt hat. Erst als die Großmutter das Kind in ihre Obhut nahm, konnte sich die Ehe wieder normalisieren und stabilisieren. Bei dem Vater handelte es sich um einen unbescholtenen Mann, der weder aus der Unterschicht stammte noch infolge von Alkoholproblemen zu Gewalttätigkeiten neigte.

Die Bedeutung der Narzißmustheorie für die gynäkologische Psychosomatik

Auf eine weitere Fortentwicklung der psychoanalytischen Theorienbildung, nämlich die Narzißmustheorie (Kohut 1973, 1979; Zepf 1985), die ebenfalls für die Ätiopathogenese psychosomatischer Symptome in der Gynäkologie nutzbar gemacht werden sollte, kann ich nur noch am Rande eingehen. Die psychotherapeutische Praxis zeigt zwingend, daß seelisch kranke Menschen nicht mehr nur vor dem Hintergrund einer triebunterdrückenden Erziehung oder Entwicklung verstanden werden können, sondern ihre Probleme auch als Folge früher seelischer Kränkungen und des Nicht-angenommen-worden-Seins durch die Erwachsenen gesehen werden müssen. Neben der Triebregulation ist daher noch ein zweites eigenständiges Regulationsprinzip anzuerkennen, das eben nicht Triebbefriedigung, sondern eine ausgewogene Selbstwertregulation zum Ziel hat. Die hierzu gehörigen Gefühlsqualitäten reichen von beschämenden und schmerzhaften Minderwertigkeitsgefühlen über ein Sich-geborgen-und-akzeptiert-Fühlen bis zu einem intensiven Hochgefühl („high" sein). Das Gefühl nach einer sexuellen Befriedigung, also einer Triebbefriedigung, ist eben nicht identisch mit den zugleich entspannten und dennoch intensiven Glücksgefühlen beim Segelfliegen. Kohut (1973) nimmt daher konsequent neben der Triebentwicklung eine eigenständige Entwicklung des Selbst und des Selbstgefühls an.

Bei meinen Untersuchungen an Frauen mit chronischen Unterleibsbeschwerden (Diederichs 1983) ist mir immer wieder aufgefallen, daß sie neben ausgeprägten Störungen in den frühen Objektbeziehungen durch erhebliche Beeinträchtigungen in der Selbstentwicklung auffielen, charakterisiert durch ein negatives Selbstverständnis und eine depressive Persönlichkeitsstruktur. Das negative Selbstverständnis zeichnete sich durch selbstquälerische, selbstentwertende oder selbstbestrafende Tendenzen aus. Gründe hierfür ließen sich in ihrer Kindheitsgeschichte aufzeigen, z. B. sind Frauen mit Unterleibsbeschwerden häufiger unehelich gezeugt und geboren worden als Frauen mit Miktionsstörungen. Sie weisen einen höheren Prozentsatz an Verlustsituationen hinsichtlich einer ersten wichtigen Bezugsperson auf. So haben fast ein Drittel der Frauen in meinem Klientel bis zum 3. Lebensjahr ihren Vater verloren, meist durch Trennung der Eltern, also auch hier wieder Hinweise für negative Auswirkungen auf die frühe Triangulierung der Objektbeziehungen mit entsprechenden Beeinträchtigungen der Objekt- und Selbstrepräsentanzen und damit der weiblichen Identität dieser Frauen. Unter Berücksichtigung der Narzißmustheorie scheint die Enttäuschungsaggression als Reaktion auf frühe und späte Kränkungen und Verletzungen des Selbstgefühls im Vordergrund zu stehen. Depressivstrukturierte wenden die Aggression gegen sich selbst. Während die dadurch bedingte Depression meist verdrängt oder verleugnet bleibt, manifestiert sich im Sinne einer Aufmerksamkeitsverschiebung die nach innen gerichtete Aggression als schmerzhafte Überbesetzung des Körpers.

Die Entwicklung psychischer oder psychosomatischer Symptome ist nicht nur als ein destruktiver Prozeß aufzufassen. Symptome sind ja Konfliktlösungsversuche und daher auch als ein Ausdruck von „kreativer Ich-Leistung" (Overbeck 1977) zu verstehen. Gerade für Frauen mit chronischen Unterbauchschmerzen ohne Organbefund scheint zu gelten, daß die körperlichen Beschwerden für sie immer noch erträglicher sind als mit ihrer Leere, beschämenden Minderwertigkeitsgefühlen, Kränkbarkeit, Trauer oder Verzweiflung konfrontiert zu werden. Die Reparationstendenz hat sich also in die körperliche Sphäre verschoben, weil jene zu diesem Zeitpunkt im seelischen Bereich nicht geleistet werden kann.
Dieser narzißmustheoretische Ansatz, den Beck (1981) v. a. in seinem Buch „Krankheit als Selbstheilung" ausgeführt hat, wird durch die klinische Beobachtung bestätigt. Wenn diese Frauen z. B. im Verlauf einer stationären Psychotherapie ihre Depression zulassen und erleben können, verschwindet das körperliche Symptom. Ihre Persönlichkeit oder ihr Selbst ist dann aber viel fragmentierter,

u. U. werden sie suizidal. Das körperliche Symptom ist daher ein wertvoller Stabilisator, dessen Erhaltung die Patienten oft mit allen Energien gegen die therapeutischen Eingriffe des Arztes verteidigen. Dieser Umstand könnte die Therapieresistenz der chronischen Unterbauchbeschwerden und auch vieler anderer psychosomatischer Symptome erklären.
Seitdem ich diesen theoretischen Hintergrund besser verstanden habe, bin ich wesentlich geduldiger mit den psychosomatischen Symptomen meiner Patienten umgegangen und habe meinen therapeutischen Ehrgeiz gezügelt, diese Symptome möglichst bald durch Konfrontation mit den dahinterliegenden Konflikten zum Verschwinden bringen zu müssen. An dieser Stelle kann ich die einzige konkrete Empfehlung für Ihre gynäkologische Praxis aussprechen: Indem Sie sich die Schutzfunktion dieser Symptome für das gefährdete Selbst ihrer psychosomatisch erkrankten Patienten bewußt machen, werden Sie sich weniger unter Druck setzen lassen, die Symptome sofort zu beseitigen und sich nicht zu invasiven diagnostischen oder therapeutischen Maßnahmen verführen lassen, die auf der unbewußten Ebene die körperliche Integrität des Patienten erneut verletzen.

Zusammenfassung

Mein Anliegen war aufzuzeigen, daß die Theorie der Psychoanalyse, insbesondere ihre neueren Weiterentwicklungen wie die Objektbeziehungstheorie und Narzißmustheorie, brauchbare wissenschaftliche Konzepte für die Entstehung psychosomatischer Symptome und Krankheiten in der Gynäkologie besitzt.
Bei der Durchsicht unserer fachspezifischen Literatur (z. B. die Internationalen Kongreßbände der ISPOG oder der Deutschen Gesellschaft für psychosomatische Gynäkologie und Geburtshilfe) fällt auf, daß sowohl bei kasuistischen als auch manchen empirischen Arbeiten die Theorie der Psychoanalyse häufig nur implizit benutzt wird und wenn explizit, dann nur vorwiegend auf die klassische Triebtheorie bezogen (z. B. sprechen Richter u. Stauber 1990 in ihrem Lehrbuchartikel an einer Stelle von „ödipalen Konflikten"). Die Psychoanalyse huldigt keiner primitiven und mechanistischen Traumatheorie, sondern untersucht – worauf auch Tress u. Reister (1990) kürzlich hingewiesen haben – in hochdifferenzierter Weise die Interaktion zwischen Eltern und Kindern. Auf seiten des Kindes wird dabei das angeborene Triebleben und die Entwicklung des Selbst oder Ich mitberücksichtigt. Bei der Ätiopathogenese von psychosomatischen Störungen oder Krankheiten muß die Psychoanalyse andere theoretische Systeme, wie die der Biologie, Verhaltensforschung und Psychoneuroimmunologie berücksichtigen. Ich habe das am Beispiel einer psychosomatischen Theorie der Zystitis zu zeigen versucht. Seelische Behinderungen entstehen aber immer innerhalb einer Beziehung, sind also „pathogenes Produkt zwischen einem Subjekt und seinem Objekt" (Tress u. Reister 1990). Die bekannten Risikofaktoren sind Dauerkonflikte zwischen Kindern und Eltern sowie der Eltern untereinander, schwere körperliche Bestrafungen der Kinder, erlebte Mißhandlungen, Trennung der Eltern, sexuelle Verführung des Kindes und seelische Störungen bei einem Elternteil. Aber nicht nur Mangelzustände und äußere ungünstige psychosoziale Verhältnisse wirken traumatisierend, sondern auch eine scheinbare „Überdosis von Liebe und Zuwen-

dung". Ich meine die Tatsache, daß Eltern ihre Kinder für ihre eigene seelische Not benutzen, sie symbiotisch an sich binden und daher nicht in die Unabhängigkeit entlassen können. Der Vater in der kurzen Kasuistik war ein Beispiel dafür. Das Tragische des Wiederholungszwanges ist, daß sowohl Mütter als auch Väter quasi dazu verurteilt sind, „ihr trauriges Frühschicksal an die eigenen Kinder weitergeben zu müssen, indem sie diese so behandeln, wie sie selbst behandelt worden sind. Selbst Opfer von Opfern bringen sie unschuldig Schaden über die eigenen Kinder" (Tress u. Reiser 1990, S. 200).

Dieser Wiederholungszwang ist jedoch für uns Psychotherapeuten eine große Chance – zumindest im Rahmen einer längerfristigen psychotherapeutischen Behandlung – diese frühen pathogenen Beziehungsmuster aufzuspüren, da der Patient sie auch tendentiell mit uns wiederholt. Dadurch können wir sie erkennen, deuten und durcharbeiten. Das ist der Inhalt von Übertragung und Gegenübertragung im psychotherapeutischen Prozeß.

Aber auch Sie als praktizierende Gynäkologen bekommen den Wiederholungszwang manchmal zu spüren, da Sie eine bedeutende Autoritätsperson für die Patienten darstellen. Damit gehen auch unbewußte internalisierte Anteile der frühen Autoritätspersonen, nämlich der Eltern, in das Verhalten Ihnen gegenüber mit ein. So erklärt sich, daß Sie manche Frauen als kindlich, anspruchsvoll, distanzlos, ängstlich, mißtrauisch, feindlich oder sogar flirtend erleben. Bei einer Frau, die irreales Mißtrauen gegenüber ihrer Gynäkologin zeigt, werden vermutlich unbewußt Ängste vor einer omnipotenten, in sie eindringenden Mutterfigur reaktiviert.

In dem Maße, in dem es Ihnen gelingt, die Gefühle, die sog. schwierige Patientinnen bei Ihnen auslösen, rechtzeitig wahrzunehmen, werden Sie in der Lage sein, diese Gefühle, z. B. Ärger, nicht gleich an die Patientin zurückzugeben, sondern erst einmal in sich zu bewahren (sozusagen wie ein Container) und dann behutsam im diagnostischen und therapeutischen Umgang mit ihr einzusetzen. Das beste „Heilmittel" ist nach wie vor die „Droge" Arzt, wie Michael Balint es bekanntermaßen formuliert hat. Psychosomatische Störungen sind letztlich – wie schon eingangs betont – die pathologische Endstrecke von zwischenmenschlichen Beziehungsstörungen. Psychosomatische Medizin und damit auch eine psychosomatisch orientierte Gynäkologie und Geburtshilfe muß daher Beziehungsmedizin sein.

Literatur

Anders D (1984) Mädchen mit rekurrierenden Harnweginfekten. Therapiewoche 34:907

Beck D (1981) Krankheit als Selbstheilung. Insel, Frankfurt am Main

Bräutigam W, Christian P (1983) Psychosomatische Medizin, Thieme, Stuttgart

Diederichs P (1983) Zur Psychosomatik der Miktionsstörungen. Med. Habilitationsschrift, FU Berlin

Diederichs P (1986a) Die Beziehung zwischen Arzt und Hebamme in ihrer Bedeutung für eine psychosomatisch orientierte Geburtshilfe. In: Stauber M, Diederichs P (Hrsg) Psychosomatische Probleme in der Gynäkologie und Geburtshilfe 1986. Springer, Berlin Heidelberg New York Tokyo

Diederichs P (1986) Sexualität und Miktionsstörung. Gynäkologe 19:37

Diederichs P (1990) Recurrent cystitis-new psychosomatic aspects: Vortrag auf dem III. Europäischen Symposion für Psychosomatische Gynäkologie und Geburtshilfe in Löwen/ Belgien (im Druck)

Eagle MN (1988) Neuere Entwicklungen in der Psychoanalyse. Verlag Internat. Psychoanalyse, München Wien

Ermann M (1989) Der Beitrag der Psychoanalyse zur psychosomatischen Grundversorgung. Prax Psychother Psychosom 34:33

Frick-Bruder V (1988) Die Bedeutung des Vaters für die Entwicklung des Kindes. In: Teichmann AT, Dmoch W, Stauber M (Hrsg) Psychosomatische Probleme in der Gynäkologie und Geburtshilfe 1988. Springer, Berlin Heidelberg New York Tokyo

Huland H et al. (1984) Über die Ätiologie von Harnweginfekten. Dtsch Med Wochenschr 109:1370

Illek S (1984) ...auf die Blase geschlagen! Empirische Untersuchung zum Zusammenhang zwischen Beziehungserleben und rezidivierenden Harnweginfekten bei Frauen. Unveröffentlichte Diplomarbeit. Psychol. Inst. der FU Berlin

Jürgensen O (1985) Schwangerschaft als seelischer Konflikt – bewußte und unbewußte Motivationen zum Schwangerschaftsabbruch. In: Fervers-Schorre B, Poettgen A, Stauber M (Hrsg) Psychosomatische Probleme in der Gynäkologie und Geburtshilfe 1985. Springer, Berlin Heidelberg New York Tokyo

Kohut H (1973) Narzißmus, Suhrkamp, Frankfurt am Main

Kohut H (1979) Die Heilung des Selbst, Suhrkamp, Frankfurt a. M.

Mahler MS et al. (1978) Die psychische Geburt des Menschen. Fischer, Frankfurt am Main

Overbeck G (1977) Das psychosomatische Symptom. Psyche 31:333

Rad M von, Zepf S (1990) Psychoanalyische Konzepte psychosomatischer Symptom- und Strukturbildung. In: Uexküll T von (Hrsg) Psychosomatische Medizin, Urban&Schwarzenberg, München

Richter D, Stauber M (1990) Gynäkologie und Geburtshilfe. In: Uexküll T von (Hrsg) Psychosomatische Medizin, 4. Aufl. Urban&Schwarzenberg, München

Stamey TA (1984) Pathogenese und Behandlung rezidivierender Harnweginfekte bei Frauen (Vortrag auf dem 36. Kongreß der Dtsch. Ges. f. Urologie in Bremen)

Tress W, Reister G (1990) Zur traumatischen Chimäre des unempfindlichen Kleinkindes oder: ohne primäre Liebe keine menschliche Solidarität. Prax Psychother Psychosom 35:190

Uexküll T von (Hrsg) (1990) Psychosomatische Medizin, 4. Aufl. Urban&Schwarzenberg, München

Veltkamp V (1990) „Wie ein Fluch ...". Empirische Untersuchung zur rezidivierenden Blasenentzündung bei Frauen aus psychosomatischer Sicht, Inauguraldiss., FU Berlin

Zepf S (1985) Narzißmus, Trieb und die Produktion von Subjektivität. Springer, Berlin Heidelberg New York Tokyo

Die Behandlung psychosomatischer Patienten in einer Ärztegruppe als didaktisches Modell

I. Rechenberger

Warum und wie kommt es zur Behandlung eines Einzelpatienten in einer Ärztegruppe?

Seit der Approbationsordnung von 1970 müssen Medizinstudenten am Pflichtpraktikum für „Psychotherapie und Psychosomatische Medizin" teilnehmen. Dabei werden aus didaktischen Gründen Patienten vorgestellt. Die Patienten geben dafür nicht nur ihr Einverständnis, sondern sie motivieren gelegentlich andere Patienten sich spontan zur Vorstellung zu melden.

Aus dem Erleben dieser Veranstaltung entstand manchmal auch bei den Studenten der Wunsch die Gelegenheit wahrzunehmen und sich im eigenen Kommilitonenkreis explorieren zu lassen. Für den einzelnen Studenten war damit auch manchmal die Hoffnung verbunden, ein wenig Therapie zu bekommen, was partiell auch nicht ganz ausgeschlossen ist, da jedes aufdeckende Vorgehen auch eine veränderte Sicht der eigenen Situation mit sich bringen kann. Zum Behandlungsauftrag entwickelte sich diese Möglichkeit spontan, als vor etwa 15 Jahren Kollegen zu Fortbildungsseminaren Patienten mitbrachten, z. B. zu 1- bis 2wöchigen psychosomatischen rheumatologischen Seminaren auf Ischia, in denen täglich 2 Doppelstunden mit dem Patienten gearbeitet wurde. Die Patienten erlebten dieses von ihrem behandelnden Arzt induzierte Angebot als ein Unternehmen auf Gegenseitigkeit. Die Patienten erhofften sich eine synoptische Sicht ihrer Krankheit im Expertenkreis und waren dafür gerne bereit sich einzubringen. So entsteht ein Prozeß auf Gegenseitigkeit, bei dem weder der Patient noch der Gruppenleiter in der Schuld des anderen verbleiben.

Im Laufe der Jahre entstanden Gruppen aus unterschiedlichen Motivationen und in unterschiedlichem Setting. Kollegen suchten diese Seminare auf um zu lernen, und Patienten meldeten sich um behandelt zu werden. Bei Fortbildungsveranstaltungen im Rahmen von Seminarkongressen entwickelten sich Behandlungsarrangements für einen begrenzten Zeitraum von 1–2 Wochen mit täglich 1–2 Doppelstunden.

Weiterbildungsgruppen arbeiten über einen längeren Zeitraum, um sich auf die psychosomatische Grundversorgung vorzubereiten oder zur Erlangung der Zusatzbezeichnung Psychotherapie. In diesen Gruppen kann man Patienten 1–1½ Jahre im Abstand von 4 Wochen und gelegentlich auch in einem sich daran anschließenden Seminar weiter behandeln.

Gruppen, in denen hochfrequenter gearbeitet wird, sind aus zeitlichen Gründen die Ausnahme. Da es sich oft um auswärtige Patienten handelt, ist bei Anreise aus größerer Entfernung das zeitliche Intervall auch realistischer. Es kommt vor, daß sich Patienten mehrfach hintereinander spontan für die nächste, einmal pro Jahr stattfindende Fortbildungsveranstaltung melden. Die durchschnittliche Zahl der teilnehmenden Ärzte lag zwischen 12 und 20 Teilnehmern. Gelegentlich waren die Gruppen aber auch größer oder kleiner. Die teilnehmenden Kollegen betrachteten diese Möglichkeiten als Test oder als Einstieg, oder sie kamen, weil sie an ihrem Heimatort nicht das Weiterbildungsangebot einer Großstadt hatten. Ein derartiges Setting ermöglicht es, mehrere Teilnehmer gleichzeitig an psychosomatisches Erleben heranzuführen. Es zeigte sich bald, daß nicht so sehr die Zielsetzung für den Verlauf des psychodiagnostischen und psychotherapeutischen Prozesses in der Gruppe maßgebend ist, vielmehr ergibt sich der Prozeß eigengesetzlich aus der Zusammensetzung der Gruppe durch die einzelnen Teilnehmer. Versucht man das Setting in Analogie zu den Richtlinien für Psychotherapie zu definieren, so kann man sagen, daß es sich entweder um eine tiefenpsychologischorientierte Kurzpsychotherapie von 10–20 Doppelstunden oder um eine längerdauernde tiefenpsychologischorientierte Psychotherapie handelt, die aus später zu benennenden Gründen weder eine Einzeltherapie noch eine Gruppentherapie im engeren Sinne ist.

Aspekte des psychosomatischen Prozesses

Um Patienten mit psychosomatischen Symptomen verstehen zu können, ist die medizinische Diagnose des somatischen Anteils sehr wichtig. Der Patient kann sich nur akzeptiert fühlen, wenn der Arzt auch die somatische Manifestation seines Leidens respektiert. Im Rahmen der psychosomatischen Grundversorgung ist dies eine Selbstverständlichkeit. Der Arzt muß dort die somatische Abklärung und Behandlung mit abdecken.
Im Rahmen einer Ärztegruppe sind Kollegen unterschiedlicher medizinischer Provenienz. Dies bedeutet, daß der Gruppenleiter von der somatischen Einschätzung des Symptoms weitgehend entlastet wird. So kann z. B. ein Patient mit psychosomatisch bedingten Herzbeschwerden eine psychosomatische Sicht seiner Beschwerden besser annehmen, wenn er merkt, daß ein teilnehmender Kollege sich medizinisch-diagnostisch auf sicherem Boden befindet. Durch die Argumente und Phantasien der Kollegen werden die Äußerungen des Patienten angereichert. Der einzelne Teilnehmer kann das Thema des Patienten amplifizieren. Die Patienten suchen sich unter den Kollegen ihren Behandler aus. Durch multiple Therapeuten werden unterschiedliche Bereiche seelischen Erlebens mobilisiert und erfaßt, die durch einen Therapeuten, auch nicht durch einen Gruppenleiter, so erreicht werden.
Während man in der formalen Psychotherapie das Aufsplitten der Übertragung zu vermeiden sucht – und dies hat Gründe – kann es in dem hier zur Diskussion stehenden Setting zur Aufsplittung der Übertragung kommen. Bei Ich-schwachen Patienten kann aus diesem Geschehen eine positive emotionale Bindung an einen der Teilnehmer erfolgen, was dem Patienten ein Entfalten seiner Übertragung

ermöglicht und durch Identifikation ein psychisches Wachstum des Patienten in Gang bringt.
Als Beispiel möge die Behandlung eines Patienten in einer Gynäkologengruppe dienen.

Da ein Platz für eine Einzelbehandlung nicht zur Verfügung stand, wurde der Patient in einer Ärztegruppe vorgestellt und es ergab sich eine Behandlung von fast 3jähriger Dauer. Der Patient kam nacheinander zu 2 Weiterbildungsseminaren, die jeweils 10 Sitzungen im Abstand von 4 Wochen umfaßten. Er entwickelte eine positive Übertragung auf einen jungen und attraktiven Gynäkologen. Innerhalb weniger Wochen kam es zu einer symptomatischen Heilung des Hautbefundes, und da der Patient sich von seinem Behandler nicht trennen wollte, entschloß er sich eine bis dahin nicht thematisierte Homosexualität zur Diskussion zu stellen. Uneingeschränkt schilderte er seine ständige Suche nach neuen Partnern und beschrieb, wie er in öffentlichen Toiletten und Badeanstalten Gelegenheitsbekanntschaften machte. 1983 wurden die ersten Fälle von HIV-Infektionen diagnostiziert und von da ab ein anderes Bewußtsein, verbunden mit Angst, manifest. Durch die Übertragung auf den Kollegen gelang es dem Patienten seine unbewußten Wünsche und Erwartungen an einen Partner zu erkennen und im Schutz der Gruppe zu verbalisieren. Durch die Identifikation mit dem Kollegen wurden die bisher promiskuösen Objektbeziehungen besser konturiert und brauchten nicht mehr wahllos ausagiert zu werden. Nach Beendigung der Therapie rief mich der Patient in jährlichem Abstand an, um über sich zu berichten. Er hatte sein Studium abgeschlossen und sich auf feste Partnerschaften beschränken können. Auch seine Haut hatte sich stabilisiert. Für den Patienten war das Entscheidende, daß er sich nun nicht mehr dem Risiko einer HIV-Infektion ausgeliefert fühlte, sondern seine Beziehungen selbst steuern konnte. Bei jedem Anruf aber erkundigte er sich nach seinem Behandler in der Gruppe und drückte sein Bedauern aus, mit diesem Gynäkologen nicht persönlich Umgang pflegen zu dürfen. Aber er respektierte die Notwendigkeit der Abstinenz.

Bei hoher Motivation und Psychotherapiefähigkeit kann trotz der begrenzten Möglichkeiten ein Patient bei einem solchen Setting gelegentlich psychische Kompetenz erwerben, die in fortgeschrittenem Stadium die Kompetenz eines in der Gruppe beginnenden Teilnehmers überragen kann. So kann man gelegentlich in der Gruppe eine Rollenumkehr beobachten, indem sich ein teilnehmender Kollege ratsuchend an den eigentlichen Patienten wendet. Eine in einem paramedizinischen Beruf tätige Frau wurde nach Überwindung ihres eigenen Ekzems zum entscheidenden Katalysator für psychische Entwicklungsprozesse eines in der Gruppe beginnenden Teilnehmers. Da die Teilnehmer für den Patienten auch Hilfs-Ich-Funktionen übernehmen, tragen sie manchmal dazu bei, daß der Patient unabwendbares und unerträgliches Leid besser zu ertragen vermag.
Mit der bei einer behandelnden Ärztegruppe auftretenden Aufsplittung der Übertragung sind Vor- und Nachteile verbunden. Da die Übertragung, wenn sie vom Arzt nicht angenommen und durchgestanden werden kann, auch ihre Begrenzung an der Persönlichkeit des Behandlers findet, kann dadurch eine Begrenzung des Tiefganges des therapeutischen Prozesses eintreten. Aus psychotherapeutischer Unerfahrenheit kann der vom Patienten gewählte Ansprechpartner durch eigene Probleme den Patienten in der Entfaltung der Übertragung behindern, was auch nicht dadurch aufzufangen ist, daß andere Kollegen sich mitinvolvieren.
In der Gruppensituation hat ein Kollege, der erste psychotherapeutische Schritte tut, manchmal mehr Angst, als wenn er mit einem Patienten allein ist, aber auch mehr Entlastung. In einer Einzeltherapie kann das Gefälle zwischen Arzt und

Patient unreflektiert größer sein und damit hat der Anfänger auch mehr Macht über den Patienten. Dieses Verhalten wirkt sich in der Gruppensituation weniger aus, da die anderen Teilnehmer es entweder in der Sitzung oder außerhalb der Sitzung in Frage stellen. Manchmal üben Gruppenmitglieder für den Patienten auch psychagogische Funktionen aus. Ein Teilnehmer drückte dies folgendermaßen aus: „dem Patienten habe ich aber Korsettstangen eingezogen." Dies mag manchmal nützlich sein, wenn es dazu beiträgt im übrigen mit dem Patienten aufdeckender vorzugehen. Gelegentlich entwickeln die Kollegen auch außerhalb der Gruppe Aktivitäten, was man nicht immer verhindern kann, z. B. indem sie sich telefonisch in der Zwischenzeit nach dem Befinden des Patienten erkundigten und ihm vielleicht Ratschläge gaben. Ein solches zusätzliches Therapieangebot kann vom Patienten als aufdringlich erlebt werden oder ihn der Notwendigkeit entheben, sich vorbehaltlos in die Gruppe einzubringen. Für teilnehmende Kollegen hat der Patient oft eine Katalysatorfunktion. Die Kollegen merken plötzlich, wie sie mitinvolviert und gefordert sind. Eigene Symptome beginnen mitzusprechen. Dem Arzt drängen eigene Affekte ins Bewußtsein, aber eben manchmal auch so, wie es im psychischen Erleben vorkommt, zunächst über ein Agieren. So verbrachte ein Gynäkologe schmollend mehrere Stunden hintereinander schweigend in der Gruppe, bevor er mitteilen konnte, wie gekränkt er über die Deutungen seiner Kollegen war. Mit großem Engagement hatte er seine Patientinnen von einer überflüssigen Hysterektomie abgehalten, aber sich dafür persönlich involviert.

Resümee

Ärzte kommen in didaktische Gruppen, weil sie sich Einblick in die Behandlungstechnik erhoffen. Ausbildungskandidaten beklagen sich, daß es wenig Darstellungen von Behandlungsverläufen gibt. Auch bei einer Supervision sieht der Supervisor den Patienten i. allg. nicht, er bekommt allenfalls eine zusätzliche Information über Tonbandaufnahmen. Die Beobachtung des Behandlungsprozesses über Einwegspiegel ist problematisch. In einer didaktischen Ärztegruppe wird der therapeutische Prozeß für die Beobachter transparent. Läßt man diesen Prozeß sich erst einmal entwickeln, bevor man ihn diskutiert, so werden die teilnehmenden Ärzte zunehmend selbst involviert. Im Unterschied zur Supervision verläuft der Prozeß intensiver, da die Kollegen nicht nur involviert sind, sondern auch bei eigener Betroffenheit gleichzeitig ihre Reaktionen auf den Patienten in Frage gestellt werden.

Von Gruppe zu Gruppe unterschiedlich ist der Zeitpunkt der Bearbeitung des Prozesses. Manche Gruppen diskutieren nach jeder Sitzung in Abwesenheit des Patienten. Andere Gruppen ermöglichen das Entstehen einer Übertragungsneurose beim Patienten ohne Zwischendiskussion. Die synoptische Durcharbeitung des Prozesses ermöglicht eine Konzeptualisierung des Geschehenen und Lösung der Ärzte aus der Involvierung. Beim teilnehmenden Kollegen können während der Entwicklung des Prozesses eigene psychosomatische Symptome aktiviert werden und mitsprechen. Dies kommt häufig vor und ist diagnostisch sehr nützlich. Der Kollege lernt so sein eigenes Symptom zu akzeptieren und besseres Verständnis für seine Patienten zu entwickeln. Im Schutz der Gruppe wird es dem lernenden Kollegen möglich, die ihm vom Patienten in der Projektion zugedachte Rolle auszuhalten, bevor der Patient die Projektion zurücknehmen kann. Dabei werden manchmal Probleme des Patienten in der Gruppe ausgetragen. Der Gruppenleiter muß möglichst alle Teilnehmer im Auge behalten, da häufig Nebenprozesse ablaufen. Auf diese Weise sieht man, was Kollegen mit den Patienten machen und was nicht immer verhindert werden kann. Oft verbalisieren Kollegen Jahre später wie sie die Gruppe erlebt haben, benennen eigene Frustrationen und beschreiben wie sie selbst an der Gruppe gewachsen sind. Die therapeutischen Möglichkeiten für den Patienten sind u. a. auch durch Widerstände von Kollegen eingeschränkt. Die aus didaktischen Gründen vorgegebene Mehrpersonenbeziehung kann für den Patienten auf Kosten einer manchmal notwendigen und wirksameren Zweierbeziehung gehen. So kann ein Deutungsangebot für einen Patienten verständlich sein aber nicht immer für den Kotherapeuten. Von daher kommt es gelegentlich zwangsläufig zu einem Verzicht auf einen Tiefgang des Prozesses, da in ein Deutungsangebot die eigene Gegenübertragung miteingeht und diese nicht bei jeder Intervention einzelner Kollegen transparent gemacht werden kann, da es sich nicht um eine Selbsterfahrungsgruppe für Kollegen im eigentlichen Sinne handelt. In der Mehrpersonenbeziehung werden Triangulierungen erleichtert, bei frühen Störungen kann eine Gruppe aber auch manchmal hinderlich sein. Da der Gruppenleiter die therapeutischen Möglichkeiten einzelner Kollegen kennenlernt, wird dadurch eine gezielte Überweisung anderer Patienten möglich.

Eine gut arbeitende didaktische Gruppe kann gelegentlich in eine Selbsterfahrungsgruppe übergehen. Der Gruppenleiter wird in der didaktischen Gruppe die Beiträge der Kollegen in seine diagnostischen Überlegungen und Interventionen einbeziehen. Implizit bedeutet die Mitarbeit der Kollegen auch eine Supervision des Gruppenleiters.

Als Schwerpunkte des Lernprozesses nennen die Kollegen häufig die Wahrnehmung und Kontrolle von Helferimpulsen, die manchmal notwendige Strukturierung von psychosomatisch Kranken und die Auseinandersetzung mit der Frage, wie weit der Therapeut die eigene Gegenübertragung preisgeben darf und damit aus der Abstinenz tritt. Abschließend soll zitiert werden, was Kollegen mit unterschiedlichen Worten umschreiben: „Da gibt es eine Grenze beim Patienten und beim Arzt, über die man nicht hinausgeht - und da fängt es doch erst an!" Wenn ein Kollege diese bei sich und beim Patienten erkennen kann, kann er auch flexibler mit den Begrenzungen und Möglichkeiten umgehen.

Literatur

Rechenberger I (1984) Psychotherapie in Ärztegruppen als Mittel psychosomatischer Fortbildung. Der Praktische Arzt, Heft 33. Krüger, Dortmund

Aus Forschung und Praxis

Motivation zur kosmetischen Brustoperation bei gesunden Frauen. Eine retrospektive und prospektive Studie

J. Gallenkamp, T. Vogel, O. Jürgensen, R.-T. Michel

Die hier vorgestellten Ergebnisse geben einen Zwischenbericht aus einer laufenden Studie.

Untersucht wird eine Gruppe von Frauen, die eine kosmetische Brustoperation planten oder bereits hinter sich hatten (Reduktions-, Augmentations- und Liftingoperationen). Es sollen 20 Frauen präoperativ und 20 Frauen postoperativ erfaßt werden.

Bewußt werden nur solche Frauen ausgewählt, die keinen pathologischen Vorbefund an den Brüsten im Sinne eines Karzinoms, einer Mastopathie oder einer anderen organischen Veränderung aufweisen. Dies scheint sinnvoll, da bei Patientinnen mit Karzinom die Psychodynamik der Grunderkrankung, die Auseinandersetzung mit Tod und Sterben, im Vordergrund steht.

Der Kontakt zu den Frauen wird über einen der Autoren hergestellt, der die Operation anbietet und durchführt.

Die Untersuchung wird in Form eines halbstandardisierten, tiefenpsychologischen Interviews durchgeführt. Erfaßt werden in diesem Interview die Krankengeschichte, die aktuelle Vorgeschichte, die biographische Entwicklung, Sexualität und Partnerschaft.

In der Literatur (s. Verzeichnis am Ende dieses Beitrags) sind einige Arbeiten zu diesem Thema zu finden. Diese sind zumeist psychometrische Untersuchungen, bei denen eine Trennung des Kollektivs nach Karzinompatientinnen mit Wiederaufbau und „rein kosmetischen" Eingriffen nicht vorgenommen wird.

Bis zum jetzigen Zeitpunkt haben wir eine Gruppe von 24 Frauen untersucht, davon 17 präoperativ und 7 postoperativ (Abb. 1).

14 Frauen unterzogen sich einer Reduktionsoperation, 4 einem Lifting mit teilweiser Reduktion und 6 einer Augmentation (s. Abb. 2).

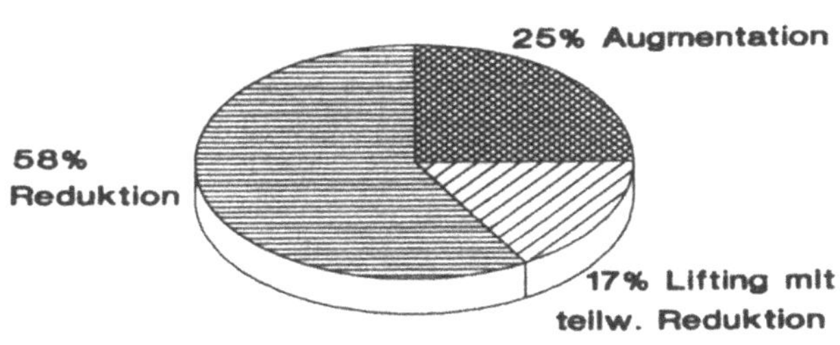

Abb. 1. Operationsverfahren

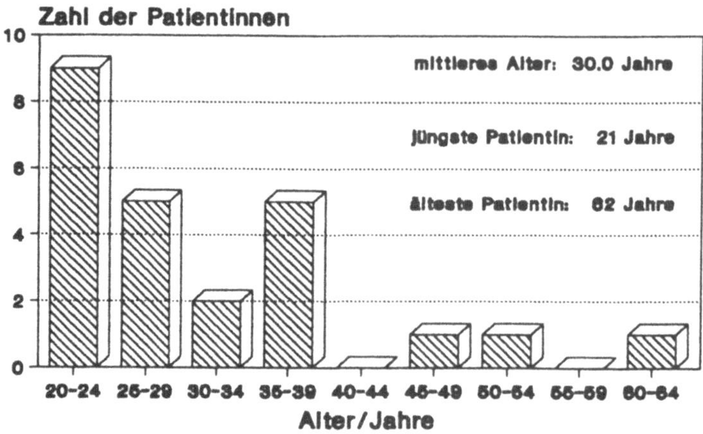

Abb. 2. Altersverteilung

Die Altersverteilung zeigt, daß die Mehrzahl der Frauen 20–39 Jahre alt ist. Die jüngste Patientin ist 21 Jahre, die älteste 62 Jahre alt.
Die 62jährige Patientin ist auch nach Angaben des Operateurs eine „statistische Ausnahme".
Das Durchschnittsalter bei den Patientinnen mit Reduktionsoperation beträgt ca. 30 Jahre.
Bei den jüngsten Frauen (21–24 Jahre) handelt es sich ausschließlich um Patientinnen, die ihre Brust reduzieren wollten (9 Frauen).
Das Operationsalter bei den Augmentationsplastiken liegt mit ca. 34 Jahren deutlich höher.
Von den 24 Frauen leben 9 noch bei den Eltern, 15 haben eine eigene Wohnung.
Die 9 Patientinnen ohne eigene Wohnung sind die oben erwähnten jungen Patientinnen mit einer Reduktionsplastik; 9 Frauen (38%) sind ohne feste Beziehung, 10 (43%) haben Kinder (s. Abb. 3).
Von den 24 Frauen sind 17 berufstätig. Unter den Erwerbstätigen befindet sich eine große Gruppe von Büroangestellten im kaufmännischen Bereich (12 Frauen; s. Abb. 4).
Die *Kosten der Operation* wurden bis auf 2 Ausnahmen voll von den Krankenkassen übernommen.

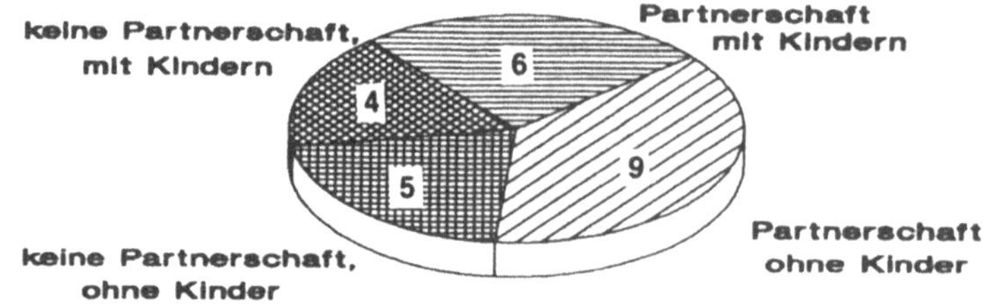

Abb. 3. Partnerschaft und Kinder

Abb. 3. Partnerschaft und Kinder

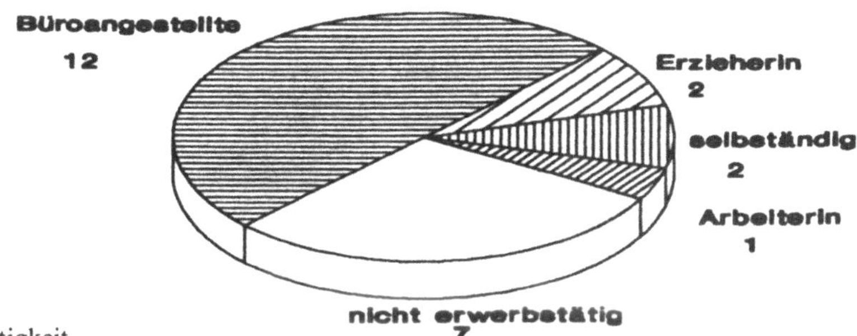

Abb. 4. Berufstätigkeit

Motive zur Operationsentscheidung bei 14 Patientinnen mit Reduktionswunsch:

	(Anzahl der Angaben)
– Bewegungsbeeinträchtigung (Sport und Freizeit)	9
– Einschränkung bei der Kleiderauswahl	11
– negative Reaktionen durch (männliche) Umwelt	5
– orthopädische Rückenbeschwerden	7

Bei den jüngeren Patientinnen spielten akute Beschwerden im HWS/BWS-Bereich nur eine untergeordnete Rolle, wobei dies oftmals – im Sinne einer Prophylaxe – als Indikation für die Kostenübernahme durch die Krankenkassen ausreichte. Ältere Patientinnen klagten gehäuft über akute HWS/BWS-Beschwerden.

Bei den Patientinnen mit Lifting und Augmentation sind die Motive vielgestaltiger. Bei diesen Patientinnen unterscheiden wir zwischen primärer, d. h. seit der Pubertät bestehender Mikromastie und sekundärer d. h. erworbener Ptose in Form fibromatöser Involution. Diese kann u. a. erworben sein durch Schwangerschaft, Stillen oder starke Gewichtsschwankungen. Diese Patientinnen wünschten sich, den früheren Zustand wiederherzustellen.

Für die kleine Gruppe der Patientinnen mit primärer Mikromastie stellte die Operation die Hoffnung auf Verwirklichung des langjährigen Wunsches dar, wie andere Frauen zu sein. Sie gaben an, schon seit der Pubertät unter diesem körperlichen Defekt gelitten zu haben.

Die 7 Patientinnen, die wir postoperativ interviewten, waren mit dem operativen Ergebnis zufrieden und betonten, sie hätten den Entschluß zur Operation nicht bereut.

Die tiefenpsychologische Analyse der Interviews ergab naturgemäß bzw. methodisch bedingt andere unbewußte Motive. Wir fanden – auch im Vergleich mit anderen Studien – erstaunlich viele, zum Teil schwere psychische Störungen (vgl. Badusa 1983; Burk et al. 1985; Liedtke et al. 1985). Die Problematik soll durch folgendes Beispiel verdeutlicht werden.

Fallbeispiel

Berichtet wird über eine 24jährige Patientin (P.) mit dem Wunsch einer Brustreduktionsoperation. Zum ersten Beratungsgespräch erscheint sie zusammen mit der Mutter, die dabei auch den größten Teil der Interaktion bestreitet; 3 Monate später soll die Operation stattfinden.

P. ist 1,60 m groß, schlank und macht einen sportlichen Eindruck.
Als erstes Motiv zur Operation gibt sie orthopädische Rückenprobleme an, die aber im weiteren Verlauf des Interviews nicht mehr erwähnt werden. Ein weiteres Problem stellt für P. der Kleiderkauf dar. Die gemeinsamen Einkäufe mit ihrer Mutter enden meist mit Tränen. Die Mutter beklagt dabei regelmäßig, wie schwierig es sei, passende Kleidung für die Tochter zu finden. Bei sportlichen Aktivitäten fühlt sich P. weniger eingeschränkt.
P. wuchs zusammen mit ihrer 2 Jahre älteren Schwester auf. Die Kindheit beschreibt sie als glücklich. Als sie 12 Jahre alt ist, wird bei ihrer Mutter Brustkrebs festgestellt, der zu einer Brustamputation führt. Kurz darauf scheitert die elterliche Ehe, P. und ihre Schwester bleiben bei der Mutter. P. berichtet, bis zur Scheidung sei sie „ein Herz und eine Seele" mit dem Vater gewesen. Das Verhältnis zur Mutter nennt sie gut, allerdings habe die Mutter die ältere Schwester lieber gehabt.
P. hat nach dem Abitur eine Ausbildung als Erzieherin begonnen, die sie demnächst abschließt. Seit 3 Jahren hat sie einen festen Freund, der aber in bezug auf die Operation kaum Erwähnung findet.
Für die Zukunft plant sie den Auszug von zu Hause in eine gemeinsame Wohnung mit dem Freund. Sie will später einmal Kinder haben. Daß sie nach der Operation dann nicht mehr stillen kann, sei zwar ein Problem, doch gebe es ja auch noch andere Möglichkeiten.

Betrachten wir die Motive zur Brustoperation aus tiefenpsychologischer Sicht, steht bei der Patientin die (ambivalente) Beziehung zur Mutter im Mittelpunkt.
In der Zeit, als die Mutter ihre Brust durch ein Karzinom verlor, wuchs bei der Tochter eine jugendliche, nicht mehr zu übersehende Brust heran. Dies allein wäre schon genug Grund für die Mutter, neidisch auf ihre Tochter zu sein. Aber die Mutter verliert auch noch ihren Mann und ist nicht in der Lage, einen neuen Partner zu finden. Anders die Tochter. Sie entwickelt sich scheinbar normal. Sie ist in der Lage, sexuellen Kontakt aufzunehmen, obwohl sie die aggressiven Impulse der Mutter gegen ihre Brust internalisiert hat.
Der Patientin ist es nicht möglich, die alleinstehende brustamputierte Mutter zu verlassen. Die Reduktionsoperation scheint der Versuch zu sein, sich körperlich der Mutter anzugleichen um die gewünschte Trennung zu vollziehen – um den Preis der eigenen Beschädigung.
Beim Beratungsgespräch wird die Behinderung durch die zu große Brust von Arzt und Patientin immer wieder betont. Daraus entwickelt sich eine tragfähige Arzt-Patient-Beziehung, in der der Arzt für die Patientin zum rettenden Märchenprinz wird.
Wir verstehen die Motivation zur Operation in diesem Fall als Bewältigungsversuch in einem Ablösungskonflikt.

Die gefundenen vielfältigen *psychiatrischen Diagnosen* haben wir übersichtshalber in folgende drei Gruppen eingeteilt:

– frühe Störungen (narzißtische, Borderline- und Identitätsstörungen sowie manifeste Depressionen):	9
– Ablösungskonflikte (z. T. mit Anorexie bzw. Bulimie):	8
– ödipale Konflikte:	7
– Gesamt	24

Bei den frühgestörten Patientinnen stellte die Brust oft eine Repräsentanz der defizitären Mutter dar, die aber aggressiv besetzt war.
So konnte die Augmentation in dem Sinn verstanden werden, daß das unvollständige mütterliche Objekt von außen in Form der Prothese ersetzt werden sollte.
Die Reduktion stellte dagegen bei den frühgestörten Patientinnen eine aggressive Abgrenzung von der insuffizienten Mutter dar.
In beiden Gruppen wurden bewußt oft Wünsche, mit der schönen Brust den idealen Partner zu finden, als Operationsmotiv angegeben – teilweise von Frauen, die von den realen Partnern verprügelt oder betrogen wurden.

Vergleichsweise spielte das sexuelle Rivalisieren mit Gleichaltrigen oder Schwestern als Operationsmotivation eher eine untergeordnete Rolle.
Der subjektive Leidensdruck der Patientinnen stand in keinem direkten Zusammenhang mit dem Grad der körperlichen Abweichung.
Die starke Fixierung auf die operative Behandlung dieser Abweichung erklärt sich auch mit den gefundenen schweren Persönlichkeitsstörungen und dem subjektiv erlebten defizitären Selbstbild. Nicht zufällig fällt die Operation, insbesondere bei den jungen Patientinnen mit Wunsch nach Reduktion, oft an das Ende einer Lebensphase (Beendigung der Ausbildung, Auszug aus dem Elternhaus, Beendigung einer Partnerschaft). Ob und wie lange diese Fixierung anhält oder ob bei den jungen Frauen möglicherweise andere Kompensationsmechanismen wirksam werden könnten, ist abschließend nicht einzuschätzen. Andererseits fühlten sich einige Patientinnen, denen der niedergelassene Arzt zuvor von einer Brustkorrektur abgeraten hatte, erstmals vom Operateur in ihrem Leiden verstanden und akzeptiert.
Die immer wieder diskutierte Frage, ob Patientinnen mit dem Wunsch nach kosmetischer Brustkorrektur nicht auch oder in erster Linie psychotherapeutisch behandelt werden sollten, beantworten die Patientinnen selbst, indem sie auf kurzfristige Effizienz und operative Symptombeseitigung bestehen.
Auch aus der Perspektive unserer Untersuchungen scheint diese Frage kaum lösbar. Aus der Dynamik der meist noch jungen Patientinnen ist auch das Drängen auf schnellen „Erfolg“ durch Handeln nachfühlbar. Immerhin befanden sich in der gesamten Gruppe von 24 Frauen nur 3, bei denen wir das Gefühl hatten, die Operation wäre besser nicht durchgeführt worden.

Literatur

Badura HO (1983) Zum somatopsychischen Einfluß plastischer Brustoperationen. Psychother Med Psychol 33:179–182

Beale S, Lisper HO, Palm B (1980) A psychological study of patients seeking augmentation mammaplasty. Br J Psychiatr 136:133–138

Burk J, Zelen SL, Terino EO (1985) More than a skin deep: A self-consistency approach to the psychology of cosmetic surgery. Plast Reconstr Surg 76/2:270

Däumling G (1977) Psychosomatische Aspekte bei plastischer Mammachirurgie. Med. Dissertation, Univ. Heidelberg

Kilmann PR, Sattler JI, Taylor J (1987) The impact of augmentation mammaplasty: A follow-up study. Plast Reconstr Surg 80/3:374

Liedtke B, Badura HO, Jung H (1985) Änderung der psychosomatischen Situation nach operativer Augmentation und Reduktion der weiblichen Brust. Geburtsh Frauenheilkd 45:316

Meyer L, Ringberg A (1987) Augmentation mammyplasty – Psychiatric and psychosocial characteristics and outcome in a group of Swedish women. Scand J Plast Reconstr Surg 21:199–208

Psychosomatische Aspekte der zervikalen intraepithelialen Neoplasie

P. Knorre

Trotz eines enormen personellen und materiellen Aufwandes in aller Welt stehen wir weiterhin hilflos der Feststellung gegenüber, daß wir über die Entstehung bösartiger Tumoren so gut wie nichts wissen. Jeder scheinbare Teilerfolg auf diesem Weg sagt nichts aus über das „Warum“ oder erweist sich im Nachhinein als nur teilweise gültig. Die These von der „multifaktoriellen Genese“ scheint uns der treffende Ausdruck für unsere Hilflosigkeit.
Für einen konsequenten Vertreter eines psychosomatischen Krankheitsmodells kann die Krebsentstehung nicht aus diesem Modell ausgeklammert werden. Er wird sich also irgendwann auch an diesem Problem reiben. Als Gynäkologe in der Früherkennung des Krebses geschult, stellt er bald fest, daß ihm die Präkanzerosen und dysplastischen Übergangsformen an der Cervix uteri eine Möglichkeit bieten, ein wesentliches Handikap der Psychoonkologie auszuschließen - die ungeklärte Frage, ob die beschriebenen Persönlichkeitsmerkmale von Krebspatienten Ursache oder Folge der Erkrankung sind. Damit sind Motiv und Problemstellung der vorliegenden Untersuchung umrissen.

Patientengut und Methode

Zwischen 1986 und 1989 wurden 250 Frauen unserer Praxis mit einem erstmalig aufgetretenen auffälligen zytologischen Abstrich (Papanicolaou III, IV, V) in die Untersuchung einbezogen (s. Tabelle 1).

Tabelle 1. Übersicht über das untersuchte Patientengut

Alter (16–58 Jahre)	$\bar{x} = 28{,}9$ Jahre
Familienstand	
- ledig	59 (23,6%)
- verheiratet	119 (47,6%)
- geschieden	54 (21,6%)
- wiederverheiratet	17 (6,8%)
- verwitwet	1 (0,4%)
Geburten (n = 0–5)	$\bar{x} = 1{,}48$
Aborte (n = 0–3)	$\bar{x} = 0{,}12$
Abruptiones (n = 0–4)	$\bar{x} = 0{,}39$

Die Patientinnen wurden zum Zeitpunkt der ersten zytologischen Kontrolluntersuchung auf die Möglichkeit der Mitwirkung psychischer Ereignisse an dem Geschehen angesprochen und gleichzeitig nach solchen Einflüssen befragt. Aufgrund empirischer Vorerfahrungen des Untersuchers wurden dabei die Partnerbeziehungen in den Vordergrund gestellt, jedoch die Möglichkeit nicht partnerrelevanter Ereignisse offengelassen. Dieses Gespräch gestaltete sich weitgehend unproblematisch, weil die Patientinnen ohnehin nach den Ursachen der Veränderungen an der Portio fragen.
Weiterhin wurde ein in der ehemaligen DDR weitverbreitetes Neurosenscreening (Beschwerden- und Verhaltensfragebögen nach Höck u. Hess 1975, 1976) eingesetzt, mit dem wir bereits in unseren Infertilitätsstudien gute Erfahrungen gesammelt hatten.
Die weiteren Kontrolluntersuchungen sowie die Entscheidung zur histologischen Klärung durch Konisation entsprachen unserem üblichen fachärztlichen Verhalten. Kurzfristige Kontrollen im Abstand von 2–3 Monaten wurden so lange durchgeführt, bis mindestens 2 negative Abstriche vorlagen.
Alle Ergebnisse wurden rechnergestützt bearbeitet. Die Untersuchung ist insofern noch als vorläufig anzusehen, da die gestellte Bedingung einer 3jährigen Beobachtungszeit erst für 2/3 der Patientinnen erfüllt ist.

Ergebnisse

Ergebnisse der körperlichen Untersuchungen

Die Resultate der zytologischen Kontrollen sind aus Tabelle 2 zu ersehen. Es fällt auf, daß bei der 1. Kontrolle (ZYTO 1) rund 2/3 der Frauen zytonegativ waren, daß also der weitaus größte Teil auffälliger Zytologie flüchtiger Natur ist. Bei 18 der 250 Frauen wurde dagegen bereits nach der ersten Kontrolle histologisch abgeklärt.
Bei den kolposkopischen Befunden (Tabelle 3) wurden nur die anläßlich der Kontrollen (ZYTO 1 bis ZYTO 3) erhobenen berücksichtigt, um eine einheitliche Befundung durch denselben Untersucher zu gewährleisten. Dabei zeigt sich, daß nur bei etwa 20% der Frauen Auffälligkeiten festegestellt wurden. Auf eine weitere Differenzierung wird verzichtet, da nur die sog. „white spikes“ sich als prognostisch wesentlich erwiesen.

Tabelle 2. Ergebnisse der zytologischen Untersuchungen

Zeitpunkt	ZYTO 0	ZYTO 1	ZYTO 2	ZYTO 3
Abstand (Monate)		2,94	2,62	2,71
Ergebnis:				
PAP I, II		164 (65,5%)	173 (74,6%)	37 (56,9%)
PAP III, IIID	231 (92,4%)	66 (26,4%)	45 (19,4%)	26 (40,0%)
PAP IV	19 (7,6%)	17 (6,8%)	13 (5,6%)	2 (3,1%)
PAP V	0	3 (1,2%)	1 (0,4%)	0

Tabelle 3. Ergebnisse der kolposkopischen Untersuchungen

Zeitpunkt	ZYTO 1	ZYTO 2	ZYTO 3
Abstand (Monate)	2,94	2,62	2,71
Ergebnis: - auffällig	51 (20,4%)	34 (14,7%)	10 (15,4%)
n	250	232	65

Tabelle 4. Ergebnisse der histologischen Untersuchungen

	n	[%]
keine Konisation erforderlich	170	68,0
vor Konisation ausgeschieden	5	2,0
Konisation, davon	75	30,0
- keine Dysplasie, HPV	6	2,4
- geringe/mäßige Dysplasie	12	4,8
- schwere Dysplasie	29	11,6
- intraepitheliales Ca. (CIN)	20	8,0
- invasives Ca. (CC)	8	3,2

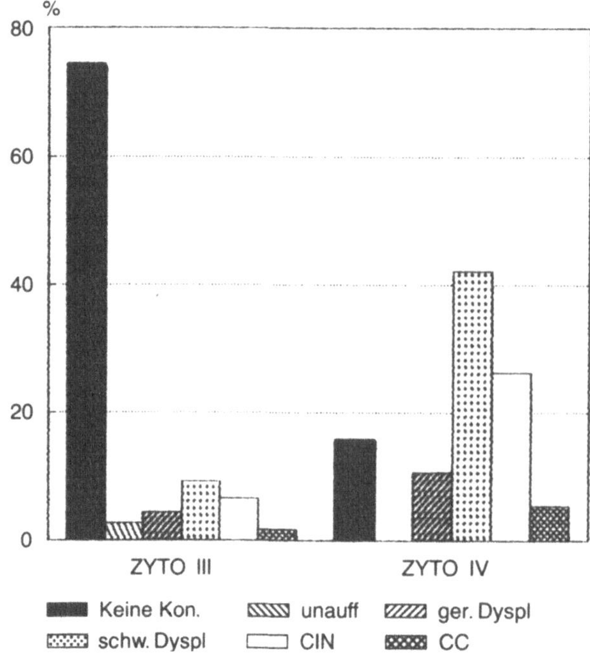

Abb. 1. Prognose für das histologische Ergebnis anhand der zytologischen Ausgangsbefunde (ZYTO O) (n = 250)

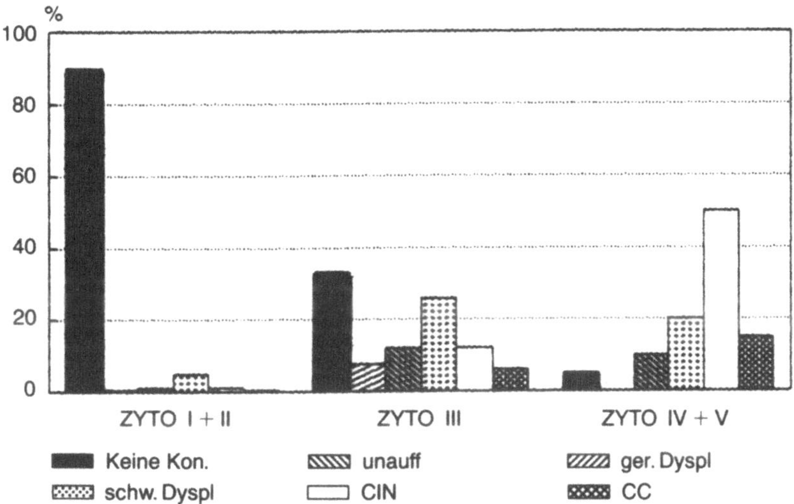

Abb. 2. Prognose für das histologische Ergebnis anhand der ersten Kontrolluntersuchung (ZYTO 1) (n = 250)

An 75 der 250 untersuchten Frauen wurde bis jetzt eine histologische Abklärung vorgenommen (Tabelle 4). In der Häufigkeit der Resultate steht dabei die hochgradige Dysplasie vor dem intraepithelialen Karzinom. In 8 Fällen fand sich ein frühinvasives Kazinom.

Legen wir für eine prognostische Beurteilung der zytologischen Befunde die Ausgangsbefunde (ZYTO 0) zugrunde (Abb. 1), dann muß die Patientin bei PAP III bzw. IIID nur zu 25% mit weiteren Konsequenzen rechnen. Im Gegensatz dazu steigt diese Erwartung auf 85% bei höhergradigen zytologischen Befunden. Die Verteilung der histologischen Diagnosen zeigt dabei allerdings kaum Unterschiede.

Die prognostische Aussage wird anhand der 1. Kontrolluntersuchung (ZYTO 1) deutlich schärfer (Abb. 2): Der Anteil der Frauen ohne Abklärung sinkt auch hier rapide mit steigendem PAP-Grad, die Häufigkeit von intraepithelialen und invasiven Karzinomen nimmt kontinuierlich zu, beträgt aber bei PAP IV und V nur 65%. Die Treffsicherheit der Vorhersage sinkt bereits wieder bei den Befunden der 2. Kontrolle (nicht wiedergegeben).

Ergebnisse der psychologischen Untersuchungen

Die Resultate der Beschwerdebilder nach dem BFB bedürfen noch der näheren Analyse und sind deshalb nicht berücksichtigt. Die Ergebnisse des Verhaltensfragebogens (VFB) wurden mit einem Kollektiv von 148 Frauen infertiler Ehen verglichen. Nach unserer Erfahrung handelt es sich hierbei um ein ausgeprägt psychosomatisches Phänomen (Knorre 1990). Unter der Annahme einer psychosomatischen Kanzerogenese müßten die Unterschiede zwischen beiden Gruppen spezifisch für die Entstehung dysplastischer bzw. neoplastischer Veränderungen der Zervix uteri sein. Diese Unterschiede enthält Tabelle 5.

Tabelle 5. Charakteristische Merkmale der Frauen mit auffälliger Zytologie im Vergleich mit Frauen infertiler Ehen (n = 148) (Signifikanz auf 1%-Niveau)

Item	Inhalt
19	mache mir Sorgen über meine Gesundheit
45	möchte so glücklich sein wie andere Leute
58	meistens nicht glücklich
70	meine schwersten Kämpfe mit mir selbst auszufechten
72	öfter Gefühl großer unüberwindbarer Schwierigkeiten
27	öfter durch unnütze Gedanken belästigt
22	leicht verletzbar
51	Kritik und Schelte verletzen mich stark

Tabelle 6. Zusammenhang psychischer Merkmale mit dem histologischen Ergebnis

Item	Inhalt
1) Zunahme der Symptome mit histologischem Ergebnis	
20	innerliche Gespanntheit
68	habe es mit den Nerven
43	muß gegen meine Schüchternheit ankämpfen
2) Abnahme der Symptome mit histologischem Ergebnis	
34	nehme mir unangenehme Erfahrungen lange zu Herzen
55	bin oft unzufrieden
58	meistens nicht glücklich
59	wenig Selbstvertrauen

Danach fühlen sich diese Frauen insgesamt unglücklicher, verletzlicher, mit mehr Schwierigkeiten behaftet und innerlich zerstritten.
Beim Vergleich der Ergebnisse mit der histologischen Diagnose (Tabelle 6) nehmen diese Symptome mit dem histologischend Schweregrad größtenteils ab, die innere Gespanntheit und das Gefühl, psychisch defekt zu sein, jedoch zu.
Der weitere Vergleich der Ergebnisse zeigt überraschenderweise Gemeinsamkeiten zwischen der geringen Dysplasie und dem intraepithelialen Karzinom einerseits und der schweren Dysplasie und dem invasiven Karzinom andererseits (Tabelle 7). Letztere sind nach eigener Ansicht psychisch wesentlich unauffälliger, aber leichter reizbar. Die mitgeprüften „E"-Werte des Wahrheitsgehaltes der Angaben lassen den Schluß zu, daß Frauen mit schwerer Dysplasie bzw. invasiven Karzinomen ihre Schwierigkeiten stärker verdrängen als Frauen mit einer intraepithelialen Neoplasie.
Ein weiterer Schwerpunkt unserer Untersuchung bestand in der Frage nach einer evtl. auslösenden psychischen Belastungssituation. Wie aus Tabelle 8 zu ersehen ist, gaben 70% der Frauen eine partnerbezogene Situation an, nur 11% nannten keine solche Situation. Sicher höher zu veranschlagen ist der Anteil von Ent-

Tabelle 7. Gemeinsamkeiten psychischer Merkmale bei ausgewählten histologischen Diagnosen

Item	Inhalt	Ger. Dyspl. und CIN	Schw. Dyspl. und CC
22	leicht verletzbar	+	−
61	nutzlos vorkommen	+	−
63	viel grübeln	+	−
27	unnütze gedanken machen	+	−
72	unüberwindbare Schwierigkeiten	+	−
37	abwechselnd fröhlich/traurig	+	−
48	grundlos Stimmungswechsel	+	−
69	Kontaktschwierigkeiten	+	−
31	oft reizbar	−	+
39E	alle Gewohnheiten wünschenswert	−	+
50E	sage nicht immer die Wahrheit	+	−

Tabelle 8. Angaben der Patientinnen zur auslösenden psychischen Situation

Gruppe	Charakteristik	n	[%]
M	*Partnerrelevante Situation*	175	70,0
M 1	Scheidung	29	11,6
M 2	Trennung ohne Scheidung	48	18,4
M 3	Enttäuschung ohne Trennung	47	18,8
M 4	Trennung durch äußere Gründe	10	4,0
M 5	Drohender Verlust des Partners	33	13,2
M 6	Enttäuschung in außerehelicher Beziehung	8	3,2
O	*Nichtpartnerrelevante Situation*	47	18,8
O 1	Enttäuschung durch andere Personen	11	4,4
O 2	Tod/Verlust enger Bezugspersonen	11	4,4
O 3	Drohender Verlust einger Bezugspersonen	16	6,4
O 4	Verlust des Arbeitskollektivs	9	3,6
X	*Keine Angaben*	28	11,2

Tabelle 9. Abstand zwischen der vermuteten Auslösersituation und der Feststellung des ersten positiven Abstrichs

Gruppe	n gesamt	<6	7–12	13–18	>18	Monate
M	175	102	54	7	12	n
		(58,3)	(30,9)	(4,0)	(6,8)	(%)
O	47	26	11	7	3	n
		(55,3)	(23,4)	(14,9)	(6,4)	(%)

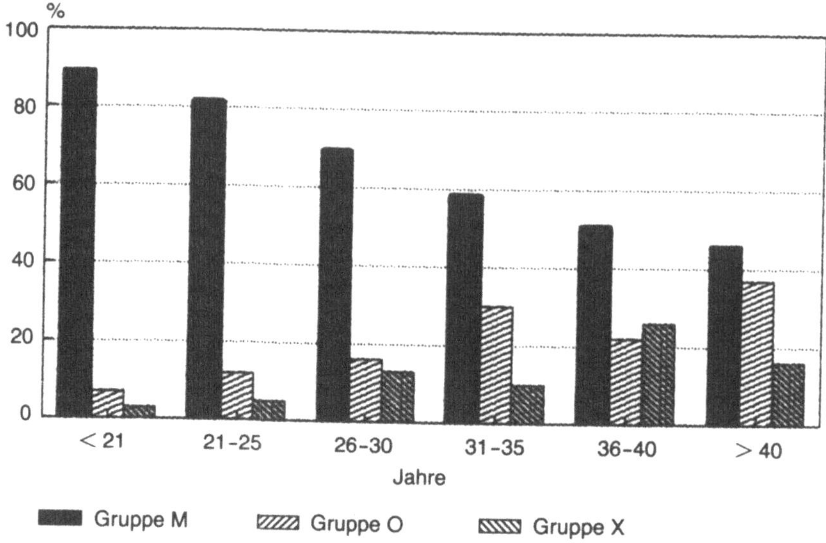

Abb. 3. Zusammenhang zwischen dem Alter zum Untersuchungszeitpunkt und der angenommenen auslösenden psychischen Belastungssituation (n = 250)

täuschungen in außerehelichen Beziehungen (M 6), da auch die hier verzeichneten Frauen erst bei späteren Konsultationen über dieses Ereignis sprechen konnten.
Der Abstand zwischen der vermuteten Situation und der Feststellung des ersten auffälligen zytologischen Befundes (Tabelle 9) ist bei den partnerrelevanten Situationen etwas enger (90% innerhalb eines Jahres, 80% in der Gruppe O).
Ein sehr enger Zusammenhang zeigt sich zwischen dem Alter der Patientinnen und der Art der auslösenden Situation (Abb. 3). Mit zunehmendem Alter werden signifikant seltener Gründe für die Zervixveränderungen in den Partnerbeziehungen angegeben.
Beim Vergleich der Ursachengruppen mit dem histologischen Ergebnis (Abb. 4) fällt auf, daß der Anteil an Abklärungen bei partnerrelevanten Situationen etwas geringer ist und der Unterschied zu den anderen Gruppen durch eine Zunahme von intraepithelialen Neoplasien bei nichtpartnerrelevanten Situationen (O) bzw. schweren Dysplasien bei fehlenden Angaben (X) gebildet wird!
Anhand der Daten aus dem psychologischen Untersuchungsteil der ersten 170 untersuchten Frauen wurde ein rechnergestütztes Prognoseprogramm entwickelt, auf dessen Einzelheiten nicht eingegangen werden kann. Tabelle 10 zeigt die Vorhersageergebnisse in Relation zum histologischen Ergebnis. Bis auf die schweren dysplastischen Veränderungen ergibt sich eine gute Sicherheit in der Vorhersage.

Diskussion

Es ist nicht Anliegen dieses Beitrags, die Probleme der Früherkennung des Zervixkarzinoms zu erörtern. Wir verweisen deshalb auf die kritische Stellungnahme von Stoll (1990) und stellen fest, daß die dort genannten Schwierigkeiten auch

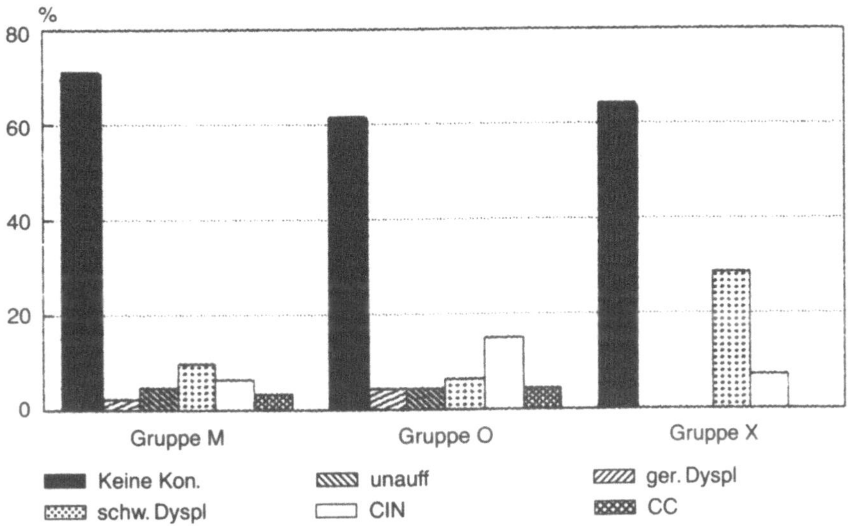

Abb. 4. Zusammenhang zwischen der vermuteten auslösenden Situation und dem histologischen Ergebnis (n = 75)

Tabelle 10. Vorhersageergebnisse zum histologischen Ergebnis anhand der psychologischen Untersuchungsdaten

Histol. Ergebnis	Keine Dyspl.	Geringe Dyspl.	Schwere Dyspl.	CIN	CC
Prognose					
- unauffällig	4 (67)	6 (50)	14 (48)	2 (10)	0 (0)
- Dysplasie	0 (0)	2 (17)	8 (28)	0 (0)	0 (0)
- CIN	1 (17)	3 (25)	2 (7)	16 (80)	0 (0)
- CC	1 (17)	1 (8)	5 (17)	2 (10)	8 (100)
- gesamt	6	12	29	20	8

in unseren Untersuchungen wiederzufinden sind. Von Bedeutung scheint uns lediglich die Beobachtung, daß der weitaus größte Teil der auffälligen zytologischen Befunde nach 2–3 Monaten nicht mehr nachweisbar war. Gehen wir von den üblichen jährlichen Kontrollen aus, dann ist die Feststellung eines solchen Befundes wohl eher zufällig, andererseits das wirkliche Auftreten zervikaler Veränderungen um ein Mehrfaches häufiger. Die Vorhersage des histologischen Korrelats ist auch aus der Kombination mehrerer zytologischer und kolposkopischer Befunde eingeschränkt, da einerseits invasive Karzinome zytonegativ bleiben, andererseits hochgradig zytopositive Befunde lediglich geringe dysplastische Veränderungen anzeigen.

Zur Problematik des Einflusses psychosozialer Faktoren auf die Kanzerogenese hat Herms (1990) den gegenwärtigen Erkenntnisstand zusammengefaßt. Die darin

genannten Merkmale der Krebspersönlichkeit lassen sich auch durch unsere Untersuchungen bestätigen:
Die Aggressionshemmung nimmt offenbar mit der Schwere der Veränderung zu. Nach eigener Beurteilung der Patienten nimmt das insgesamt überdurchschnittliche Aggressionspotential ab, die innere Gespanntheit jedoch zu. Die Tendenz zur Harmonisierung läßt sich sowohl aus den Tests, als auch aus den benannten auslösenden Situationen erkennen. Wir werden dazu in einer späteren Mitteilung Stellung nehmen.
Der Altruismus, das Zurückstellen der eigenen Bedürfnisse hinter die anderer, verbirgt unserer Meinung nach ein hohes Maß an Sicherheitsdenken. Eigene Abhängigkeiten führen zur Konfliktverdrängung und zum ständigen Bemühen, durch erhöhte Zuwendung die drohende Katastrophe – Verlust des Partners – zu vermeiden.
Das gesundheitsvernachlässigende Verhalten solcher Patienten zeigt sich im mangelhaften Einhalten von Kontrollterminen, insbesondere bei Frauen mit invasiven und nichtinvasiven Karzinomen, die auch teilweise die histologische Abklärung hinauszögerten.
Für die Beobachtung von Gemeinsamkeiten im Verhalten von Patientinnen mit geringer Dysplasie und CIN einerseits und schwerer Dysplasie/invasivem Karzinom andererseits haben wir bislang keine Erklärung. Obwohl sich solche Befunde auch nebeneinander finden, nehmen wir an, daß das zur Zeit geltende Modell der Karzinomenstehung über die einzelnen Dysplasiestufen und das intraepitheliale Karzinom möglicherweise nicht zutrifft und eher eine parallele Entwicklung entweder zum nichtinvasiven oder zum invasiven Karzinom stattfindet.
Unsere Ergebnisse werfen eine Reihe von neuen Fragen auf, denen in der Zukunft nachzugehen sein wird. Unter diesem Gesichtspunkt möchten wir auch unseren Versuch einer Vorhersage des histologischen Resultates aus den psychologischen Befunden bewertet haben. Obwohl noch nicht geklärt ist, warum in einem Teil der Fälle das vorhergesagte Ereignis Krebs nicht eintrat, sehen wir in unseren Aussagen ein optimistisches Indiz für die Annahme einer Psychogenese des Zervixkarzinoms.

Zusammenfassung

Anhand von 250 Patientinnen mit auffälligen zytologischen Befunden der Cervix uteri wurden mögliche Zusammenhänge zwischen Persönlichkeitsmerkmalen und dem Verlauf der zytologischen Kontrollen einschließlich histologischer Resultate geprüft. Weiterhin wurden mögliche auslösende psychische Belastungssituationen erfaßt. Die Ergebnisse können als Indiz für unsere Annahme gewertet werden, daß die Entstehung dysplastischer/neoplastischer Veränderungen von Enttäuschungssituationen im Partnerbereich beeinflußt wird, wobei Persönlichkeitsstrukturen und damit zusammenhängende Bewältigungsmechanismen den Schweregrad der Veränderungen zu bestimmen scheinen.

Literatur

Herms V (1990) Psychosoziale Faktoren und Karzinomentstehung. Sexualmedizin 19:543–547

Höck K, Hess H (1975) Der Beschwerdenfragebogen. Dt. Verlag der Wiss., Berlin

Höck K, Hess H (1976) Der Verhaltensfragebogen. Dt. Verlag der Wiss., Berlin

Knorre P (1990) Fertilität und Infertilität aus psychosomatischer Sicht. In: Brähler E, Meyer A (Hrsg) Jahrbuch der medizinischen Psychologie, Bd 5. Springer, Berlin Heidelberg New York Tokyo

Stoll P (1990) Triumph und Tragödie des Pap-Testes. „gyne" 11:249–256

Besuch bei Frauenärztin bzw. Frauenarzt – Ängste und ihre Bewältigung

E. Raffauf

> Als Gregor Samsa eines Morgens aus unruhigen Träumen erwachte, fand er sich in seinem Bett zu einem ungeheueren Ungeziefer verwandelt. Er lag auf seinem panzerartig harten Rücken und sah, wenn er den Kopf ein wenig hob, seinen gewölbten, braunen, von bogenförmigen Versteifungen geteilten Bauch ... Seine vielen, im Vergleich zu seinem sonstigen Umfang kläglich dünnen Beine flimmerten ihm hilflos vor den Augen. (Kafka 1935)

Mit der Hilflosigkeit dieses Kafka-Käfers vergleicht eine Interviewpartnerin die Position der Frau auf dem Gynäkologenstuhl. Mit dieser Hilflosigkeit ist die Angst vor Auslieferung verbunden.

Frauen vergleichen den Weg zum Gynäkologenstuhl mit dem Weg zum „Schafott", assoziieren „Foltermethoden", „Haft", „Demütigung", „Vergewaltigung". Nicht zuletzt die Tatsache, daß trotz massiver Warnungen der Ärzte, unbedingt zur Vorsorgeuntersuchung zu gehen (siehe z. B. *Kölner Express,* 12. März 1990, S. 5), lediglich 33% aller Frauen dieser Aufforderung nachkommen (Schenk 1981 und AOK-Bundesverband) bestätigt die These, daß der Besuch beim Frauenarzt[1] mit Angst verbunden ist. Zahlreiche Bestätigungen hierfür finden sich in der Literatur (Pauli u. Frick 1969; Rechenberger 1977; de Senarcles 1978; Weidner 1981).

Wie kommt es beispielsweise, daß Frauen sagen, sie gehen erst, wenn sie „so starke Blutungen haben, daß man 'n Eimer drunter stellen kann", oder daß eine Frau mit 48 Jahren erstmalig zum Frauenarzt geht, und das, nachdem sie bereits ein halbes Jahr Blutungen hatte?

Es kommt mir darauf an herauszuarbeiten, welches seelische Problem beim Besuch des Frauenarztes besteht und wie es jeweils gelöst wird. Damit verbunden ist die Frage: *Wovor* haben die Frauen in diesem Bezugsrahmen Angst? (Zum Begriff der Angst s. Riemann 1987 und Salber 1973.)

Um diesen tieferliegenden, z. T. unbewußten Zusammenhängen auf die Spur zu kommen – Rechenberger (1977) macht darauf aufmerksam, daß sich diejenigen Prozesse, die für den Ablauf beim Frauenarzt von Bedeutung sind, meist unbewußt abspielen –, habe ich 31 Tiefeninterviews durchgeführt. So hatte ich die Möglich-

---

[1] Die Bezeichnung Frauenarzt oder Gynäkologe steht hier sowohl für männliche als auch für weibliche Frauenärzte, es sei denn, es ist jeweils darauf hingewiesen, daß nur die männliche oder weibliche Form gemeint ist.

keit, Genaueres zu erfahren, mehr zu hören als die stereotype Erklärung „Ich hatte ja nichts, also brauchte ich auch nicht zu gehen". (Zum Begriff ‚Tiefeninterview' siehe Stephan 1961 und Undeutsch 1983.)
Gemäß den Interviews werden Beschreibungen (s. hierzu Salber 1969) gegeben, in denen ich durchgängige Themen und Strukturen herausgearbeitet habe: Welche Wünsche, Ängste, Hoffnungen und Befürchtungen hängen mit dem Besuch beim Frauenarzt zusammen, wie werden sie bearbeitet und welches Prinzip liegt diesen Bearbeitungsformen zugrunde?
Was die Arbeit nicht leisten kann und soll, ist eine statistische Aussage über Verteilungen in der Bevölkerung.
Der Besuch beim Frauenarzt wird grundsätzlich erlebt als ein Zusammentreffen von krassen „Gegensätzen". Es wird von den Frauen gefordert, „das Intimste und das Ureigenste, was du als Frau hast und bist, auszuliefern". Dies soll jedoch nicht in einer Situation geschehen, die ihnen vertraut ist, wo sie „intim" und „liebevoll" behandelt werden mit einem „entsprechenden Gegenüber", sondern vor einem fremden Menschen, in einer Situation, die sie als unpassend - als „kühl" und „steril" - empfinden.
Sie wollen einem eigenen Ideal entsprechen - in einer Situation, in der etwas diesem Ideal Wiedersprechendes gelebt wird. Woher solche Ideale kommen bzw. was da „weggehalten" werden muß, ist sicher nur im Zusammenhang mit kulturgeschichtlicher Forschung zu verstehen (siehe u. a. Freud, Ausg. 1974; de Senarcles, 1978, macht aufmerksam auf „das Aufeinandertreffen traditioneller Vorbilder und neuer sozialer Forderungen", wodurch bei vielen Frauen die Unsicherheit verstärkt und der legitime Zugang zur Sexualität behindert wird).
Das grundsätzliche seelische Problem mit dem die Frauen fertig werden müssen, ergibt sich aus der Notwendigkeit, sich nackt - mit ausgebreiteten Beinen - einem *fremden* Menschen zu präsentieren; sie müssen also zur gleichen Zeit mit zwei sich widersprechenden Forderungen fertig werden: einerseits der moralischen Forderung „Du darfst dich da nicht so hinlegen, das tut frau nicht", andererseits der Belebung sexueller Wünsche. Je nachdem, wie groß die Diskrepanz zwischen moralischen Forderungen und sexuellen Wünschen ist, entsteht ein mehr oder weniger großes Schuldgefühl (zum Begriff Schuldgefühl s. Salber 1973).
Den Frauen fehlt ein Übergang, eine Verhaltensform, die diese nicht widersprüchlichen Forderungen vereint. So greifen sie auf alte, vertraute Verhaltensmuster zurück, die sie aus anderen Zusammenhängen kennen. Ich habe 4 typische Versuche, mit diesen Forderungen fertig zu werden, herausgestellt:

1) Spielwiese,
2) Vertrauensbund,
3) Kampfarena,
4) Gerichtshof.

Diese 4 Typen sind persönlichkeitsübergreifend zu sehen, d. h. es werden oft mehrere Bewältigungsformen zugleich angewandt, oder es wird im Laufe einer Entwicklung, z. B. nach Arztwechsel, eine andere Form gefunden.

Die erste Bewältigungsform habe ich *Spielwiese*[2] genannt, weil sich den Frauen beim Frauenarzt ein Freiraum eröffnet, der es ihnen erlaubt, beispielsweise ihre Wirkung auf einen Mann auszuprobieren, ohne dafür die Konsequenzen tragen zu müssen. In der geschützten Situation werden Phantasien möglich: „gefesselt auf dem Gynäkologenstuhl" sitzen und das „lustvoll" finden oder „Spaß daran" haben, wenn einem ein fremder Mann die „Brüste durchknetet".
Der Arzt soll sympathisch sein, „durchaus auch als Mann" attraktiv, er muß jedoch in seiner Arztrolle bleiben, damit die Situation „Spiel" bleibt. Er wird von den Frauen idealisiert, „für ihn würden sie alles tun", z. B. überall hinfahren, wenn er seine Praxis verlegt. Er wird zum phantasierten *Liebhaber.* Brüche bleiben unbeachtet, etwa daß sein „Strahlelächeln" teilweise „aufgesetzt" ist. So ist der Besuch für Frauen dieses Typs ein freudiges Ereignis, eine Bestätigung des Selbstwertgefühls. Die Frauen gehen gern, würden „am liebsten jede Woche" dorthin gehen. Wenn der Arzt z. B. ein Kompliment macht über die Figur, das fänden sie gut, denn er hat ja Vergleiche. Nach dem Besuch fühlen sie sich „aufgebaut", „befreit" und „beschwingt".
Frauen, die einen *Vertrauensbund* zu ihrem Gynäkologen herstellen, suchen eine Bestätigung dafür, „in Ordnung" zu sein, und zwar sowohl physisch als auch moralisch. Der Arzt soll beispielsweise sagen, daß eine Pilzerkrankung „ne normale Krankheit" ist. Sie gehen regelmäßig zur Vorsorgeuntersuchung und verlagern die Verantwortung dafür nach außen. Die Untersuchung „muß" sein. Im Verhältnis zum Arzt wird eine zweite Ebene hergestellt: man spricht u. a. über den schönen Pullover oder über einen Film. Der Arzt wird zum *Freund.* Um das gute Einvernehmen zu unterstreichen, finden manche es gut, vom Arzt geduzt zu werden.
„Vertraulichkeit" und Besonderheit des Verhältnisses werden herausgestrichen. Der Zuständigkeitsbereich des Arztes wird jedoch eingegrenzt, eine „gewisse Distanz" muß gewahrt bleiben. Die Gefahr, daß man die „Berührungen" des Arztes „unter Umständen" schön fände, muß gebannt werden.
Arzt und Ärztin werden als geschlechtslos angesehen, als „väterlich" oder als „mütterlich" erlebt. Die Frauen können sich anlehnen, Verantwortung abgeben. Wünsche werden ausgeblendet. Vom Arzt glauben sie, er betrachte sie „nicht so genau". So erscheint der Besuch ganz „normal", die Frauen sagen sich, „daß es vielen Frauen so geht" wie ihnen, sie sind erleichtert und können den Besuch abhaken.

Für Frauen, die den Besuch zur *Kampfarena* machen, geht es hier um alles, „um Leben und Tod". Sie könnten „krepieren", wenn der Arzt „nicht richtig" an sie denkt. Es geht ihnen um die Bestätigung, auch in solchen extremen Situationen durchzukommen. So rüsten sie sich für diesen Kampf, holen sich Rückenstärkung

---

[2] Hier stellt sich die Frage, ob diese Form spezifisch für den Besuch bei einem männlichen Frauenarzt ist. Frauen sind der Meinung, daß bei Ärztinnen „dieses Gefallenmüssen" keine Rolle spielt; es wäre auch denkbar, daß der Wunsch einer Frau zu gefallen ein größeres Tabu ist und deshalb entschiedener „weggehalten" werden muß. Interessant wäre eine Untersuchung mit lesbischen Frauen.

von anderen Stellen („pro familia", Internisten etc.), führen Eigenuntersuchungen durch. Sie übernehmen selbst die Führung, machen den Arzt zum *Gegner,* werten ihn ab; er wird gesehen als „totaler Trottel", „Oberarsch", „doofe Kuh". Diese Abwertung entlastet die Frauen selbst, gibt ihnen Halt.
Die Frauen gehen regelmäßig dorthin, die Krankheit steht bei ihnen im Vordergrund. Sie sehen sich selbst als Opfer, als „gebranntes Kind", das „erträgt".
Zum Arzt halten sie Distanz, mit ihm wollen sie „keine großen Privatgespräche" führen. Er soll sachlich sein, „tun, was zu tun ist". Hinterher tritt eine enorme Entlastung ein, sie haben es „wieder geschafft", fühlen sich „total befreit", „wie aus'm Gefängnis entlassen". Nach gewonnenem Kampf „gönnen" sie sich etwas, belohnen sich, kaufen sich etwas.

Frauen, die aus dem Besuch beim Frauenarzt einen *Gerichtshof* machen, empfinden den Besuch als „Horror". Sie gehen so wenig wie möglich dorthin. Wenn sie da sind, lassen sie alles über sich ergehen, halten still, verkrampfen sich. Um einen reibungslosen Ablauf zu garantieren, werden vor dem Besuch Vorbereitungen getroffen: Sie ziehen sich eine lange Bluse oder einen Rock an, machen sich Notizen, um dem Arzt auf jeden Fall „klipp und klar" Auskunft geben zu können. Der Arzt wird als *Richter* gesehen, er ist „zynisch", könnte „moralische Bedenken" haben. Er urteilt über die bisherige Lebenführung. Ihrer Meinung nach schmeißt er „bestrafende Blicke runter", denkt: „Das hast du dir eingebrockt, nun sieh' zu wie du damit fertig wirst", sagt: „Ja, was wollen Sie eigentlich mit ihrer Scheide, Sie sind doch so und so alt."
Um eine Begründung für den Besuch zu haben, werden die fachlichen Qualitäten des Arztes in den Vordergrund gerückt: Er ist „sehr fürsorglich", „übergewissenhaft", „ein guter Diagnostiker".
Hinterher beschäftigt die Frauen der Besuch weiter. Sie gehen sofort nach Hause, um sich zu waschen und wieder frische Unterwäsche anzuziehen, um das Gefühl loszuwerden, das sie beschreiben, „wie wenn ein anderes Männchen auf mir 'ne Duftmarke hinterlassen hätte". Sie sind „heilfroh", wenn sie „es mal wieder abgestrichen" haben.

Die Bilder, die den Umgangsformen zugrundeliegen, stammen von den Patientinnen. Jedoch sind solche Einfälle natürlich nicht unabhängig von dem, was die Frauen vorfinden.
Die Kenntnis der Bewältigungsformen ermöglicht es den Frauenärzten, die Schwierigkeiten der Frauen besser zu verstehen und damit gleichzeitig etwas über sich selbst zu erfahren.
Die ersten beiden Typen machen den Umgang sowohl für die Patientinnen als auch für die Gynäkologen leicht, die beiden anderen schwer:
In der Umgangsform *Spielwiese* sind die Frauen bereit zu kommen, Moralvorstellungen über Bord zu werfen und sich preiszugeben. Es besteht die Gefahr, daß die Ärzte das Idealbild nicht halten können, daß es kippt, daß eine Entwertung folgt, wenn das Spiel nicht ausreicht, wenn es ernst wird (s. auch Fervers-Schorre 1989).
Die Bewältigungsform *Vertrauensbund* ermöglicht eine reibungslose Abwicklung der Untersuchung. Die Gynäkologen werden mit der Erwartung konfrontiert, daß sie die Frauen bestärken, daß diese sich bei ihnen anlehnen können. Zum Scheitern

käme es, wenn der Gynäkologe diesen Schutz nicht gewährt, seine Elternrolle nicht mehr erfüllt.

Eine Möglichkeit die Kampfsituation aufzubrechen, wäre ein „Sichzeitnehmen" in allen seinen Bedeutungen: die Patientin, die sich erst munitioniert, in ihrer Ansicht zu bestätigen, ihr beispielsweise ein zusätzliches Buch zu empfehlen.

Ebenso ist es wichtig, den Frauen, die den Besuch zum *Gerichtshof* machen, Platz einzuräumen, ihnen Gelegenheit zu geben, „auf Umwegen zum Punkt zu kommen", ihnen klarzumachen, daß ihr Ausfluß „'ne ganz normale Krankheit" ist, und zu versuchen, ein „Urteil" zu vermeiden. Wenn der Arzt der Frau, die erst nach einem halben Jahr Blutungen zu ihm kommt, mit der Frage „Wieso kommen Sie erst jetzt?" begegnet, ist diese Reaktion zwar verständlich, doch die Frau wird damit in ihrer Angst, hier „verurteilt" zu werden, bestätigt. Besser wäre es, zunächst Verständnis für ihre Lage zu signalisieren, etwa zu sagen: „Das ist sicher nicht leicht für Sie gewesen".

Viele Fragen konnten in dieser Untersuchung nur am Rande gestreift werden. Es wäre beispielsweise interessant, eine Studie über die 66% der Frauen zu machen, die nicht zum Gynäkologen gehen.

Weiterhin könnte man mit den hier gewählten Methoden spezielle Probleme von Frauen in den Wechseljahren untersuchen oder die Ängste und Strategien junger Mädchen vor ihrem ersten Besuch beim Frauenarzt. Besonders interessant wäre es, das Erleben der Gynäkologen unter die Lupe zu nehmen.

Literatur

Fervers-Schorre B (1989) Einflüsse auf den Stil der Praxisführung. (unveröffentlichtes Manuskript, S 16)

Freud S (Ausg. 1974) Totem und Tabu. (In: Sigmund Freud, Studienausgabe Bd IX, S 287–444). Fischer, Frankfurt am Main

Kafka F ([1]1935, 1988) Die Verwandlung, Fischer, Frankfurt am Main

Pauli HK, Frick V (1964) Der Einfluß sozialer Merkmale von Patientinnen auf Vorstellungen vom Gynäkologen und auf die Einstellung zur Unterleibsuntersuchung. Geburtsh Frauenheilkd 29:449–455

Rechenberger H-G (1977) Rehabilitation und Vorsorge in der Gynäkologie aus der Sicht des Psychotherapeuten. Therapiewoche 27:692–698

Riemann F (1987) Grundformen der Angst. Eine tiefenpsychologische Studie. Reinhard, München

Salber W (1969) Strukturen der Verhaltens- und Erlebensbeschreibung. In: Thiel M (Hrsg) Enzyklopädie der geisteswissenschaftlichen Arbeitsmethoden, S 3–52. Oldenbourg, München und Wien

Salber W (1973) Das Unvollkommene als Kulturprinzip, Anmerkungen zur Kulturpsychologie S. Freuds. In: Varia Bd II, Aufsätze und Handbuchbeiträge aus den Jahren 1965–1976, S. 383–398. Druck: Photostelle der Universitäts- und Stadtbibliothek Köln

Salber W (1973) Aggresion, Angst, Charakterbildung, Neurose, Sexualität, Tiefensychologie, Traum und Tagtraum, Verdrängung In: Varia Bd II, Aufsätze und Handbuchbeiträge aus den Jahren 1965–1976, S 439–464. Druck: Photostelle der Universitäts- und Stadtbibliothek Köln

Schenk U (1981) Zwei Drittel der Frauen kommen nicht. Effektivität der gynäkologischen Krebsvorsorgeuntersuchung. Sexualmedizin 10:189–191

Senarcles M de (1978) Das „Prae" des Praktikers – Die Bedeutung der sexologischen Nachfrage für den Frauenarzt. Sexualmedizin 7:739–742

Stephan E (1961) Methoden der Motivforschung. Verlag Moderne Industrie, München, S 95

Undeutsch U (1983) Exploration. In: Enzyklopädie der Psychologie, Bd 1. Verlag für Psychologie/Hogrefe, Göttingen

Weidner D (1981) Gestaltungsvorschlag zur Verbesserung des gynäkologischen Untersuchungsplatzes. In: Frauen und Gesundheit. Forum für Medizin und Gesundheit. Verlag Gesundheit, Berlin, S 68–69

Der Frauenarzt im Konflikt zwischen stützender Beratung und aufdeckender Psychotherapie am Beispiel einer schwierigen Schwangerschaftskonfliktberatung

M. Scheele

In meiner bisherigen psychosomatischen Tätigkeit hat mich eine Frau über mehrere Jahre hinweg mit verschiedenen Problemen beschäftigt, die Stoff für einige Vorträge sein könnten. Ich habe sie in der 6. Schwangerschaft kennengelernt, in der erstmals Symptome einer schweren Angstneurose auftraten. Es waren Todesängste, sie war überzeugt, bei der Geburt des Kindes zu sterben. Nach der Geburt litt sie an einer Wochenbettdepression. Zwei Monate später hat sie das Kind zu ihr bekannten Eltern in Pflege gegeben.

Sie ist eine Frau mit gepflegtem Äußeren, der man die 6 Schwangerschaften nicht ansieht. Sie macht stets einen sehr hilfsbedürftigen Eindruck. Andererseits lenkt sie auf schwer beschreibbare Weise vieles nach ihrem Willen. Terminvereinbarungen hält sie selten ein, erreicht aber trotzdem immer den Kontakt zu mir, indem sie einfach irgendwann da ist. Sie hat ein feines Gespür für Non-verbale-Kommunikation und erfaßt so Haltungen und Einstellungen anderer Menschen sehr schnell. Die Angstneurose verschlimmerte sich, nachdem sie den Säugling in Pflege gegeben hatte. Es kam zu dramatischen Ohnmachtsanfällen mit anschließenden Todesängsten, besonders wenn sie dem Kind auf der Straße begegnete. Dies geschah häufiger, weil die Pflegeeltern ganz in der Nähe wohnten. Sie begann eine Therapie bei einem Psychiater. Nach einem halben Jahr planen beide eine stationäre Behandlung. Da bleibt die Periode aus. Der Frauenarzt glaubt an eine klimakterische Amenorrhö und verordnet Hormone zur Blutungsauslösung. Schließlich wird eine Schwangerschaft in der 11. SSW festgestellt.

Am Beginn der 14. SSW ruft sie mich an und vereinbart einen stationären Aufnahmetermin zur Abruptio in unserer Klinik. Sie kommt am vereinbarten Termin, aber nicht zur stationären Aufnahme, sondern sie bittet um ein Gespräch mit mir in der Ambulanz. Eine Woche zuvor hatte sie eine Privatklinik verlassen, in der die Abruptio bereits aus Notlagenindikation vorgenommen werden sollte.

Mein Eindruck im ersten Gespräch, nachdem wir 2 Jahre keinen Kontakt gehabt haben, ist: Sie will zunächst sehen, ob ich sie auch in dieser Schwangerschaft wieder begleiten kann und soll. Ich höre ihr zu und verstehe, daß sie gar nicht zu einer Abruptio entschlossen ist. Im Gegenteil, sie drückt Freude über die Schwangerschaft aus: „Es hat mit meinen 45 Jahren noch mal geklappt! Die Ärzte glaubten, ich sei in den Wechseljahren! Dies Kind werde ich nach der Geburt behalten, obwohl das letzte Kind bei den Pflegeeltern gut versorgt ist und die auch noch eins nehmen würden." Zur Abruptio sagt sie: „Das kann ich gar nicht. Ich werde

vergewaltigt, soll auf den Metzgertisch gezerrt werden." Sie fühlt sich von anderen zur Abruptio gedrängt.
Es folgen noch 3 Terminabsprachen für eine Abruptio, die sie dann doch vornehmen lassen will. Diese Termine sagt sie jeweils ab. Schließlich versuche ich eine vorläufige Ordnung in das Wirrwar zu bringen. Was spricht in den Augen der Frau für die Fortsetzung der Schwangerschaft?
Sie kann mit der Geburt eines weiteren Kindes wiedergutmachen, daß sie das letzte Kind in Pflege gegeben hat. Immerhin sind die Todesängste seit Beginn dieser Schwangerschaft nicht mehr aufgetreten. Waren sie die Bestrafung, die nun durch Wiedergutmachung nicht mehr nötig ist? Die Angst vor Strafe, nämlich dem Tod, hält sie von der Abruptio zurück. Ihre Mutter hat ihr immer erzählt und gedroht, die Tante sei bei einer Abruptio verblutet. Trotzdem hat sie früher aber 2 Abruptiones machen lassen! Bestrafungsängste, die damals offenbar weniger wirksam waren, spielen in diesem Konflikt eine entscheidende Rolle.
Gegen die Fortsetzung der Schwangerschaft spricht aus der Sicht der Frau: ihr Alter. „Ich weiß nicht, ob ich das körperlich schaffen kann." Und die eigene Entwicklung, die durch Abhängigkeit von einem weiteren Kind behindert wird. Die Bedenken gegen das Austragen der Schwangerschaft betont und beschreibt sie auffällig wenig. Mein vorläufiges Fazit: Sowohl Abruptio, als auch Austragen der Schwangerschaft, sind für sie sehr schwierig und kaum tragbar.
Sie sucht meine stützende Begleitung. Ich versuche auszudrücken, daß ich sie auf beiden Wegen stützend begleiten will, sie selber aber den Weg entscheiden muß. Später merke ich, daß das nicht ganz stimmt, dies ist nur mein Anspruch. Da ich vor allem den Druck spüre, mit dem sich Frau K. zur Abruptio gedrängt fühlt, will ich besonders ihren Widerstand stärken. Sie bittet eines Tages um einen Kontakt zwischen mir und ihrem Psychiater. Erst jetzt erzählt sie mir von der Psychtherapie, die sie vor einem halben Jahr begonnen hat.
Der Psychiater beginnt das Telefonat mit einer Frage, die mir zeigt, wie wenig Frau K. ihm von dem Schwangerschaftskonflikt bisher mitgeteilt hat. Er fragt nämlich, ob sie denn nicht morgens nüchtern unmittelbar vor dem Eingriff in die Klinik kommen könne, denn lediglich Angst vor dem Eingriff halte sie von der Abruptio zurück. Als ich meinen Eindruck schildere, stellt sich heraus: Frau K. kommt mit Beginn der Schwangerschaft nicht mehr zur Therapie. Der Psychiater beschreibt sie als eine ganz schillernde Persönlichkeit, die seine Arbeitsmaßstäbe völlig über den Haufen werfe. Er habe die Wahl, sie entweder handeln zu lassen, wie sie wolle, oder hinter ihr herzutelefonieren. Das mache er sonst nie, in ihrem Fall habe er sich aber nach ihr erkundigt und so überhaupt erst von der Schwangerschaft erfahren. Er rate ihr unbedingt vom Austragen der Schwangerschaft ab, das habe sie wohl geahnt und sei deswegen nicht mehr zur Therapie gekommen. „Die Lage ist klar", sagt der Psychiater, „die Frau kommt mit sich selbst nicht zurecht, die Ehe und die Kinder leiden erheblich darunter; die Schule hat sich auch schon beschwert. Und wo soll nun dieses Kind nach der Geburt bleiben, das letzte ist ja auch schon in Pflege gegeben worden. Diese Schwangerschaft verschiebt die notwendige Änderung im Leben dieser Frau nur auf den Zeitpunkt nach der Geburt."
Dieses Gespräch findet am letzten Tag der Frist zur Abruptio aus Notlagenindikation statt. Deshalb drängt der Psychiater auch mich: „Würden Sie den Eingriff heute noch machen, wenn die Frau einwilligt?" Nein! Ich glaube, die Frau ist nicht

zur Abruptio entschlossen. „Gibt es eine ‚kindliche Indikation‘ zur Abruptio wegen der Hormontherapie in der Frühschwangerschaft?“ Ein typischer Rettungsanker, denke ich. Nein! Eine „kindliche Indikation“ zur Abruptio sehe ich nicht. Der einzige Weg, die Möglichkeit zur Abruptio offenzuhalten, ist ein psychiatrisches Gutachten. Dies bekommt Frau K. später auch von dem Psychiater. „Sie können sich jetzt zufrieden zurücklegen und warten, was auf sie zukommt“, sagt er zu mir. Steht er unter therapeutischem Erfolgsdruck?
Ich betone: „Sie muß entscheiden, welchen Weg sie geht! Ich will sie nur stützen, nicht für sie entscheiden.“ Der Psychiater kontert: „Wir wollen doch jetzt keine Machtkämpfe austragen und sehen, wer gewinnt! Sie haben die Idealposition für sich eingenommen, ich aber berücksichtige die vorhersehbaren Folgen!“
Es folgt bei mir eine intersive Überprüfung meiner Position. Viele Aspekte in dieser Schwangerschaftskonfliktberatung sind anders als sonst. Hier kommt keine Frau zur Beratung, die sich nicht dazu in der Lage fühlt, die Schwangerschaft fortzusetzen. Hier sucht eine Frau meine Beratung, die eine Erkrankung hat, nämlich eine Angstneurose, aufgrund derer der Psychiater dringend zur Abruptio rät. Sie weicht dieser Empfehlung, die im Rahmen einer Psychotherapie ausgesprochen wird, aus und sucht bei mir eine Beratung, die sie v. a. stützen soll in ihrem Bestreben, die Abruptio nicht vornehmen zu lassen. Es wird deutlich, daß sie eine aufdeckende und eine stützende Gesprächsführung 2 verschiedenen Personen zugedacht hat.
In meiner Beratung kommen v. a. die Gefühle zum Tragen, die die Schwangerschaft in ihr wachgerufen hat. Diese veranlassen sie eher zur Fortsetzung der Schwangerschaft. Auf der anderen Seite ist da das Kind, das die Mutter nach der Geburt nicht selbst versorgen kann, wie der Psychiater feststellt. Sie wird überfordert sein mit einem weiteren Kind. Dies sehen Frau K. und ich genauso. Sie entwickelt auch von vornherein keine Muttergefühle. „Ich lehne das Kind ab“, sagt sie und demonstriert mir deutlich, daß in ihrem Bauch eigentlich kein Platz für das Kind ist. Sie will es nach der Geburt aber auch nicht in Pflege geben, wie das letzte Kind, weil sie vor immer größeren Schuldgefühlen und Todesängsten Angst hat. Eine Abruptio kann sie nicht ertragen, weil diese für sie ebenso mit erheblichen Bestrafungs- und Todesängsten verbunden ist. Eine ausweglose Situation! Nirgendwo zeigt sich für sie ein angstarmer Weg. Ihre Entscheidung gegen die Abruptio ist nicht eine Entscheidung für das Kind, sondern für den Weg, der ihr zunächst einmal weniger Angst macht. Hier liegt mein Hauptkonflikt: Das Wohl des Kindes hat sie bei ihrer Entscheidung nicht im Auge. Sie sagt es selbst ganz klar: „Ich habe keine Angst davor, nach einer Abruptio ein schlechtes Gewissen zu haben, weil ich mein Kind getötet habe. Ich habe Angst davor, bei der Abruptio zu sterben, auf das Schaffott zu gehen.“Ich weise noch einmal darauf hin, daß sie früher bereits 2mal eine Abruptio hatte vornehmen lassen, bevor sie das 6. Kind gebar. Bei der Geburt hatte sie die gleichen Todesängste, die Geburt war eben nur unausweichlich. Eine übermächtige Angst vor Strafe ist es also, die sie jetzt gegen die Abruptio entscheiden läßt und sie auch davon abhalten wird, dem Kind nach der Geburt ein anderes, vielleicht günstigeres zu Hause zu geben.
In was für ein Leben wird das Kind da hineingeboren, kann man ihm das zumuten? Diese bohrende Frage trifft mich unangenehm, denn ich soll in der Beratung ja

auch Anwalt des Kindes sein. Ich kann diese Frage nicht beantworten. Aber reicht denn die Erwartung, diese Mutter-Kind-Beziehung könnte für das Kind unerträglich werden, aus, um den Schwangerschaftsabbruch als das kleinere Übel anzusehen?

Natürlich fragen sich viele: Wo ist denn der Vater und was meint er? „Sie flüchtet sich immer in eine Schwangerschaft, wenn sie schwach ist," hat er dem Psychiater gesagt.

Die Schwangerschaft macht sie also aus seiner Sicht mächtig! Und wie sieht er die Problematik der Abruptio? Er taucht nur einmal bei mir auf und sagt das, was er beim 6. Kind auch sagte: „Mir ist das egal, ich dränge sie nicht zur Abruptio, aber sie kann sie auch machen lassen." Später erfahre ich, er hat seiner Frau die Zeitschrift „Eltern" mitgebracht, die zu lesen sie sich nicht traut. Für Frau K. ist das ein deutliches Zeichen: Er freut sich über die Schwangerschaft und ist immer noch enttäuscht, daß sie das letzte Kind in Pflege gegeben hat. Typisch für die beiden: Er sagt zumindest ihr gegenüber nicht, was er denkt, bezieht aber in seinem Verhalten deutlich Stellung. Sie ist diejenige, die hinsichtlich der Kinder offensichtlich immer entscheidet und so über ihn große Macht ausübt.

Nun zurück zu meiner Position: Der Druck, mit dem für Frau K. die Empfehlung des Psychiaters zur Abruptio verbunden ist, stört mich. „Zum Metzgertisch werde ich gezerrt", hat sie gesagt. Sie fühlt sich von den nachforschenden Anrufen des Psychiaters und seiner Sprechstundenhilfe unter Druck gesetzt. Das psychiatrische Gutachten nutzt sie eher als Möglichkeit, die Entscheidung zu verschieben. Die Zwölfwochenfrist gilt ja bei medizinisch-psychiatrischer Indikation zur Abruptio nicht. Ich sehe auch, daß die Angst, von der Frau K. ergriffen ist, Ausdruck ihrer Erkrankung, der Angstneurose, ist. „Sie muß ihren Weg bestimmen", habe ich trotzdem zum Psychiater gesagt und damit gemeint, er darf sie nicht gegen ihren Willen zur Abruptio drängen, solange sie fähig ist, selbst zu entscheiden, auch wenn aus seiner therapeutischen Sicht die Abruptio unbedingt indiziert ist. Poettgen sieht in der Schwangerschaftskonfliktberatung die höchste Kompetenz für die Konfliktlösung und damit für die Entscheidung beim Klienten selber. Ich zitiere: „Durch Einfühlung und Solidarisierung von seiten des Beraters soll eine Beziehungsebene hergestellt werden, auf der die Klientin darauf vertrauen kann, Gehör geschenkt zu bekommen, ernst genommen zu werden und aus ihrer Isolierung und Panik herausgeleitet zu werden" (Poettgen 1980). Diese stützende Gesprächsführung ist mir vertraut. In der Beratung von Frau K. tauchen zum ersten Mal Zweifel auf, ob ich diesen Weg nicht verlassen muß. Denn ein Psychiater – für mich natürlich der viel Kompetentere in der Behandlung einer Angstneurose – hat die Schwangerschaft als Störung und Gefahr in dem therapeutischen Prozeß bezeichnet, der gerade zu wirken begonnen habe. Ich zitiere aus dem Gutachten: „Aus psychiatrischer Sicht ist die Patientin in der derzeitigen Verfassung auf keinen Fall in der Lage, die Schwangerschaft auszutragen, geschweige denn, das neugeborene Kind in ausreichendem Maße zu versorgen, da sie selbst extrem hilfebedürftig ist." Noch viel bedrohlicher klingt folgender Satz: „Eine Austragung der Schwangerschaft und eine Geburt würde die Patientin in einem so enormen Umfang gefährden, daß sich die z. Z. auch suizidal gefärbte Stimmungslage soweit zuspitzen könnte, daß suizidale Handlungen nicht ausgeschlossen werden können."

Die Bemerkung des Psychiaters im gemeinsamen Gespräch machen mir auch zu schaffen. Es war von Machtkampf die Rede.
Es ist ein Kampf zwischen einer aufdeckenden Gesprächsführung zur Therapie der Angstneurose einerseits und einer stützenden Beratung zur Bewältigung des Schwangerschaftskonflikts andererseits. Frau K. hat diese beiden Seiten, die ein Therapeut ja normalerweise in sich vereint, personell streng getrennt. Ich, der Frauenarzt, soll für sie der stützende Berater sein. Mit der Stützung ist natürlich auch verbunden eine Stärkung ihres Widerstandes gegen die aufdeckende Gesprächsführung des Psychiaters und seine Therapieempfehlung. Insofern inszeniert Frau K. hier geschickt einen Machtkampf, der ja eigentlich ihr eigener innerer Kampf ist. Durch die personelle Trennung kann sie sich viel besser die ihr zusagende Seite aussuchen, als wenn sie nur einer Person gegenübersäße.
Außerdem sagte der Psychiater, er sehe die vorhersehbaren Folgen, wenn Frau K. das Kind austrägt. Die sehen ich und sogar die Patientin selbst auch! Muß ich deshalb meine Position ändern, die Beratung verlassen und mitwirken in der vom Psychiater geleiteten Therapie? Das würde bedeuten, daß ich die Abruptio als einzigen Weg aus der Krise sehe, so daß ich gezwungen wäre, den Auftrag der Frau zur stützenden Beratung zu verlassen. Ich bin auch nicht überzeugt, daß die Fortsetzung der Beratung der Frau schaden würde. Es würde weiterhin bedeuten, in kürzester Zeit aufzudecken, welche Konflikte hinter der Angstneurose von Frau K. stehen, um ihr so eine angstfreiere Entscheidung zu ermöglichen. Das aber ist Utopie. Außerdem, und das ist das Wichtigste, will sie das gar nicht! „Der Psychiater hilft mir nicht", sagt sie, „er schimpft nur mit mir. Er spricht nicht mit mir über meine Gefühle, sondern nur über meine Kindheit und über meine Beziehung zu meiner Mutter."
Auch ihr Verhalten in der folgenden Zeit drückt deutlich aus, daß sie in der Beratung und zunehmend auch in unserem Krankenhaus Geborgenheit findet. Eine ernste bedrohliche Suizidalität sehe ich bei Frau K. nicht. Die Entscheidungsphase ist durch Verwirrung gekennzeichnet. Sie weiß nicht, wo sie sich orientieren soll. Sie hat wieder häufiger akute Angstzustände, in denen sie sich in unseren Kreißsaal flüchtet. Eigentlich kein Ort, wo man noch über eine Abruptio nachdenkt!
Ich bleibe bei der stützenden Beratung, denn dazu gibt mir Frau K. ja deutlich den Auftrag. „Die Beratung", schreibt Molinski, „setzt voraus, daß der Arzt auf die Haltung verzichtet, er könne entscheiden, ob es für die betreffende Frau richtig oder falsch sei, eine Interruptio durchführen zu lassen" (Herz u. Molinski 1986, S. 84). Da liege ich also richtig. Und er schreibt weiter: „Es wird vom Arzt erwartet, daß er bei der Frage nach Interruptio gleichzeitig als Berater und Gutachter auftritt. Hier liegt der Konflikt, denn beide Rollen sind nur schwer zu vereinen."
Diese Rollen hat Frau K. personell getrennt, wie ich schon ausgeführt habe. Meine Beratung läuft dem Gutachten des Psychiaters zuwider, der Konflikt besteht zwischen zwei Personen. In mir selbst ist der Konflikt zwischen Beratung und Gutachten lösbar, weil mein eigenes Gutachten zu dem Schluß kommt, eine Abruptio wäre für die Frau die größere Katastrophe, ihre Bestrafungsängste sind zu übermächtig. Ich setze mich damit allerdings über das Urteil eines Fachmannes hinweg.

Meine größten Bedenken liegen jedoch in der Sorge um die Zukunft des noch ungeborenen Kindes. Ich bespreche diese Bedenken mit Frau K., die danach kurzzeitig die Beratung unterbricht, weil sie vermutet, ich sei doch für eine Abruptio. So empfindlich nimmt sie eine Infragestellung meines Standpunktes wahr! Ihre Entscheidung für oder gegen die Abruptio schwankt noch sehr lange, zumal sie sich mit dem psychiatrischen Gutachten nicht an eine Frist zur Entscheidung gebunden fühlt. Es beruhigt sie außerordentlich, sich jederzeit für die Abruptio entscheiden zu können. Hier setze ich dann Grenzen, indem ich ihr klarmache, daß ich mit zunehmendem Schwangerschaftsalter den Abbruch nicht mehr mittragen kann. Ich bin zwar der Meinung, ein Abbruch in der Frühschwangerschaft ist ebenso Tötung eines Kindes wie ein späterer Abbruch. Aber ein vollkommenes Kind mit Lebenszeichen nach dem Abbruch, der nichts anderes als eine eingeleitete Frühgeburt ist, zu versorgen, ist für mich doch noch unerträglicher. Sie entscheidet sich schließlich gegen den Abbruch, sie wählt das für sie kleinere Übel und kann sehr genau ausdrücken, daß das für sie eben nicht eine Entscheidung für das Kind ist. Nicht zu schaden, ist der oberste Grundsatz des ärztlichen Handelns. Für Frau K. ist das, glaube ich, erreicht. Für das Kind wünschte ich mir natürlich, zu einer Verbesserung der Mutter-Kind-Beziehung beitragen zu können. Das war leider völlig aussichtslos.

Das Schicksal hatte anderes mit der Frau und dem Kind vor. Sie bringt ein mongoloides Kind zur Welt. Sie hatte bewußt auf eine Amniozentese verzichtet, ich hatte unbewußt beharrlich deutliche Hinweiszeichen darauf im Ultraschall übersehen.

Die Frau und ich waren uns eben einig, daß auch eine Erkrankung des Kindes die Entscheidung gegen die Abruptio nicht ändern würde.

Das Kind stirbt 2 Wochen nach der Geburt an einem Herzfehler, gerade zu dem Zeitpunkt, als die Mutter zögernd versucht, den Kontakt zu ihm aufzunehmen, zu dem sie nach der Geburt nicht in der Lage war.

Heute ist der Zustand von Frau K. gebessert, die akuten Angstanfälle waren bereits während der Schwangerschaft seltener geworden. Ein halbes Jahr nach der Geburt braucht sie meine Beratung nicht mehr. Die Schwangerschaft und den Tod des Kindes begreift sie als Wiedergutmachung und Bestrafung dafür, daß sie das letzte Kind in Pflege gegeben hat. Sie hat vor wenigen Tagen angerufen und sich für meine, so wörtlich, Stützung bedankt. Für eine aufdeckende Therapie sei damals nicht der richtige Zeitpunkt gewesen. Das Geschehene habe für ihre Entwicklung große Bedeutung. Eine Abruptio hätte sie nie verkraftet. Ihr gehe es jetzt viel besser, mit ihrer Angst komme sie nun gut allein zurecht.

Der Psychiater und ich haben uns noch mehrfach über unsere Eindrücke ausgetauscht. Er hat die Zwangspause in der Therapie schließlich akzeptiert und wiederholt auch mit der Frau während der Schwangerschaft gesprochen. Er war grundsätzlich auch bereit, zu einer Diskussion hierherzukommen, konnte das aber aus verständlichen praxisorganisatorischen Gründen nicht ermöglichen. Ich vermute, es gibt einige unter Ihnen, die einen anderen Standpunkt als ich in der geschilderten Konfliktsituation eingenommen hätten. Deshalb wünsche ich uns eine kritische und fruchtbare Diskussion.

Literatur

Dmoch W (1986) Widerspruch und Versöhnung – Schwierigkeiten der Indikationsbeurteilung bei Beratung wegen Schwangerschaftskonflikt. In: Fervers-Schorre B, Poettgen H, Stauber M (Hrsg) Psychosomatische Probleme in der Gynäkologie und Geburtshilfe 1985. Springer, Berlin Heidelberg New York Tokyo

Herz DG, Molinski H (1986) Psychosomatik der Frau. Springer, Berlin Heidelberg New York Tokyo (v. a. Kap. „Die Frau in der Beziehung zum Kind")

Poettgen H (1980) Die ungewollte Schwangerschaft – ein innerer (menschlicher) und äußerer (gesellschaftlicher) Konflikt. Frauenarzt Heft 1:16–32. Wolf-Verlag, Herne

Diskussion

Anmerkung der Herausgeber: Wegen der grundsätzlichen Bedeutung der unterschiedlichen Wahrnehmungseinstellungen und der Auffassungen über die therapeutische Aufgabe des Arztes im Umgang mit konflikthafter Schwangerschaft, die in der Interaktion zwischen dem psychosomatisch orientierten Frauenarzt und dem psychiatrischen Konsiliarius deutlich werden, haben sich der Herausgeber entschlossen, entgegen der bisherigen Tradition die kurzen Diskussionsbemerkungen zum Vortrag von M. Scheele mit zu veröffentlichen.

Kollegin (Name unbekannt): Zum einen möchte ich auch sagen, daß es eine spannende und mich faszinierende Geschichte war. Zum anderen möchte ich fragen, ob nicht noch mehr die Spaltungsprozesse in der Patientin selbst, die Sie ja sehr schön beschrieben haben, durch die zwei Therapeuten hätten zusammengefügt werden können. Das heißt, ob nicht doch in irgendeiner Form der Zusammenarbeit mit dem Psychiater, der am Anfang Ihrer Beschreibung eine mir sehr negativ erscheinende Rolle angenommen hat, die bösen und die guten Anteile der Patientin hätten reintegriert werden müssen. Ich habe diese Patientin so sehr als Borderlinetyp erlebt. So ist meine Frage einfach: War das nicht möglich? Das wäre für die Patientin ein sehr positiver Prozeß gewesen.

Scheele: Die Spaltung, die die Patientin auf den Psychiater und mich übertragen hat, haben wir beide sehr bald erkannt. Die Differentialdiagnose „Borderlinetyp" hat der Psychiater aber erst in einem kürzlichen Gespräch erwogen, weil ihm aufgefallen war, daß die Patientin solche Spaltungen in seiner Praxis, z. B. auch zwischen seiner Sprechstundenhilfe und ihm, vornimmt. Ich habe der Patientin die Zusammenarbeit mit dem Psychiater auch vorgeschlagen. Doch die Patientin wollte das nicht, nachdem der erste Kontakt zwischen ihm und mir, den sie ja selbst inszeniert hatte, den Druck zur Abruptio seitens des Psychiaters nicht vermindert hatte. Im Gegenteil, da ja die Frist zur Notlagenindikation abgelaufen war, bekam sie das mehrfach erwähnte Gutachten. Das hat eigentlich den Druck noch verstärkt, nun freilich mehr bei mir. Ich glaube, daß ich aus Sorge, dem nicht standzuhalten, die Auseinandersetzung mit dem Psychiater vermieden habe und sie erst jetzt in der Ausarbeitung des Vortrages nachgeholt habe.

Petersen: Ich bin sehr beeindruckt von diesem Fall und danke Ihnen für diese sehr ausführliche Darstellung und gestehe, daß ich Lust habe, mit Ihnen und dem Psychiater noch ein Korreferat zu machen, weil diese Geschichte sehr viel hergibt.

Als Psychiater möchte ich doch ein paar grundsätzliche Bemerkungen machen: Siuzidalität ist in meinen Augen keine Indikation zum Schwangerschaftsabbruch, sondern eine Indikation für eine Krisenintervention, um sie über die Suizidalität hinwegzubringen, was in solchen Fällen meist nur eine Frage von Tagen ist. Ich hatte den Eindruck, daß die Patientin den Abbruch nicht wollte, sondern vom Psychiater gedrängt wurde. Nach meiner Auffassung haben psychiatrische Indikationen zum Abbruch einer Schwangerschaft nur dann einen Wert, wenn die Patientinnen zu diesen Indikationen stehen können. Daher frage ich, wie valide diese Indikation eigentlich ist.
In methodischer Hinsicht denke ich, daß zunächst unklar ist, wer hier eigentlich aufdeckend gearbeitet hat.
Wenn der Psychiater aufdeckend gearbeitet hätte, wäre ihm der Ambivalenzkonflikt unausweichlich erkennbar geworden. Da er ihn offensichtlich nicht erkannt hat, kann er kaum aufdeckend gearbeitet haben.
Wer aber aufdeckend gearbeitet hat, das sind Sie, Herr Scheele, und das bitte ich als Lob und Anerkennung verstehen zu wollen; denn Sie haben in sich selbst ganz viel aufgedeckt und haben die Konflikte, die im ganzen Kontext enthalten waren, in sich selbst stark erlebt; das merkte man Ihrem Beitrag an.
Hinsichtlich der Kompetenz der Psychiater im Schwangerschaftskonflikt möchte ich aber auch noch etwas Polemisches anfügen, was ich mir erlauben kann, da ich auch Professor für Psychiatrie bin: Psychiater haben wenig Ahnung von psychischen Folgen des Schwangerschaftsabbruchs; das weiß ich deswegen, weil ich seit einigen Jahren durch die deutschen Lande ziehe und darüber spreche und erschrocken bin, welches Nichtwissen diesbezüglich in Psychiatriekreisen herrscht.

Scheele: Meine wesentliche Schwierigkeit war, daß ich einem psychiatrischen Gutachten gegenüberstand, das die Abruptio unbedingt forderte. Ich habe mir nicht die Fachkompetenz zugetraut, gegen das Urteil des Psychiaters Gegenposition zu beziehen und zu sagen, die Indikation stimmt einfach nicht! Für mich war der Wille der Frau entscheidend dafür, der Empfehlung des Gutachtens nicht zu folgen.
Schwer habe ich mich auch getan mit der Argumentation, die von einigen zu hören war, man müsse doch auch an die schlimme Zukunft des noch ungeborenen Kindes denken. Eine Empfehlung zur Abruptio, also zur Beendigung der Entwicklungsmöglichkeiten des Kindes, das es guthaben und sich gut entwickeln soll, geht davon aus, daß die Schwangere eine unzumutbare Mutter sein könnte. Sie spricht ihr damit jegliche Entwicklungsmöglichkeit ab, was sich aber erst noch erweisen müßte.

Dmoch: Herrn Petersen kann ich mich hinsichtlich der Beurteilung der hier angenommenen „Indikation" als Psychiater nur anschließen, da denken wir in unserer Kritik identisch: Eine sogenannte „nichtausschließbare Suizidalität" existiert immer, das ist ein reines Scheinargument; da steht dann irgendetwas auf dem Schein, das nicht überzeugt, weil aus grundsätzlichen Gegebenheiten der psychiatrischen Befunderhebung niemals ausgeschlossen werden kann, daß jemand suizidal ist.

Man kann bestenfalls sagen, daß sich keine Anhaltspunkte für Suizidtendenzen in der Untersuchung ergeben haben. Im ungünstigsten Fall, wenn nämlich Suizidalität vorliegt, ist man als Psychiater beweispflichtig, aufgrund welcher Aussagen, Beobachtungen und Tatsachen im Kontext der Untersuchung man zu dieser Beurteilung kommt und wie unmittelbar die Gefahr für die Patientin ist.
Nach dem geltenden Recht muß diese Gefahr den anderen im Gesetzestext genannten medizinischen Sachverhalten vergleichbar schwerwiegend und durch keine andere zumutbare Maßnahme abwendbar sein, so daß die Fortsetzung der Schwangerschaft nicht verlangt werden kann. Diese Begriffe „schwerwiegend" sowie „unmittelbar" und „zumutbar" bzw. „verlangbar" verweisen als Beurteilungskriterien darauf, daß der Arzt die aktuelle Ich-Stärke der Patientin beurteilen muß, um die innere Not und die Gefährdung einzuschätzen. Nicht äußere Umstände und soziale Sachverhalte sondern intrapsychische Vorgänge und Sachverhalte sind der Inhalt des Schwangerschaftskonflikts und somit auch der Gegenstand der Indikationsbeurteilung.
Insofern kann ich als Psychiater dem erwähnten Gutachten hinsichtlich der Feststellung „Indikation zur Abruptio gegeben, da Suizidalität nicht ausgeschlossen" nicht folgen und muß Ihren Entschluß zum Abwarten und zur weiteren Begleitung der Patientin als die richtige Maßnahme bestätigen.
Zu Herrn Petersens Kritik an den Psychiatriekreisen möchte ich aufgrund meiner Tätigkeit als Psychiater und Gast im frauenheilkundlichen und geburtshilflichen Fachgebiet gewissermaßen für Zubilligung von mildernden Umständen für die geburtshilflich „nicht modulierten" Psychiater plädieren, da sie kaum einmal Gelegenheit haben, über längere Zeit den Wandel des zunächst oft dramatischen Schwangerschaftskonflikts im weiteren Verlauf der Schwangerschaft mitzuerleben; sie sehen meist nur die Momentaufnahmen.
Hinzu kommt, daß der Psychiater aus seiner fachlichen Wahrnehmungseinstellung meist zu sehr auf den psychotherapeutischen Prozeß ausgerichtet ist: Psychotherapie und psychischer Wandel, Persönlichkeitsveränderung, haben für ihn fälschlich den Vorrang vor Schwangerschaft. Ferner besteht meist eine einseitige Ausrichtung auf die vermeintliche Konfliktlösung; mit der Abruptio ist aber lediglich der Anlaß zur Aktualisierung des intrapsychischen Konflikts beseitigt, der Konflikt als intrapsychisches Problem ist eben gerade nicht gelöst. Gerade deshalb haben in psychiatrisch-psychotherapeutischer Hinsicht die Abruptiones nur kurzfristige Entlastungsfunktion, bringen aber langfristig oft erhebliche psychische Komplikationen und menschliches Leid mit sich.
In einer Hinsicht muß ich Ihnen, Herr Scheele, jedoch widersprechen: Sie haben sich falsch beurteilt in der Haltung gegenüber dem scheinbar so beeindruckenden Gutachten des Psychiaters, denn Sie sind keineswegs der minder kompetente Fachmann gewesen. Beim Hören des Vortrags ist es mir noch deutlicher geworden als bei unserem Gespräch über diesen Beitrag, daß Sie sich verhalten haben wie ein guter psychoanalytisch orientierter Geburtshelfer: Sie haben nämlich diese sehr konflikthafte Schwangerschaft in sich selbst als einen Konflikt angenommen, und Sie sind über diese vielen Wochen mit diesem Konflikt und seiner Dynamik und sogar unter äußeren Pressionen selbst schwanger gegangen und haben ihn zunächst in sich selbst ausgetragen, was der Psychiater ja gerade nicht geleistet hat. Durch Aufdecken der widersprüchlichen Tendenzen, die dieser Fall in Ihnen

auslöste, durch die Analyse der eigenen Gefühle im Simme einer echten Analyse der Gegenübertragung haben Sie die Patientin schützen und stützen können und dadurch das ermöglicht, was zunächst das gute Ergebnis einer Schwangerschaft sein kann.

Daß diese Schwangerschaft dann nicht glücklich ausgegangen ist, wie man es der Patientin und wie sie es selbst gewünscht hat, bedauern wir wohl alle mit Ihnen. Dennoch muß man sagen, daß Sie mit Ihrem psychotherapeutischen Wissen gehandelt haben, wie man es von einem sehr kompetenten Geburtshelfer erwarten kann.

Mütter, Väter und Töchter

Die Bedeutung des Vaters für die weibliche Entwicklung und eine mütterliche Identität

M. Berger

Einführung

In der Zeit nach dem 2. Weltkrieg bis in die 70er Jahre schien die psychologische und psychoanalytische Forschung und Praxis die Bedeutung des Vaters für die kindliche Entwicklung vergessen zu haben, so, als hätte sich plötzlich ein neues matriarchales Zeitalter etabliert. Möglicherweise war diese Verleugnung des Vaters, die besonders durch die Untersuchungen von Spitz und Winnicott zur frühen Mutter-Kind-Beziehung in Gang kam, auch Ausdruck eines männlichen Forschungseifers, sich auf die mütterlichen Ursprünge zu beziehen, nachdem Vatervorbilder in sich zusammengestürzt waren; 1963 erscheint Alexander Mitscherlichs sozialpsychologische Studie: „Auf dem Weg zur vaterlosen Gesellschaft".

Es scheinen dann v. a. die Feministinnen der 70er Jahre in den USA (Kate Millet 1970; Juliet Mitchell 1976) gewesen zu sein, die den Vater – vorwiegend unter Feindgesichtspunkten – neu entdeckten und dadurch das psychologische Forschungsinteresse für die wechselseitigen Besonderheiten der Vater-Tochter-Beziehung neu anregten.

Auf der anderen Seite war die Frage nach dem Vater im Hinblick auf die weibliche Entwicklung bei den Psychoanalytikerinnen der ersten und der zweiten Generation nie eingeschlafen. Helene Deutsch, Judith Kestenberg, Margret Mahler, Janine Chasseguett-Smirgel, Eleanore Galenson, Dinora Pines haben u. a. aufgrund ihrer klinischen Beobachtungen bei weiblichen Kindern und erwachsenen Frauen dazu beigetragen, das ursprüngliche, zum Klischee erstarrte Konzept Freuds zum weiblichen Penisneid zu erweitern und zu relativieren.

Freud hatte die Hypothese vertreten, daß sich das kleine Mädchen in der ödipalen Entwicklungsperiode dem Vater zuwende, getrieben von der Wunschphantasie nach einem Kind als einem Penisäquivalent. Diese Hypothese kann man rückblickend als eine infantile männliche Phantasie über Frauen verstehen, die von Frauen übernommen wurde und wird, weshalb Töchter in den Augen ihrer Mütter als Mangelwesen empfunden werden können.

Heutige psychoanalytische Auffassungen zum Beitrag des Vaters für die weibliche Identitätsentwicklung der Tochter laufen darauf hinaus, daß die Hinwendung der Tochter zum Vater nicht von einer Mangelerfahrung – körperliches und psychisches Defizit in Folge von Penismangel und Penisneid usw. – bestimmt ist, sondern von dem narzißtischen Bedürfnis des weiblichen Kindes, beim Vater Unterstützung und Bestätigung für seine psychischen und körperlichen Besonderheiten als weibliches Individuum und als eine von der Mutter unterscheidbare Frau zu finden.

Aus dieser differenzierten Auffassung über ein ganz zentrales Entwicklungsbedürfnis der aufwachsenden Tochter ergibt sich zugleich, daß diese narzißtische Bestätigung durch den Vater nicht einfach schon dadurch gewährleistet sein kann, weil er ein Mann ist, sondern, daß die Zuwendungsfähigkeit des Vaters zur Tochter grundsätzlich von seiner Beziehungsfähigkeit zum weiblichen Geschlecht abhängt. Inwieweit ein Vater seine aufwachsende Tochter in ihrem weiblichen Selbstgefühl positiv bestätigen kann, ist also bestimmt von seinen Beziehungserfahrungen mit der eigenen Mutter, mit den späteren Frauen in seinem Leben und insbesondere mit der Mutter seiner Tochter.

Je mehr heutzutage das Interesse für die psychologischen Besonderheiten der Vater-Tochter-Beziehung in den Blick gerückt ist, umso deutlicher wurde zugleich, daß Vatermangel durch Trennung und Scheidung der Eltern oder durch emotionale Unerreichbarkeit des Vaters nicht nur für die Entwicklung des männlichen, sondern auch für die Entwicklung des weiblichen Kindes negative psychische Konsequenzen haben kann, die die Beziehungsfähigkeit der erwachsenen Frau zum anderen Geschlecht und zum eigenen Kind spezifisch belastet. Unter der Maske der heterosexuellen Liebesbeziehung oder der Ergebenheit gegenüber männlichen Autoritäten, zu denen auch der Frauenarzt gehören kann, und schließlich unter der Maske des Wunsches nach einem Kind – als Ersatzobjekt für den Vater – kann sich die Suche nach dem entbehrten Vater verbergen, verknüpft mit alten Kinderwünschen, ihn zu idealisieren, ihn unbewußt aber auch zu hassen, weil die vergeblich auf ihn gerichteten Wünsche die Autonomie in der Beziehung zum anderen Geschlecht einschränken.

Die wachsende Aufmerksamkeit für die psychologische Bedeutung der Vater-Tochter-Beziehung hat nicht nur den Blick für deren entwicklungsbestimmende Relevanz geschärft, sondern auch zur Enttabuisierung des inzestuösen sexuellen Mißbrauchs beigetragen. Dieser klinische Aspekt der Vater-Tochter-Beziehung verdeutlicht in seiner negativen Erscheinungsform das potentiell vorhandene erotische Element in der Vater-Tochter-Beziehung, dessen zielgehemmte, zärtliche Bändigung und Bewältigung von den väterlichen Qualitäten eines Vaters und von der Beziehung zwischen den Elternpersonen, die die Generationendistanz gewährleistet, abhängt. Mathias Hirsch (1987) weist in seinem Buch über den realen Inzest in der Familie besonders darauf hin, daß die sexuell mißbrauchenden Väter ohne sichere väterliche Identität und ohne subjektiv befriedigende heterosexuellle Partnerbeziehung sich an ihren Töchtern unbewußt auch rächen für eine in der eigenen Kindheit erlittene emotionale Vernachlässigung durch die eigene Mutter.

Ich erwähne diesen Gesichtspunkt, auch um darauf aufmerksam zu machen, daß man grundsätzlich den Entwicklungsverlauf und die psychodynamischen Besonderheiten der Vater-Tochter-Beziehung nicht als ein isoliertes Phänomen betrachten kann, sondern immer nur im Kontext der innerfamiliären und intergenertionalen Beziehungsverstrickungen.

Das heißt auch, daß der Person der Mutter eine zentrale Rolle für die Entwicklung und den Verlauf der Vater-Tochter-Beziehung zukommt. Wenn die Mutter ihr junges Baby nicht in einer exklusiven dyadischen Beziehung gleichsam einschließt, entwickelt sich bei den Kindern beiderlei Geschlechts schon in den ersten Lebensmonaten auch mit dem Vater eine ganz spezifische Interaktion.Es gibt vatertypische Beziehungsangebote, auf die das Baby mit ihm geltenden Lächelreaktionen, Lauten und motorischen Aktivitäten antwortet (Lichtenberg 1983; Stern 1985). Indem die Mutter diese qualitativen Besonderheiten der dualen Bezogenheit auf den Vater toleriert, ist sie für das Baby, metaphorisch ausgedrückt, nicht nur Hort der Sicherheit und des Schutzes, sondern auch Tor in die Welt, zu der der Vater von Anfang an als alternativer Vermittler und Wegbereiter für eine triadische Objektbeziehungsfähigkeit gehört.

Diese triadische Beziehungsfähigkeit beinhaltet unter anderem, daß das kleine Kind nicht nur Vater und Mutter als zwei auch geschlechtlich verschiedene Liebesobjekte unterscheiden, sondern daß es auch die Beziehung der Eltern zueinander psychisch integrieren kann, während sich zugleich innerhalb dieses komplexen Beziehungsgefüges ein erstes geschlechtliches Identitätsgefühl beim Kind befestigt - etwa um den 18. Lebensmonat, d. h. also lange vor dem Beginn der ödipalen Entwicklungsperiode und dem Auftauchen erotischer Wunschphantasien zum gegengeschlechtlichen Elternteil.

Nach diesen einführenden Gesichtspunkten zu gegenwärtigen Perspektiven der Vater-Tochter-Beziehung möchte ich einige psychodynamische Aspekte dieser Beziehung mit Hilfe einer Reihe von Vater-Tochter-Bildern veranschaulichen, die keine klinischen Fallgeschichten sind, sondern allgemein vertraut und deshalb vielleicht unmittelbarer nachvollziehbar.

Väter und Töchter in der Mythologie, in den Märchen und in der schönen Literatur

Zum narzißtischen Vater

Den Mythos von der Geburt der Pallas Athene aus dem göttlichen Haupt ihres Vaters Zeus könnte man als Bild für eine männliche und väterliche Größenphantasie ansehen: Die Frau als Gebärerin und Mutter scheint überflüssig, die Tochter ist ganz glanzvolles Objekt des Vaters - eine ewige Tochter - allerdings um den Preis keusch und kinderlos zu bleiben und um den Preis, ihre möglichen Bedürfnisse unter ihrer kriegerischen Rüstung verbergen zu müssen. Auf jeden Fall braucht dieser Vater nicht zu befürchten, daß sich die Tochter mit einer ihm unliebsamen Mutter idendifiziert.

So gesehen vernachlässigt der Blick auf diese göttliche Vater-Tochter-Gefährtenschaft den historischen Kontext, obwohl er nicht unwichtig ist. Immerhin steht dieses Bild für den Übergang vom Matriarchat zum Patriarchat. Die Stimme der Pallas Athene hatte dazu beigetragen, daß der Muttermörder Orest vom Olymp freigesprochen wurde. Zugleich steht dieses Bild auch gleichnishaft für den Beginn patriarchalischer Herrschaft und Machtbefugnis über Frauen und weibliche Kinder. Letztere gelten beispielsweise in China noch heute als so minderwertig, daß von Staats wegen eine weitere Schwangerschaft, die dann hoffentlich zur Geburt eines Sohnes führt, zugestanden wird.

Zur Ebene der psychodynamischen Interpretation des olympischen Paares: Es besteht wenig Zweifel daran, daß erwachsene Menschen, darunter auch Männer, sich aus vorwiegend narzißtischen Gründen Kinder wünschen. Das eigene Kind bestätitgt nicht nur die biologische Potenz. Der Wunsch nach einem eigenen Kind entsteht auch aus der Erwartung, von diesem Kind grenzenlos geliebt und bewundert zu werden. Das eigene Kind soll das intimste Liebesobjekt werden, sein und bleiben und die betreffende Elternperson für erlittene Beeinträchtigungen und Bedrohungen im Leben entschädigen und schützen. Das Kind wird schließlich zu einer Art Garantie für das eigene elterliche Überleben. Die Tochter als Muse, Mädchen für alles, ideale Mutter usw. soll dem Vater unverbrüchlich verbunden bleiben, keinen anderen Mann lieben, nicht ihrerseits Kinder haben. Nicht nur für Frauen, auch für besonders narzißtische Männer kann die unumgängliche Tatsache, daß zum Zustandekommen des Kindes ein heterosexueller Partner gebraucht wird, eine Kränkung darstellen, die, wie bei Zeus, verleugnet werden muß (vgl. Reik 1915).

Die göttliche Größenphantasie des Zeus findet sich auch bei irdischen Vätern in ihrer Beziehung zu ihren Töchtern und zeichnet u. U. dann ihr Entwicklungsschicksal von der Kindheit bis in das Alter. Charakteristisch für diese ewigen Töchter ist ihre fixierte Bindung an den Vater bzw. ihre Unfähigkeit, sich von ihm schuldfrei zu trennen, ihn im Stich lassen zu können, sich mit ihm adäquat auseinanderzusetzen, eine von ihm unabhängige autonome weibliche Identität und Mütterlichkeit zu erreichen.

Doch das glanzvolle Bild des Zeus und der Pallas Athene verdeutlicht auch eine töchterliche Größenphantasie, die bei irdischen Töchtern als Wunschvorstellung zustande kommen kann, gerade dann, wenn ein zureichend guter Vater fehlt, weil er sich emotional unerreichbar gemacht hat - schon während der Kleinkindzeit der Tochter und dann auch während ihrer Adoleszens - oder, wenn der Vater physisch nicht vorhanden ist, weil er starb, oder sich von der Mutter getrennt hat. Als Ersatz für den emotional und physisch nicht verfügbaren Vater aber auch im Zusammenhang mit einer sehr gestörten Beziehung zur Mutter entwickeln Töchter eine idealisierte Vorstellung über den Vater und eine exklusive Beziehung mit ihm, mit deren Hilfe schmerzliche Gefühle der eigenen Wertlosigkeit und Depression kompensiert werden. Ihre adäquate weibliche Entwicklung ist blockiert, weil dieses ideale Vaterbild nicht durch reale Erfahrung korrigiert und entidealisiert werden kann; durch eine beziehungsvolle Auseinandersetzung, die die Voraussetzung für eine innere Ablösung vom Vater und für die Zuwendungsfähigkeit zu einem heterosexuellen Liebesobjekt ist. Es gibt keinen anderen Mann, der den Vergleich mit diesen großartigen Vater besteht.

Zu den unrealistischen, oft auch unbewußten Idealvorstellungen über den Vater bei längst erwachsenen Töchtern ist zu berücksichtigen, daß die Wurzeln der Idealisierung in die frühe Kindheit reichen, in der der große Vater dem kleinen Mädchen ja tatsächlich nahezu gottvaterähnlich erscheint, weil er aus der kindlichen Perspektive zunächst einmal mit allen Attributen der Machtvollkommenheit ausgestattet ist.

Abgesehen von den entwicklungsblockierenden, töchterlichen Größenphantasien über den Vater, gehört es auf Grund psychoanalytischer Beobachtungen zur Besonderheit einer adäquaten Vater-Tochter-Beziehung, daß Töchter häufig

Eigenschaften des Vaters in ihre eigenen Ich-Ideal-Vorstellungen integrieren. Das Vatervorbild der eigenen Kindheit kann bewußt und unbewußt besonders maßgeblich werden für die intellektuellen oder sozialen Aktivitäten der Tochter. Die Biographien einer ganzen Reihe berühmter Frauen (z. B. Badinter 1984) deuten darauf hin, daß sie eine besonders sorgfältige Erziehung und Förderung durch ihre Väter erfahren haben. Im Unterschied zum mütterlichen Vorbild besteht gegenüber dem Vater ein auch erotisch stärkerer Anreiz, sich mit ihm zu identifizieren, wobei es bei den Töchtern in der Adoleszenz und später zu Identitätskonflikten kommen kann, je nachdem, ob der Vater einseitig ihre intellektuellen Fähigkeiten bestätigt hat oder mehr ihre weibliche Attraktivität. (Blos 1974; Tessmann 1982).

Das Thema der Vater-Tochter-Gefährtenschaft findet sich in weniger göttlicher Vollendung z. B. auch in der Ödipustragödie des Sophokles. Antigone die Tochter erbarmt sich ihes unglücklichen Vaters, begleitet und stützt ihn, wiederum um den Preis ihrer eigenen weiblichen und autonomen Lebensmöglichkeiten. So gesehen gibt Freud einen sehr persönlichen Einblick in seine Beziehung zur Tochter Anna, wenn er sie Antigone nennt.

Ein besonders erschütterndes biographisches Beispiel für eine Vater-Tochter-Gefährtenschaft ist Karl Marx mit Tochter Eleanor, genannt Tussy. Marx soll gesagt haben: „Tussy bin ich". Als junges Mädchen war Tussy magersüchtig, nachdem sie sich in das väterliche Heiratsverbot ergeben hatte. Tussy, erste Nachlaßverwalterin des väterlichen Werkes, vergiftete sich mit 42 Jahren, nachdem sie erfahren hatte, daß der geliebte Vater seinen unehelichen Sohn dem Freund Engels untergeschoben hatte und nachdem sie sich von einem vermeintlich vaterähnlichen Mann hatte ruinieren lassen (Goch 1988).

Es gibt einen berühmtes literarisches Beispiel zum narzißtischen Vater und den daraus erwachsenden innerpsychischen und realen Konsequenzen für die weiblichen und die mütterlichen Lebensmöglichkeiten der Töchter. Shakespeare, einer der größten Psychologen, bevor es Psychologen und Psychoanalytiker gab, skizziert im King Lear das Drama vom Untergang eines königlichen Vaters und seiner drei Töchter. Die konventionelle Interpretation dieses Schauspiels läuft darauf hinaus, daß es sich um die Geschichte dreier undankbarer Töchter und ihres unglücklichen Vaters handle. Unschwer aber läßt sich erkennen, daß es v. a. um die in böses Handeln umgesetzte Destruktivität zwischen Vater und Töchtern geht, die in der primären, wechselseitigen Idealisierung verborgen ist. Diese Destruktivität führt in der Regel nicht, wie auf der Bühne bei Shakespeare, zu einer offenen Schlacht gegeneinander, sondern – wie bei Tussy Marx – zur psychischen Selbstvernichtung der Tochter im Wiederholungszwang.

Kurz der Inhalt der Story: Der gealterte König vermacht sein Reich vorzeitig seinen drei Töchtern, weil er in der Gesellschaft seiner getreuen Ritter vor seinem Tod eine verantwortungsfreie Zeit genießen will, in der Erwartung, daß die Töchter ihm „Trost" und „sanfte Pflege" gewähren werden. Bei der Aufteilung seines Reiches verfolgt der König folgenden Grundsatz: „Sagt mir, meine Töchter, welche von euch liebt uns nun wohl am meisten?"

Prompt beteuert Goneril die Erstgeborene: „Mehr lieb' ich euch, als Worte je umfassen, weit inniger als Licht und Luft und Freiheit... Der Atem düngt mich arm, die Sprache stumm, weit mehr, als alles das, lieb ich euch noch". Die

Zweitgeborene Reagan, beeilt sich, die Liebesbeteuerungen ihrer Schwester noch zu übertreffen und nennt ihen königlichen Vater „mein einzig Glück“. Cordelia schließlich, die Jüngste und des Königs liebstes Kind, stimmt in diesen erzwungenen Liebeschor nicht ein: „Wozu den Schwestern Männer, wenn sie sagen, sie lieben euch nur? Würd ich je vermählt, so folgt dem Mann, der meinen Schwur empfing, halb meine Treu, halb meine Lieb und Pflicht. Gewiß, nie werd ich frein wie meine Schwestern, den Vater nur allein zu lieben“.
Die Antwort seiner Jüngsten entsetzt den König. Er versucht es noch einmal und fragt: „So jung und so unzärtlich“? Und Cordelia kontert: „So jung, mein Vater, und so wahr“.
Der König enterbt, verflucht und verstößt die Lieblingstochter, weil er ihre liebevolle und angemessene Aufrichtigkeit nicht ertragen kann. Im Fortlauf der Handlung erweisen sich die Liebesschwüre der beiden älteren Töchter schon in der 4. Szene des 1. Aktes erwartungsgemäß als unverläßlich. Das Unheil nimmt nun seinen Lauf.
Ich zitiere noch einmal Lear, der jetzt auch seine Erstgeborene verflucht. Denn es geht in seinen Worten so deutlich um die weibliche und mütterliche Identität der Tochter: „Hör mich, Natur, hört, teure Göttin, hör mich! Hemm deinen Vorsatz, wenn's dein Wille war, ein Kind zu schenken dieser Kreatur! Unfruchtbarkeit sei ihres Leibes Fluch! Vertrockn ihr die Organe der Vermehrung; aus ihrem entarteten Blut erwachse nie ein Säugling, sie zu ehren. Muß sie kreißen, so schaff' ihr Kind aus Zorn, auf daß es lebe als widrig quälend Mißgeschick für sie! Es grab ihr Runzeln in die junge Stirn, mit unversiegten Tränen ätz es Furchen in ihre Wangen; alle Muttersorg und Wohltat erwiedre es ihr mit Spott und Hohngelächter; daß sie empfinde, wie es schärfer nage als Schlagenzahn, ein undankbares Kind zu haben!“
Und schließlich noch der väterliche Fluch über die Zweitgeborene, aus dem sich wiederum drastisch die Entwertung der Weiblichkeit auch dieser Tochter ergibt: „Sieh dort die ziere Dame: Ihr Antlitz weissagt Schnee in ihrem Schoß. Sie spreizt sich tugendlich und dreht sich weg, hört sie die Lust nur nennen. Und doch sind Iltis nicht und hitzge Stute, so ungestüm in ihrer Brunst. Vom Gürtel nieder sind's Centauren, wenn auch von oben Weib; nur bis zum Gürtel sind sie den Göttern eigen: Jenseits alles gehört den Teufeln, dort ist Hölle, Nacht, dort ist der Schwefelpfuhl, Brennen, Sieden, Pestgeruch, Verwesung ...“
Ich haben den King Lear so ausführlich dargestellt, weil die hier verhandelten Beziehungsdifferenzen zwischen Vater und Töchtern keineswegs historischen Zeiten angehören, sondern im gegenwärtigen Leben und aus klinischer Sicht vertraut sind. Lear ist ein narzißtischer Vater, der seine Töchter funktionalisiert für seine Zwecke und gegen die Angst vor dem nahenden Lebensende (vgl. Freud 1913).
Der kanadische Analytiker Charles Hanly (1986) macht in seiner Studie über den King Lear und seine Töchter darauf aufmerksam, daß in diesem Drama die Mutter fehlt und die Töchter umso mehr in ihrer weiblichen Entwicklung ganz auf den Vater angewiesen zu sein scheinen. Es fehlt eine Mutter, die dem Vater Nachhilfeunterricht gibt, wie es ist, ein kleines Mädchen zu sein, – vorausgesetzt, diese Mutter akzeptiert ihre eigene Weiblichkeit, und daß sie selbst einmal ein kleines Mädchen war. Vaterpersönlichkeiten wie Lear fegen allerdings mütterli-

che Interventionen autoritär vom Tisch, obwohl diese die Voraussetzung dafür sind, daß sich im Erwachsenenleben Männer und Frauen gegenseitig verstehen können.

Alles in allem fällt es nicht schwer, dem Schauspiel Shakespeares zu entnehmen, daß der königliche Vater sich jedenfalls nicht mit seinen Töchtern identifizieren kann und sie behandelt wie subjektive Objekte, die er außerdem in ihrer eigenen Identität fortgesetzt entwertet. Nicht nur, daß er sich keinen Begriff davon machen kann, was es für Geschwister bedeutet, hinter einem väterlichen Lieblingskind zurückstehen zu müssen (vgl. Hanly). Der Vater Lear mißversteht darüber hinaus auch die anfänglichen und späteren Versöhnungsbemühungen seiner Lieblingstochter Cordelia und deren Bedeutung für sein und ihr Leben. Bis zu seinem Ende ist für Lear der narzißtische Anspruch selbstverständlich, das wichtigste Liebesobjekt seiner Töchter zu sein, und wenn dieser Anspruch nicht erfüllt wird, entlädt sich ein wilder Haß auf das unkontrollierbar Weibliche schlechthin. Diese Entwertung des weiblichen Selbstwertgefühls durch den Vater ist es, die v. a. in den beiden älteren Schwestern Haß angestaut haben dürfte, lange bevor der König – für ewige Vaterliebe – einen Teil seines Reiches an sie abgibt. Häufig, gerade in den Auseinandersetzungen zwischen Vätern und Töchtern taucht diese „Geld-für-Liebe-Vorstellung“ vielleicht auch deshalb auf, weil bis vor nicht allzu langer Zeit Töchter von Vätern wie Kapital gehandelt wurden.

Freud hat, möglicherweise identifiziert mit dem königlichen Vater, die Problematik der Vater-Töchter-Beziehung und das Unvermögen des Königs, ihnen Autonomie, Mann und Kind zuzugestehen, nicht beachtet. Im „Motiv der Kästchenwahl“ (1913, die Tochter Anna ist eine junge Frau) geht er v. a. auf das Thema vom nahen Tod des Königs ein.

Abschließend zu King Lear noch eine Anmerkung: Sie betrifft seine drastischen Verwünschungen des Weiblich-Triebhaften, die ich zitiert habe. Für Vater Lear sind die Frauen vom Gürtel nieder Centauren. Dieses Gebiet gehört den Teufeln, dort is die Hölle, Nacht, Schwefelpfuhl, Pestgeruch, Verwesung. Wieviel Angst und Entwertung vor dem weiblichen Genitale drücken des Königs Worte hier aus! Und wieviel Angst und Aggression erzeugen sie!

Nicht nur King Lear ist von derart verachtungsvollen Phantasien gequält. In weniger aufgeklärten Zeiten ging man noch davon aus, daß die Entblößung einer Vulva selbst den Teufel in die Flucht schlage. Es läßt sich ermessen, wie schwer, ja unmöglich es für Männer und Väter unter solchen Umständen sein kann, der aufwachsenden Tochter zu vermitteln, daß ihr Körper schön und wertvoll ist in allen seinen Gebieten.

Die Psychoanalytikerin Harriet Lerner (1980) macht darauf aufmerksam, daß nicht nur Väter, sondert oft beide Eltern das weibliche Genitale entwerten und es versäumen, die äußeren Genitalien des Mädchens überhaupt nur zu benennen, insbesondere die Klitoris. Infolgedessen wachsen weibliche Kinder im Unterschied zu den männlichen oft mit dem Gefühl eines Tabugebietes im Bereich ihres eigenen Körpers auf, das man nicht berühren darf und wo man auch nicht nachschauen darf. Entsprechend schwer ist es für das weibliche Kind, zu einer differenzierten Wertschätzung seiner Genitalien zu finden. In der Regel übernimmt das kleine Mädchen die entwertende Tabuisierung von den Eltern und kennt sich im eigenen Körper nicht aus.

Frau Lerner vermutet, daß die unheimliche, schambesetzte Lücke im weiblichen Körperbild ggf. zu angeblich „typisch weiblichen" Denkstörungen führen kann; beispielweise, wenn es um die Einschätzung räumlicher Relationen geht oder konkret um das Lesen von geographischen Karten und Stadtplänen.
Abgesehen von dieser Hypothese muß man sich zumindest vergegenwärtigen, daß das kleine Mädchen und die erwachsene Frau eine sehr andersartige Wahrnehmung ihrer Geschlechtlichkeit hat als der Mann, „dessen Geschlectsteil so sauber und einfach ist wie ein Finger" (de Beauvoir 1945). Oft bringen kleine Mädchen und auch noch erwachsene Frauen ihe im Leibesinneren versteckten genitalen und annalen Vorgänge phantasierend miteinander in Verbindung (vgl. Kestenberg 1968). Das Geschlechtliche und das Schmutzige können umso weniger voneinander differenziert werden, wenn Eltern oder speziell Väter ihrem weiblichen Kind entsprechend negative Assoziationen vermitteln. Möglicherweise verwenden viele Frauen in Form einer Verschiebung der Genitalzone nach oben nicht umsonst so viel Sorgfalt, Beobachtung und Erfindungsgabe auf die Pflege ihres Gesichts und ihrer Haare.

Zur adoleszenten Ablösung

Nicht nur in den Mythen und in der schönen Literatur, auch in den Märchen gibt es eine Fülle von Beispielen zur Vater-Tochter-Beziehung, die neben der zeitgenössischen Aussage immer auch eine psychologische Dimension haben. Fast immer geht es in den Märchen um die gleichnishafte Darstellung von adoleszenten Ablösungsprozessen zwischen Eltern und Kindern; zumindest zeichnen Märchen innerpsychische Wandlungen und Entwicklungen mit Hilfe von Handlungsabläufen nach.
Soweit es um Väter und Töchter geht, spielt der Teufel oder ein böses Rumpelstielzchen mit, während sich die Mutter eher bedeckt hält, schon tot ist oder stirbt, und so an die „schweigende Mutter" in Inzestfamilien erinnert. In dem Märchen „Allerleirauh" beispielweise gibt die sterbende Königin dem königlichen Gatten auf, nur eine Frau wieder zu heiraten, die so schön ist wie sie selbst; ein Testament, das für den König darauf hinausläuft, sich mit der eigenen Tochter vermählen zu sollen.
Häufiger gerät der Vater einer schönen Tochter durch dumme Mißgeschicke in die Gewalt des Teufels, eines Untiers oder des Rumpelstielzchens, dessen phallusartige Gestalt schon nahelegt, daß alle diese bösen, von der Person des Vaters säuberlich unterschiedenen Wesen tatsächlich zum Vater gehörende erotische Wunschverkörperungen darstellen, die den Vater und die Tochter plagen und mit Sicherheit die adoleszente Trennung beider in Gang bringen.
In der Adoleszenz kommt es in mehr oder weniger abgewehrter Weise bei der Tochter zur Widerbelebung von auf den Vater gerichteten erotischen Wunschphantasien der Kleinmädchenzeit. Anders wie in der Kindheit ist es jetzt ernst. Denn jetzt ist das verliebte kleine Mädchen eine Frau und jetzt kann sie ihren Vater tatsächlich verführen und sie könnten sogar miteinander ein Kind haben. Deshalb muß die Tochter den Vater jetzt als männliches Liebesobjekt aufgeben.

Auch für den Vater wird es während der Adoleszenz der Tochter ernst. Mag er sich in der Verliebtheit der Kleinen noch gesont haben, können ihn die Reize der junge Frau in Bedrängnis bringen, weshalb sich viele Väter in dieser Zeit von ihren Töchtern zurückziehen oder sich auf ein erotisches Geplänkel mit ihr einlassen und sich als verführbar, als seien sie vom Teufel besessen, erweisen (vgl. Steffens 1986). Beide väterlichen Haltungen sind gleichermaßen von Nachteil für die Tochter. Denn mit einem Vater, der sich zurückzieht, kann man sich nicht auseinandersetzen. Ein Vater, der die weiblichen Reize seiner Tochter einfach übersieht oder entwertet bis hin zu abfälligen Kommentaren über die körperlichen Veränderungen oder die Menstruation, löst tiefe Selbstwert- und Identitätszweifel in der Tochter aus, gerade weil die eigenen körperlichen Veränderungen noch sehr verunsichern. Demgegenüber löst aber auch der erotisch stimulierende Vater Ängste aus – vor dem Vater und vor dem anderen Geschlecht überhaupt.

Eine der häufigsten psychosomatischen Erkrankungen bei jungen Mädchen ist die Pubertätsmagersucht. Ein bisher wenig beachteter subjektiver Grund für die Auslösung der Erkrankung mag sein, den eigenen Körper für die erotischen Absichten des Vaters unbrauchbar zu machen. Andere junge Mädchen gehen in dieser Situation überstürzte heterosexuelle Beziehungen ein in einer Art Inzestflucht. Die klinische Erfahrung legt nahe, daß das Zustandekommen einer Schwangerschaft in der Adoleszenz unbewußt und vorbewußt sehr viel zu tun hat mit ungelösten Vaterkonflikten und Vaterentbehrung (Berger 1989).

Alles in allem bedeutet der Verlust einer adäquaten und einfühlsamen Bevaterung durch den Vater im Verlauf der Adoleszenz für die Tochter Unsicherheit und Zweifel über ihre weiblichen Qualitäten und es besteht das Risiko einer innerlich nicht nachvollziehbaren Ablösung von ihm. Äußerlich autonom und erwachsen suchen in vielfacher Weise innerlich unvollkommen vom Vater distanzierte Frauen außerhalb der Familie nicht ein heterosexuelles Liebesobjekt, sondern einen Vaterersatz, der gibt, was der eigene Vater an individueller und entwicklungsadäquater Zuwendung nicht geben konnte. Äußerlich erwachsen vollbringen die mit ihrem Vater noch immer zutiefst verbundenen Töchter u. a. Wunderwerke an intellektueller Leistung, um diesem Vater endlich zu imponieren und um die ersehnte Wertschätzung ihrer Person nachträglich zu reklamieren.

Die psychische Schmerzlichkeit adoleszenter Ablösungsprozesse zwischen Vater und Tochter kommt im Märchen selten zum Ausdruck. Sie erscheint als körperliche Qual. Im Märchen „Vom Mädchen ohne Hände“, in dem der Vater dem Teufel versehentlich die schöne Tochter verspricht, kommt es dazu, daß der Vater der Tochter – selbstredend auf Geheiß des Teufels – beide Hände abhaut, und dazu sagt die Tochter noch „Vater, macht mit mir, was ihr wollt“. Als der Teufel dann aber dem Vater, einem armen Müller, viel Gold gibt und der jetzt reiche Müller seiner Tochter vorschlägt, sie „zeitlebens aufs Köstlichste“ zu halten, schlägt sie dieses väterliche Angebot aus und verläßt ihn, die abgeschlagenen Hände auf den Rücken gebunden – verwundet, aber autonom. Die Handlose findet ihren Königssohn, gebährt ein schönes Kind, gerät aber erneut in Mißhelligkeiten, die ihr wiederum der Teufel bereitet, bis sie schließlich einen alten Mann findet, der ihr hilft, ihr Kind zu stillen. Die Güte des Alten, der den gereiften Vater repräsentiert, bewirkt schließlich und endlich, daß der Königssohn wieder auftaucht und die Hände wieder anwachsen.

Ich habe dieses Märchenbeispiel herangezogen, weil es auch darauf aufmerksam macht, daß es in der Adoleszenz und später für die Tochter nicht nur darum geht, ihre Gefühle für den Vater auf einen anderen Mann richten zu können und ihre Identifikationen mit den väterlichen Idealen in eine eigenständige Aktivität umzusetzen, sondern auch darum, daß der Vater ihr Kind in ähnlicher Weise behutsam beachtet und respektiert wie er ihre Körperlichkeit als Frau von kleinauf bestätigen können müßte, damit sie sich mit sich selbst identisch fühlen kann. Wenn der alte Vater im Märchen der Tochter das Kind an die Brust legt, heißt das auch, daß er seine eigenen Wünsche an die Tochter aufgegeben hat (Meyer zur Capellen 1980).

Wenn es nur die Mutter ist, die der Tochter ihre weibliche und mütterliche Identität bestätigt, reicht dies, entwicklungspsychologisch gesehen, nicht aus, weil sich die Tochter von der Mutter unterscheiden können muß, um Unabhängigkeit und Eigenständigkeit von ihr zu erreichen. Gerade die Märchen verdeutlichen darüber hinaus wie stiefmütterlich Mütter mit ihren Töchtern umgehen können, weil gegenseitiger Neid und Eifersucht die Beziehung zueinander konfliktreich macht, und wie notwendig deshalb ein zureichend guter Vater gebraucht wird. Im Hinblick auf das Konfliktpotential zwischen Mutter und Tochter, hat Margret Mahler den Vater das „nichtkontaminierte Objekt“ genannt.

Ein gleichfalls eindrucksvolles letztes literarisches Beispiel für die verschlungenen Wege des wechselseitigen Ablösungsprozesses zwischen Vater und Tochter in der Adoleszenz findet sich in Kleists „Käthchen von Heilbronn“.

Der in seine Tochter ganz vernarrte Waffenschmied Theobald klagt den Ritter vom Strahl vor dem Femegericht an, sein Käthchen, das ihm so lieblich scheint, „als ob der Himmel von Schwaben sie erzeugt, und, von seinem Kuß geschwängert, die Stadt, die unter ihm liegt, sie geboren hätte“, eben dieses Käthchen ganz verhext zu haben. Denn dieses liebe Käthchen, das sich kürzlich noch vom Vater mit den Worten: „Vater, dein Wille sei meiner“ hat verloben lassen, weicht jetzt vor dem Vater „kreideweiß“ zurück, als wäre dieser Vater „wie ein Wolf, der sie zerreissen will“. Der aufrechte Theobald kann es nicht fassen, daß die Liebe zum Ritter ihm sein Käthchen so entfremdet hat. Doch dann, als Vater Theobald sein hoffnungslos unglückliches Käthchen zum Kloster begleitet, weg vom „lieblichen Schauplatz des Lebens“, weil Käthchen zu Gott will, wenn sie schon nicht beim Ritter sein kann, wandelt sich dieser fassungslose Vater zu einem, der die „Verrücktheiten“ seines Käthchens sogar zu unterstützen bereit ist. Er will höchstselbst den Ritter vom Strahl um das ihm so verhaßte Plätzchen unter dem Holunderstrauch, von dem aus Käthchen die Strahlburg im Auge haben kann, für die unglückliche Tochter erbitten. Er, der eben noch so zornige Vater, bietet sich an, sie daselbst „freundlich auszustatten“ mit allem, was sie braucht, weil ihm das immer noch lebendiger und realistischer für sie dünkt, als sich ins Kloster einzugraben. Was der gute Vater mit seinem Angebot an Käthchen zunächst erreicht, ist, daß sie wieder zur Vernunft zu kommen scheint, dem Kloster den Rücken kehrt und sich mit ihm aufmacht, zurück nach Heilbronn.

Ich will den Rest der Geschichte hier nicht wiedergeben, weil es mir nur darauf ankommt, darauf aufmerksam zu machen, was es für einen Vater konkret heißen kann, die Tochter unterstützend durch ihre Adoleszenz zu geleiten und daß dieser väterliche Begleitschutz unabwendlich nicht ohne innere Veränderung bei ihm ablaufen kann bis hin zur Versöhnung mit dem Eigensinn einer Tochter, die wie Käthchen sanft und traumverloren ihr Ziel verfolgt. Soweit der Vater alte Verhältnisse wieder herstellen will, wird er zum Verlierer, soweit er unter Schmerzen den eigenen Sinn der Tochter akzeptiert, zum Versöhner.

Ein Gegenbild zum unterstützenden Vater Theobald findet sich in Lessings „Emilia Galotti". Die tugendhafte Emilia liebt den lüsternen Prinzen, standfest zwar in ihren Handlungen, doch verführbar in der Phantasie. Sie ist einverstanden mit der väterlichen Kontrolle über ihre triebhaften Wünsche. Ihr Einverständnis mit ihm und ihre Unterwerfung geht soweit, daß sie ihn dazu provoziert, sie zu erdolchen. Befragt, was er getan hat, wiederholt der Vater Odoardo Emilias letzte Worte: „Eine Rose gebrochen, ehe der Sturm sie entblättert".

So mancher bürgerliche Vater sagt noch heute, wenn die Tochter einen Mann liebt, der ihm nicht paßt: „Besser, du wärst nie geboren." Die schlechten, triebhaften Eigenschaften, die er dem Geliebten der Tochter unterstellt, sind oft Projektionen seiner eigenen Wünsche an die Tochter.

Warum brauchen Töchter einen Vater? Zusammenfassung entwicklungstheoretischer Aspekte

Neuere sozialpsychologische und psychoanalytische Untersuchungsergebnisse (Chodorow 1985; Greenglass 1986; Seiffge-Krenke 1986) laufen darauf hinaus, daß schon die frühesten Beziehungserfahrungen für Mädchen anders sind als für Jungen. Mütter scheinen ihre kleine Tochter mehr wie eine Verdoppelung und Verlängerung ihres eigenen Selbst zu erleben, den gegengeschlechtlichen kleinen Sohn früher als ein sexuell andersartiges und von ihr differenziertes Wesen. Die Annahme, daß das kleine Mädchen länger in einer engen Symbiose mit der Mutter bleibt im Vergleich zum kleinen Jungen, auch wenn ein Vater vorhanden ist, legt nahe, daß sich schon sehr früh bei beiden Geschlechtern unterschiedliche innere Objektwelten entwickeln, die zu einer charakteristisch unterschiedlichen psychischen Erfahrungswelt führen.

Mädchen scheinen einen stärkeren Sinn für gegenseitiges Aufeinanderangewiesensein und für zwischenmenschliche Beziehungen zu entwickeln, weil ihre frühesten Unabhängigkeitsbestrebungen zumindest von der Mutter nicht genügend bestätigt werden. Dementsprechend soll bei Frauen die Angst davor, alleingelassen und ungeliebt zu sein, ausgeprägter bestehen und auch das Bedürfnis nach Zugehörigkeit und menschlicher Nähe, während Männer Nähe rascher mit der Furcht, eingeschlossen zu sein, verbinden.

Zumindest wird in der Adoleszenz deutlich, daß männliche Jugendliche mehr zu ausagierenden, hyperaktiven Verhaltensformen neigen, während bei Mädchen häufiger psychosomatische Auffälligkeiten zu beobachten sind mit der Neigung zu vermehrten Ängsten und zur Depression. Frauen scheinen sich stärker auf enge persönliche Bindungen einzulassen, während Männer häufiger Schwierigkeiten zu haben scheinen, verläßliche Beziehungen aufzubauen. Auch aufgrund spezifischer Körpererfahrungen wie Menstruation, Schwangerschaft und Klimakterium sind Frauen einer flexibleren Selbsterfahrung ausgesetzt. Die Andersartigkeit der

Geschlechter scheint sich sogar an der Geschlechtsspezifität von Träumen belegen zu lassen (Hopf 1990).

Die Auffassung, daß das kleine Mädchen in einer längeren primären Symbiose mit der Mutter bleibt und deshalb primär zur Mutter und später auch in anderen Beziehungen eine ausgeprägte Abhängigkeit bestehe, hat schon Freud vertreten und sie gilt bis heute. Klinische Erfahrungen mit Adoleszentinnen und erwachsenen Frauen im Zusammenhang mit Schwangerschaftsabbruch, mit Schwangerschaft in der Adoleszenz, mit Kinderwunschproblemen und Partnerkonflikten legen immer wieder nahe, wie schwierig es für Frauen sein kann, wenn sie sich innerlich nicht aus der primären infantilen Abhängigkeit von der Mutter lösen und abgrenzen konnten und wenn sie nicht zu einer von der Mutter unabhängigen weiblichen Identität haben finden können. Diese innere Unabhängigkeit von der Mutter ist auch die Voraussetzung dafür, das eigene Kind als selbstständige Person wahrnehmen zu können und es nicht als Glied einer vereinigten Dreierunion - Mutter, Tochter, Kind - zu empfinden und zu behandeln mit der zusätzlichen Konsequenz, diesem Kind die Beziehung zu seinem Vater zu erschweren.

Die psychoanalytische Entwicklungstheorie geht davon aus, daß es die Beziehung zum Vater ist, mit deren Hilfe das weibliche Kind im Verlauf der psychosexuellen Entwicklung von der Babyzeit bis in die Adoleszenz zu einer von der Mutter getrennten, eigenständigen sexuellen und mütterlichen Identität findet. In der frühesten Kindheitsphase ist es, wie schon eingangs erwähnt, der „haltende", „nichtkontaminierte" Vater, der dem kleinen Mädchen aus der Dyade mit der Mutter heraushilft. Ein zureichend guter Vater kann die kindlichen Trennungs- und Liebesverlustängste, die die primäre Ablösung von der Mutter erschweren, beschwichtigen und die freudige Zuversicht auf Neues, außerhalb des mütterlichen Schutzgebietes und Bannkreises bestärken. Der Vater bestätigt die weibliche Identität des kleinen Mädchens, indem er nicht ihre Zusammengehörigkeit mit der Mutter, sondern ihre individuelle Besonderheit von der Mutter unterstreicht. Gemeinsam mit der Mutter verhilft er ihr zu einem individuellen weiblichen Selbstkonzept: „Ich bin eine einmalige, wenn auch noch kleine Frau".

Diese neue Bekanntheit mit sich selbst führt bei kleinen Mädchen im Rahmen der ödipalen Entwicklungsphase zum stürmischen Wunsch, vom Vater so geliebt zu werden, wie sie es zwischen Vater und Mutter beobachtet, bis hin zur kühnen Wunchvorstellung, mit ihm zusammen ein Baby zu haben. Diese Phantasie des kleinen Mädchens ist notwendig verbunden mit Schuldängsten gegenüber der Mutter, weshalb es eines Vaters bedarf, der die erotische Begeisterung seiner kleinen Tochter zwar freundlich annehmen kann, zugleich aber auch unmißverständlich die Generationenschranke klarstellt, ohne in seiner kleinen Tochter ein Gefühl der subjektiven Unzulänglichkeit zu erzeugen. So ist es v. a. der Vater, mit dessen Person das kleine Mädchen auch Zukunftsträume und hohe Ziele verbindet. Nachzulesen beispielweise in Astrid Lindgrens „Pippi Langstrumpf".

Man kann auch sagen, daß es der beziehungsvolle Vater ist, der für das kleine Mädchen im Verlauf der ödipalen Entwicklungsphase in komplexer Hinsicht Realität vermittelt und dabei hilft, den regressiven Wunsch nach einer illusionären Union mit der Mutter aufzugeben und schließlich auch die ödipalen Wunschphantasien.

Beide Wuschkonstellationen werden noch einmal in der Adoleszenz aktuell – subjektiv um so stärker, je beängstigender die Veränderungen des eigenen Körpers erlebt werden, die neuartige Selbstverantvortung ohne den direkten Schutz der Eltern und die Realität sexueller Erfahrung.

Der innere Ablösungsprozeß von beiden Eltern in der Adoleszenz betrifft v. a. den Verzicht auf die infantilen Verschmelzungswünche mit der Mutter und auf die dem Vater geltenden ödipalen Wunschphantasien zugunsten einer neuen individuellen Autonomie, die die sexuelle Identität einschließt. Auch im Erwachsenenalter muß immer wieder um diese Autonomie gerungen werden, insbesondere im Zusammenhang mit der Geburt und mit der Entwicklung der eigenen Kinder. Für die Frau beinhaltet die relative innere Unabhängigkeit von den eigenen Eltern, sich – ohne auf die Eltern angewiesen zu sein – in ihrer weiblichen Individualität und in ihrem weiblichen Körper zu akzeptieren und ihrem Wunsch nach einem Kind einen partnerbezogenen Inhalt geben zu können.

Mißlingt diese innere Arbeit um Identitätssicherheit, ist es neben den intimsten Bezugspersonen der erwachsenen Frau – ihrem Kind und ihrem Mann – v. a. der Frauenarzt oder die Frauenärztin, die sich als Projektionsobjekte für die Wiederbelebung und Wiederholung infantiler Konflikte mit Vater oder Mutter besonders eignen. Dies liegt um so näher, weil sämtliche Symptome, einschließlich des „Symptoms“ Kinderwunsch und Abtreibung einen insgeheimen Objektbeziehungscharakter haben.

Aufgrund meiner klinischen Erfahrung mit schwangeren Adoleszentinnen habe ich beobachtet, daß sie zusammen mit ihrer Mutter beispielweise den Frauenarzt unversehens in ein konspiratives Komplott gegen den Vater verwickelten, – ähnlich wie es im Rahmen der Reproduktionsmedizin durch eine bewußte oder unbewußte Vaterübertragung auf den Frauenarzt zur psychischen Depotenzierung des Kindesvaters kommen kann.

Der persönliche Kontakt in der gynäkologischen Praxis kann für viele Frauen – besonders für junge Mädchen – aus unterschiedlichen Gründen eine beunruhigende Erfahrung sein, die sonst unterdrückbare Ängste und Phantasien aktiviert. Subjektiv geht es um eine Art Preisgabe und Kontrolle von körperlicher Intimität und Integrität, weshalb die Untersuchung beim Frauenarzt oder der Ärztin elementare Bereiche des weiblichen Selbsterlebens berührt, konkret körperlich und in den Phantasievorstellungen. Aus solchen Gründen beinhaltet die Praxis von Frauenärzten unabwendlich auch eine psychosomatische Perspektive.

Literatur

Badinter E (1984) Emilie, Emilie. Weiblicher Lebensentwurf im 18. Jahrhundert. Piper, München

Beauvoir S (1948, [2]1968) Das andere Geschlecht. Rowohlt, Reinbek

Berger M (1989) Zur Bedeutung des „Anna-Selbdritt“ -Motivs für die Beziehung der Frau zum eigenen Körper und zu ihrem Kind. In: Hirsch M (Hrsg) Der eigene Körper als Objekt. Springer, Berlin Heidelberg New York Tokyo

Blos P (1974) The genealogy of the egoideal. Psychoanal Study Child 29:340–362

Chasseguet-Smirgel (Hrsg) (1974) Psychoanalyse der weiblichen Sexualität. Suhrkamp, Frankfurt am Main

Chasseguet-Smirgel J (1975) Bemerkungen zum Mutterkonflikt, Weiblichkeit und Realitätszerstörung. Psyche 29:805–812
Chodorow N (1985) Das Erbe der Mütter. Frauenoffensiveverlagsges., München
Deutsch H (1948) Psychologie der Frau, 2 Bde. Huber, Bern
Freud S (1913) Das Motiv der Kästchenwahl. Gesammelte Werke Bd 10, S 24–37
Goch K (1988) Eleanor Marx (1855–1898) In: Pusch LF (Hrsg) Töchter berühmter Männer. Insel-Verlag, Frankfurt, S 275–348
Greenglass ER (1986) Geschlechterrolle als Schicksal. Klett-Cotta, Stuttgart
Hanly C (1986) Lear and his daughters. Int Rev Psycho Anal 13:211–220
Hirsch M (1987) Realer Inzest. Psychodynamik des sexuellen Mißbrauchs in der Familie. Springer, Berlin Heidelberg New-York Tokyo (2. Aufl. 1990)
Hopf H (1990) Vom Fliegen und Fallen und von der Sehnsucht nach einem geliebten Objekt. Theorien über die Entstehung von geschlechtsspezifischen Träumen bei Kindern und Jugendlichen. Kind und Umwelt 15:12–25
Kestenberg JS (1968) Outside and inside, male und female. J Am psychoanal Ass 16:457–520
Lerner H (1980) Elterliche Fehlbennenung der weiblichen Genitalien als Faktor bei der Erzeugung von „Penisneid“ und Lernhemmungen. Psyche 54:1092–1104
Lichtenberg JD (1983) Psychoanalysis and infant research. Analytic Press, Hillsdale/NJ London (dt. 1991: Psychoanalyse und Säuglingsforschung. Springer, Berlin Heidelberg New York Tokyo)
Mahler M, Pine F, Bergman A (1978) Die psychische Geburt des Menschen. Symbiose und Individuation. Fischer, Frankfurt am Main
Meyer zur Capellen, R (1980) Das schöne Mädchen. Psychoanalytische Betrachtungen zur „Formwerdung der Seele“ des Mädchens. In: Brackert H (Hrsg) Und wenn sie nicht gestorben sind ... Perspektiven auf das Märchen. Suhrkamp, Frankfurt am Main, S 89–119
Millet K (1970) Sexual politics. Basic Books, New York
Mitchell J (1976) Psychoanalyse und Feminismus. Suhrkamp, Frankfurt am Main
Mitscherlich A (1963) Auf dem Weg zur vaterlosen Gesellschaft. Piper, München
Pines D (1982) The relevance of early psychic development to pregnancy and abortion. Int J Psychoanal 63:311–319
Reik T (1915) Über Vaterschaft und Narzißmus. Z Psychoanal 3:330–337
Roiphe H, Galenson E (1981) Infantile origins of sexual identity. Internat. Univ. Press, New York
Seiffge-Krenke I (1986) Psychoanalytische Therapie Jugendlicher. Kohlhammer, Stuttgart
Stern D (1985) The interpersonal world of the infant. Basic Books, New York
Steffens W (1986) Zur Psychodynamik der Vater-Tochter-Beziehung in der Adoleszens. Psychother Psychol 36:215–220
Tessman LH (1982) A note on the fathers contribution to the daughter's way of loving and working. In: Cath ST et al. Little, Brown (eds) Father and Child. Boston

„Was hat man dir, du armes Kind, getan?“ Zur Vielfalt der Mütter-Töchter-Beziehungen

M. Springer-Kremser

Jeffrey M. Masson, ein Psychoanalytiker und Sanskritschüler, glaubte, nachdem er Zugang zuden Freud-Archiven und bis dato der Öffentlichkeit verschlossen Teilen des Briefwechsels zwischen S. Freud und W. Fliess hatte, genügend Beweise dafür zu haben, daß Freud unrpsrünglich angenommen hatte, viele seiner Patientinnen, bei denen er Hysterie diagnostiziert hatte, seien Opfer von sexuellen Übergriffen durch Väter, Onkel, etc. in ihrer Kindheit oder Jugend gewesen.

Die Beweise für diese Theorie seien unterdrückt worden, weil die Veröffentlichung dieser skandalösen Wirklichkeit unabsehbare Schwierigkeiten mit sich gebracht hätte: erstens hätten – laut Masson – Teile der Theorie des Ödipus- und des Kastrationskomplexes neu formuliert werden müssen und zweitens hätte die medizinische Welt mit Empörung reagiert und wäre dieser neuen Psychologie vom Menschen mit noch mehr Ablehnung begegnet.

Massons Buch zu diesem Thema (The assault on truth, 1984) trägt in der deutschen Übersetzung den Titel „*Was hat man dir, du armes Kind getan?*“ Mit diesem Goethe-Zitat aus *Wilhelm Meisters Lehrjahren* (dort einem seltsam androgynen Wesen, nämlich Mignon, in den Mund gelegt) beschließt Freud seinen Brief an Fliess vom 22. Dezember 1897.

Sie werden sich fragen: Was hat das mit dem Komplex „Mütter und Töchter“ zu tun? Ich glaube, sehr viel.

Anknüpfend an den zitierten Freud-Brief, der die Erinnerung einer Patientin an die elterlichen Perversionen zum Inhalt hat, und anknüpfend an eigene Erfahrungen mit Patientinnen, scheint es mir wichtig, die Mütter-Töchter-Beziehungen aus der dyadisch-isolierenden Betrachtungsweise herauszunehmenden und im gesamtgesellschaftlichen Kontext zu sehen; dies unter anderem auch deshalb, weil sich damit andere Akzente für die Behandlung psychosomatischer Störungen ergeben. Mütter-Töchter-Beziehungen müssen auch unter dem Blickwinkel des „abwesenden Vaters“ einerseits, aber zugleich unter dem des Verhaftetseins in patriachalischen Strukturen von Mutter und Tochter gesehen werden. Meine Aufforderung „Cherchez des hommes!“ ist also weder eine Exkulpierrung des einen, noch eine Schuldzuweisung an den anderen Elternteil, sondern eine Aufforderung zu einer realistischen, die geheimen Delegationen, die unbewußt übernommen werden, aufspürenden Betrachtungsweise.

Die Ausführungen werden sich wie folgt gliedern:

1) Besondere Akzente der Mutter-Tochter-Beziehung in verschiedenen Lebensabschnitten, und zwar
   - in der frühen Kindheit,
   - in der Präadoleszenz und Adoleszenz mit einem kurzen Exkurs über Anorexia nervosa,
   - im Erwachsenenalter über ein mütterliches Verbot, das die Reproduktion der Tochter betrifft.
2) Anmerkungen zu jenen jungen Frauen, die wir in einer eigenen Untersuchung als „hilflos und kompetent" beschrieben haben, nämlich den Töchtern psychotischer Mütter.

Bestimmte Akzente der Beziehung zwischen Mutter und kleiner Tochter (Kleinkindalter)

Die Bedeutung einer befriedigenden Symbiose für Mutter und Kind am Beginn des kindlichen Lebens für die spätere körperliche und seelische Gesundheit des Kindes ist von vielen Forschern, u. a. von Mahler (1975), Bowlby (1973) und den Autoren der „Mannheimer Kohortenstudie", die 1987 von Schepank (unter Mitarbeit von Tress) durchgeführt wurde, hervorgehoben worden. Dies gilt für Kinder beiderlei Geschlechts. Auch die Tatsache, daß das Wissen um das Geschlecht des Kindes bei der Geburt Signale in der Mutter auslöst, welche wiedrum bestimmte Verhaltensweisen bedingen, ist durch zahlreiche wissenchaftliche Untersuchungen gut belegt. So wurde gefunden, daß männliche Kinder in der Regel kürzer weinen müssen, um die Mutter herbeizurufen, daß sie öfters gewickelt werden etc. Wenn das Kind halbwegs willkommen und gesund ist, so is die Beziehung zwischen der Mutter und ihrer kleinen Tochter meist eine ungetrübte.
Die Statistiken der Mütterberatungsstellen, der Child-Guidance-Einrichtungen (Institute für Erziehungshilfe in Wien) zeigen auf, daß viel häufiger Mütter mit kleinen Jungen um Hilfe nachsuchen, als dies Mütter kleiner Mädchen tun.
Kinder beiderlei Geschlechts werden in der Regel in den ersten Lebensjahren von Frauen versorgt; sie werden von Frauen ernährt, gebadet, liebkost, bekleidet etc., und es sind Frauenhände, welche den Körper des eigenen Geschlechts anders „begreifen" als jenen des „fremden" Geschlechts. Die französiche Analytikerin Christiane Olivier meint, daß die Gleichgeschlechtlichkeit von Mutter und kleinem Mädchen zwingend dazu führt, daß dem Mädchen – auch bei liebevollstem Umgang – etwas fehlt, was der Mutter-Sohn-Beziehung inhärent sei: nämlich ein erotisch gefährbtes Begehren von seiten der Mutter. Dem kleinen Mädchen werde nicht vermittelt, daß sein Körper anziehend, begehrenswert im weitesten Sinne ist (Olivier 1987).
Väter übernehmen in unserer Gesellschaft diese pflegerische Funktion bei Kleinstkindern selten, kaum regelmäßig; häufig werden sie auch von den Müttern unbewußt ferngehalten, welche ja auch in ihren tradierten Rollenstrukturen verhaftet sind und ihrerseits von bestimmten, als 'männliche Domäne' definierten Funktionen und Aktivitäten ferngehalten werden.

Kehren wir zurück zur Spekulation über die möglichen Auswirkungen dieses „Mangels“ für die psychosexuelle Entwicklung des Mädchens. Mangel ist in der Regel von einem Gefühl der Leere begleitet. Mangel bedeutet auch eine narzißtische Wunde, eine Schwäche und somit eine Anfälligkeit für Schamgefühle. Hier finden wir eine Parallele zu der Schamtheorie von Wurmser (1981). Wurmser hat ja auch in der Qualität der frühen Mutter-Kind-Interaktion, der Art der mütterlichen Blicke, eine Quelle der Schamangst beschrieben, ohne auf Geschlechtsunterschiede einzugehen.

Das kleine Mädchen vermag also die Mutter nicht dazu zu bringen, daß es begehrt wird. Auch sexuelle Aufklärung durch die Mutter – so sie überhaupt stattfindet – beschränkt sich meist auf Erklären oder Beschreiben jener Organe, welchen Funktionen bei der Reproduktion zukommen. Die Organe, welche Lust verschaffen, sind eher ausgeklammert (z. B. die Klitoris).

Kleine Mädchen leiden mehr unter Trennungsangst – so wie später im Leben Frauen mehr als Männer. Sie sind meist früher imstande zu sprechen als Knaben – und die Sprache hat ja auch die Funktion, einen Abstand zu verringern, ein Gefühl von „Getrenntsein“ zu überbrücken. Die Symbolisierungsfähigkeit der kleinen Mädchen entwickelt sich früher, und zwar als eine Antwort auf das Erkennen des Geschlechtsunterschiedes.

Die Verankerung eines Stabilen Identitätsgefühls mit der Gewißtheit „Ich bin und werde immer eine Frau sein“ muß beim Mädchen mehr Hürden überwinden als beim Jungen. Niemandes Körper sieht so aus wie der des kleinen Mädchens; es wird immer auf die Zukunft verwiesen: daß es einmal so aussehen werde, wie seine Mutter. Beim Spiel ist das Mädchen die Mutter, es verkleidet sich als die Mutter, es behandelt seine Puppen so, wie es selbst von der Mutter behandelt wird: es *hat* keine Identität, es *ist* identifiziert.

Kleine Mädchen müssen eine „Als-ob-Existenz“ führen, Rollen annehmen, um etwas oder jemanden darzustellen. Kleine Jungen sind kleine Männer, kleine Mädchen jedoch keine kleinen Frauen. Ohne Identität ist aber auch das Begehren – das aktive Begehren – unmöglich. Wir kennen das von den Libidokrisen erwachsener Frauen mit depressivem Selbtswertgefühl: In einer solchen Phase der subjektiven Wertlosigkeit kann keine sexuelle Erregung wahrgenommen werden.

Die Mutter-Tochter-Beziehung beim Heranwachsen der Tochter

Präadoleszenz: Die Beziehung zwischen der Mutter und ihrem kleinen Mädchen ist, wie gesagt in der Regel bis zur Präadoleszenz ungetrübt. Die Präadoleszenz, ungefähr vom 9. bis 11. Lebensjahr, ist charakterisiert durch eine allgemeine Steigerung der Triebaktivität, und zwar sowohl der sexuellen als auch der aggressiven Triebe. Dieses Ansteigen der Triebintensität tritt auf, noch bevor körperliche Veränderungen bemerkbar sind, und damit werden alte Wünsche, Affekte, Konflikte und Phantasien von kindlichen Erfahrungen wieder lebendig. Außerdem ist die Präadoleszenz gekennzeichnet durch eine Veränderung im Identifikationsmuster. Die alten Identifikationen mit der Familie werden schwächer, während neue Identifikationen mit Gleichaltrigen, deren Wertsysteme wichtiger werden, hinzukommen. Es gibt aber gerade in dieser Zeit bestimmte geschlechtstypische Verhaltensmuster. Während Jungen in ihrer ängstlichen Abwendung von den Mädchen eine massive Regression zeigen, so kommt es beim präadoleszenten Mädchen zu einer weniger tiefen Regression. Ihr Abwehrmuster soll v. a. die Abhängigkeit von der Mutter verleugnen. Dies geschieht durch gesteigerte Aktivität, sog. „Tomboy"verhalten und vorgegebene Identifikationen mit dem Vater. Es kommt also zu einer Intensivierung der Triebwünsche, andererseits aber stößt die direkte Triebbefriedigung auf ein mißbilligendes Über-Ich. In dem Konflikt flüchtet die Betroffene in wohlbekannte Lösungen: sie entwickelt Abwehrmechanismen, also Reaktionen oder Verhaltensweisen, die aus dem Unbewußten kommende Wünsche, welche das Ich und die Person bedrohen, unschädlich machen solle. Dazu, gehören: Verdrängen, Verleugnen, Reatkionsbildungen wie Scham und Ekel. Ein besonders gegen die sexuellen Impulse gerichteter Abwehrmechanismus ist das auffällig asketische Verhalten von Mädchen dieser Altergruppe. Diese Askese findet ihren Höhepunkt im anorektischen Verhalten.

Adoleszenz: Die ständigen Veränderunge, denen der Körper in der Adoleszenz ausgesetzt ist, die Schwankungen in der Intensität der Triebwünsche, gehen mit beträchtlichen Schwankungen des Selbstwertgefühls einher. Es wechseln phantastische Vorstellungen der eigenen Großartigkeit mit dem Gefühl der absoluten Nichtigkeit ab. Entsprechend schwankt auch die Stimmung des jungen Mädchens, und entsprechend gefärbt ist auch die Beziehung zu ihrer Mutter. Schwankungen des Selbstwertgefühls aber (v. a. seine Steigerung) sind immer wieder mit einer heftigen Phantasietätigkeit verbunden, ebenso mit Veränderungen der Wahrnehmung und des Wirklichkeitssinns. Andererseits wissen wir, daß eine sehr enge Beziehung zwischen dem Körperschema und der Entwicklung einzelner Ich-Funktionen, nämlich besonders der Warhnehmung und des Wirklichkeitssinns besteht (M. Laufer 1968). Für die Anpassungsschwierigkeiten an das veränderte Körperschema ist das Über-Ich (die strukturelle Bezeichnung für das Gewissen) verantwortlich. Beim Mädchen wacht das Über-Ich darüber, daß das Identifikationsmuster mit der Mutter eingehalten wird. Diese Identifikationsmöglichkeit bringt dem kleinen Mädchen ja einen Gewinn: „Ich bin wie meine Mutter, so groß, so mächtig" etc. Das allmähliche Loslösen aus dieser Identifikation, die ja sehr starke Verschmelzungstendenzen beinhaltet, ist eine Leistung des Ablösungsprozesses von der Herkunftsfamilie. Wenn nun die Mutter im Umgang mit dem Körper der Tochter vorwiegend eigene Bedürfnisse nach Hautkontakt, Zärtlichkeit und Stimulation befriedigte, die Bedürfnisse des Kindes dabei aber kaum eine Rolle spielten, ist das Mädchen auf diese Art der Behandlung fixiert, auf diesen kindlichen Körper fixiert, und eine Änderung des Körpers und damit seiner inneren Repräsentanz wird als „Ungehorsam" und daher strafenswert erlebt. Auch der Verlust der „sexuellen Neutralität", wie sie vor Einsetzen der Adoleszenz bestand (was von Christin Olivier behauptet wird, und zwar beim Mädchen noch viel mehr als beim Jungen), stellt eine Bedrohung dar. Die Masturbation bekommt eine andere Bedeutung. Sie hat nicht mehr überwiegend Trostfunktion, durch welche sich das masturbierende Kind mit der guten Mutter identifizieren konnte. All diese Verwirrungen können dazu führen, daß adoleszente Mädchen ihren Körper – und damit ihre Mutter – zu hassen beginnen. Die starken sexuell und aggressiv gefärbten Inhalte der Phantasien führen ja auch zu heftigen Schuldgefühlen. Veränderungen des Körpers, von welchen das Mädchen verwirrt oder auch überrascht wird, wie z. B. von der Menarche, können als Strafe interpretiert werden. Daß junge Mädchen ihren Körper hassen, ist daher nichts Besonderes. Die Mutter, die üblicherweise eine einerseits stimulierende und andererseits schützende Funktion für den Körper des Mädchens hatte, wird nun als feindselig erlebt. Adoleszente Mädchen haben sehr oft die Empfindung, daß ihre Mutter alles über sie weiß, alle ihre Phantasien kennt. Die Menarche bringt solche Mädchen oft in besondere Schwierigkeiten, denn ihren Körper – besonders ihre Genitalien – zu berühren, bedeutet, daran erinnert zu werden, daß ihre Mutter sie mit einem Körper versehen hat, der überflüssig, störend und „nicht normal“ ist. Gerade diese Art der Aggression schafft aber wiederum eine sehr enge Bindung zwischen dem Mädchen und ihrer Mutter. Manipulationen am Körper des Mädchens einerseits (ganz harmlose Manipulationen, wie z. B. Kritik an der Frisur, oder gar der Versuch, diese zu verändern), das Gefühl der absoluten Kontrolle durch die Mutter andererseits, spielen hierbei eine Rolle.

Manchmal scheint es so, als ob die Tochter leicht paranoid auf die Mutter reagieren würde: zumindest besteht eine hone Sensibilität, was Bemerkungen oder Kritik von seiten der Mutter betrifft. Für die Mütter ist es nicht immer leicht zu ertragen, daß andere, fremde Personen mitunter ungestraft Kritik üben dürfen – sie selbst hingegen keinesfalls.

Eine auffällige Wahrnehmung des Körpers als „Feind“ ist ein Teil der Pathologie der Anorexia nervosa.

Dies so bedrohliche Phantasie von der alles wissenden und alles durchdringenden Mutter führt oft dazu, daß adoleszente Mädchen den Körperkontakt mit der Mutter vermeiden. Dieses Ablehnen der körperlichen Nähe zur Mutter ändert sich oft auffällig, wenn die Tochter selber Mutter geworden ist.

Erwachsenenalter: Kinderwunsch und/oder Schwangerschaft der Tochter kann eine ganze Palette von Empfindungen und Vorstellungen in beiden – Mutter und Tochter – mobilisieren. Oft steht hinter der Kinderlosigkeit der Tochter ein „mütterliches Verbot“.

Durch eine Schwangerschaft wird in jeder Frau die Beziehung zur eigenen Mutter wieder belebt. Dieses Wiederbeleben ist in der Regel von zwiespältigen Gefühlen begleitet: Die Vorstellung, „so zu werden wie die eigene Mutter“, hat für viele Frauen auch bedrohlichen Charakter. Explizite oder implizite Botschaften der Mutter an die Tochter über Fruchtbarkeit und Sexualität werden wiederbelebt: Geschichten über ungewollte Schwangerschaften, über Schwangerschaftsabbrüche, über körperliche und seelische Belastungen durch Schwangerschaften, über schmerzhafte Geburten. Die Tatsache, daß die Frau selbst Mutter werden oder sein möchte und ihre Mutter Großmutter wird, kann sehr viele latent vorhandene Konflikte aktivieren. Alte Kindheitskonflikte können sich auf Schuldgefühle, Wut, Reue mit Wiedergutmachungswünschen der Mutter gegenüber beziehen. Auf seiten der Mutter kann der Kinderwunsch der Tochter auch ihre eigene Selbstwahrnehmung betreffen: Die zukünftige Großmutter kann ihre Tochter als gleichwertig akzeptieren, sie nicht mehr als Kind sehen, sie kann aber in Konkurrenz zu ihr treten und zu beweisen trachten, daß sie selbst eine bessere Mutter ist oder war, oder sie kann es überhaupt nicht leicht ertragen, selber auf ihr Alter verwiesen zu

werden und deshalb ärgerlich und eifersüchtig auf die Tochter werden. Selbst wenn sie die Wünsche der Tochter nach einem eigenen Kind vom Bewußtsein her unterstützt, gibt es im Unbewußten aber Impulse dagegen. Diese Gegenströmungen äußern sich oft in Handlungsweisen oder Bemerkungen der Mutter mit verhüllten Signalen, die der Tochter nicht offen zeigen, daß der Kinderwunsch „eigentlich" ablehnt wird.
Die oben erwähnte Akzentuierung der Mutterbeziehung im Zusammenhang mit Kinderwunsch und Schwangerschaft verleiht natürlich auch allen Berichten der Mutter über ihre eigenen Probleme im Zusammenhang mit der Reproduktion ein besonderes Gewicht. Die Vorstellung, „so zu werden wie die Mutter", impliziert ja auch die Phantasien, „so leiden zu müssen wie die Mutter". In einer früheren Untersuchung (Springer-Kremser u. Eder 1986) haben wir über einige Übereinstimmungen berichtet, welche bei den Kinderwunschpatientinnen gefunden wurden. Diese Gemeinsamkeiten bestanden u. a. darin, daß die Biographien aller Frauen Mütter aufweisen, die ebenfalls Probleme mit der Reproduktion hatten, entweder zuviele Kinder, zuviele Schwangerschaftsunterbrechungen usw. Auch persönliche Erfahrungen, die eine Kinderwunschpatientin mit einer vorangegangenen Schwangerschaft, Geburt oder Totgeburt gemacht hat, können ihren Kinderwunsch in Richtung auf eine Zwiespältigkeit beeinflussen: Der Wunsch ist von der Angst vor dessen möglicher Unerfüllbarkeit begleitet; diese Angst ist ein Signal, das die Patientin davor abschreckt, sich wieder einer Enttäuschung auszusetzen.
Die oben erwähnte narzißtische Leere, die gefüllt werden muß, kann zum Verständnis späterer Störungen beitragen.
Mädchen leiden sehr viel häufiger als Jungen unter Bulimie oder Anorexia nervosa oder anorektischen Reaktionen: Eßprobleme, Probleme mit dem Körpergewicht haben eher Mädchen. Wir wissen, daß die Idealisierung von „Männlichkeit" und allem, was damit assoziiert wird, eine Quelle des Neides darstellt; die (oben erwähnte) Vorstellung von Mangel ist eine weitere Quelle des Neides und vor allem auch der Mißgunst unter Frauen. Die ewige Frage: „Was hat die andere, was ich nicht habe?" quält viele Frauen. Auch die Gefühle von Unzufriedenheit, unter der viele Frauen leiden, kann mit diesem Mangel und der sich daraus ergebenden narzißtischen Wunde in Verbindung gebracht werden.
Desgleichen haben manche sexuelle Probleme ihre Wurzeln in diesen – letztlich durch gesellschaftlich bedingte Rollenverteilung erlebten – Gefühlen von Leere: Masturbation ist bei beiden Geschlechtern eines „einsame" Lust, bei Frauen aber weit häufiger als bei Männern, die ihnen einzig mögliche. Vor allem nach Liebesenttäuschungen können Frauen oft nur Lust mit sich selben haben – der Orgasmus wird nicht mit dem Partner, sondern nur bei Masturbation erlebt. Auch das von vielen Frauen als leidvoll erlebte „Den-Partner-nicht-begehren-Können" ist oft eine Projektion der Vorstellung, selbst nicht begehrenswert zu sein. Viele Frauen bedürfen der wiederholten Versicherung, daß sie begehrenswert sind.

Die Töchter psychotischer Mütter

Die bis jetzt beschriebenen Beziehungsmuster zwischen Müttern und Töchtern bewegen sich auf einem Kontinuum von seelisch gesund, was auch immer wir darunter verstehen, bis mehr oder weniger neurotisch; zum Abschluß möchte ich nun noch einige Bemerkungen zu dem psychotischen Ende dieses Kontinuums machen. All das, was bis jetzt beschrieben wurde, einschließlich jener Verhaltenweisen, die als anorektische Reaktionen (die schwer ausgeprägte Anorexia nervorsa nehme ich natürlich aus) erscheinen, sind Spielarten der Normalität. Pathologisch sind Wirklichkeitsverlust, Verzerrungen, Verwirrungen, die letztlich in allen Betroffenen oft unerträgliches Leiden hervorrufen. Ich möchte die letzte Passage dieses Beitrags mit einem Zitat aus dem autobiographischen Roman einer verrückt-kompetenten Tochter einleiten:

> Wenn Gott eine Mutter gehabt hätte wie die meine, so hätte er nie das Gebot erlassen: Du sollst deinen Vater und deine Mutter ehren, auf daß es dir wohlergehe und du lange lebest auf Erden. Er hätte sie, wie ich, zur Raserei gebracht und dabei fasziniert den mitleidlosen Sadismus beobachtet, der sich hinter der schönen Fasade verbarg. Wenn meine Mutter nicht wahnsinnig gewesen wäre, hätte sie eine außergewöhnliche Frau sein können ... (Goll 1978).

Eine ähnliche Mischung aus Faszination, Angst und Beschämung wie hier geschildert, haben wir auch bei Patientinnen unserer Klinik beobachten können. So hat sich eine Arbeitsgruppe zusammengefunden, welche es sich zum Ziel gesetzt hat, über Einzelfallanalysen dem Problem näherzukommen, welche Art der mütterlichen Psychopathologie mit welchem Leiden der Töchter korreliert.
Dieses Etikett „hilflos und kompetent", mit dem wir unsere Patientinnen versehen haben, spiegelt die Selbstdarstellung der Patientinnen wider. Alle unsere Patientinnen waren in einem bestimmten, umschriebenen Bereich äußerst kompetent: junge Mädchen zum Beispiel, die unter schwierigen Bedingungen einen Haushalt führen, die Geschwister betreuen und aufziehen konnten, oder junge Frauen, die gute Leistungen im Studium vollbrachten, so daß sie Begabtenstipendien erhielten, etc. Andererseits gab es Lebensbereiche, in denen sie ganz offensichtlich hilflos waren: etwa hinsichtlich der Beziehungen, in denen sie ausgebeutet wurden, oder aber sie waren bestimmten Dyfunktionen ihres Körpers vollkommen ausgeliefert: schweres PMS oder ander psychosomatische Störungen, die zu Krankenhaus aufenthalten, ärztlichen Konsultationen oder Operationen mit fraglichen Indikationen geführt hatten. Alle waren sie von der immer wieder auftretenden panischen Angst, „nicht normal" zu sein, gequält. Bis jetzt haben wir einen Überblick über 10 Patientinnen, welche uns aus psychoanalytischen Therapien oder Analysen bekannt sind. Mit manchen der Mütter unserer Patientinnen wurden Gespräche im Beisein der Töchter geführt. So ist die psychopathologische Struktur der Mutter oft wie ein Puzzle, bestehend aus dem Material, daß die Töchter in der Therapie brachten, oder aus beiden Quellen – den Gesprächen, welche die Therapeuten mit der Mutter führten und dem Material aus der Therapie der Tochter – zusammengesetzt.
Wie es Kaufmann et al. (1979) in ihrer Arbeit „Superkid" schon beschrieben, haben psychotische, also Schizophrene oder schwer depressive Mütter mitunter eine Art

von Beziehung, die schützend empathisch, aber nicht zudringlich ist. Auch eine schwere Psychopathologie der Mutter muß nicht notwendigerweise ihre Fähigkeit reduzieren, eine warme und stützende Beziehung zum Kind zu haben; dies bezieht sich eher auf Mütter mit schizophrenen Erkrankungen. Mütterliche Depressionen haben oft tiefere Auswirkungen auf die kindliche Entwicklung als die Schizophrenie. Die Apathie und Lethargie schwer depressiver Mütter scheint mehr Auswirkungen auf die Entwicklung zu haben als die Stimmungsschwangkungen und kognitiven Störungen der schizophrenen Mütter. Wenn die eigenartige Sicht der Welt – wie sie schizophrene Mütter oft haben – mit mütterlicher Wärme verbunden ist, ist es möglich, daß das Kind unübliche Perspektiven gewinnt, die möglicherweise kreativ sind, in einer bestimmten Art vielleicht verwandt mit dem Konzept der Regressionen im Dienste des Ich. Das Niveau des aktuellen Funktionierens der Mutter ist wichtiger als die Diagnose, um die Auswirkung ihrer Störung auf die spätere Entwicklung des Kindes zu verstehen. Mütterliche Isolation kann zu einer „folie à deux" führen. Das soziale Umfeld des kompetenten Kindes wird markiert durch das Vorhandensein von genügend guten Objekten für diese Kinder, die imstande sind, andere, also Fremde, anzuziehen und somit gute soziale Beziehungen außerhalb der Familie zu haben.

Wir haben versucht, Übereinstimmungen bei den Töchtern psychotischer Mütter herauszuarbeiten:

1) Auffällige Störungen des Wirklichkeitssinns und in der Wahrnehmung von Signalen, die vom eigenen Körper kommen. Diese Wahrnehmungsstörungen führen mitunter zu einer bestimmten Form der Selbstschädigung, nämlich jener Form, bei welcher entweder durch Nahrungsentzug oder durch die Einnahme von toxischen Substanzen, also z. B. Überdosierung von Medikamenten, Genuß von Hallozinogenen oder Opiaten, es zu Verzerrungen von Körpersignalen kommt: Hunger, der nicht als solcher wahrgenommen werden darf, Steigerung der sensorischen Wahrnehmung durch bestimmte Drogen, etc.
2) Eine Störung des „body ego". Diese Störung ist v. a. verstehtbar oder sichtbar in den Identifikationen dieser Patientinnen (der Töchter). Diese Identifikationen sind zum Teil enorm beunruhigend, weil es sich dabei meist um Identifikationen mit „bösen" Introjekten handelt. Beispiel: Kommentare der Patientin A. über die Schwangerschaft der Therapeutin.
3) Bei allen Töchtern gab es einmal einen Zeitabschnitt, da sie auffällig „neurotisch dumm" waren, also eine Hemmung des Denkens hatten, die auch mit einer Hemmung der Affekte verbunden war. Dies ist in der Regel zurückzuführen auf die Neigung der psychotischen Mütter zu traumatischen Invasionen in den Körper ihrer Kinder (Untersuchungen der Genitalien, Verabreichung von Klistieren ohne ausreichende Indikation, etc.).

Schließlich haben wir versucht die Psychopathologie der Mutter den Leiden der Tochter gegenüberzustellen (Welche Art der Psychopathologie bringt welches Leiden der Tochter mit sich?) Mangel an Empathie, also Depression, bringt am ehesten Lust-Unlust-Probleme, Anorexie sexuelle Probleme mit sich, Uminterpretationen, Verzerrungen der Wirklichkeit, Irrationalismen auf seiten der Mutter, führen zu Wahrnehmungsstörungen, Störungen des Realitätssinnes, zur permanenten Frage „Wer bin ich? Bin ich verrückt?“ bei der Tochter. Traumatische Invasionen in den kindlichen Körper, sadistische Strafen, sexuelle Verführungen, wie sie bei psychotischen Müttern gelegentlich vorkommen, führen zu einer starken affektiven Hemmung bei der Tochter und auch zu einer Denkhemmung.

Schlußbemerkungen

Wie immer Mutter und Tochter ihr Lebensszenario miteinander - gegeneinander - nebeneinander - gestalten, gerade in den Praxen der Frauenärzte ist der „mütterliche Schatten“ so deutlich wahrnehmbar wie kaum irgendwo sonst.
Welches Bild die Tochter von ihrer Mutter, die Mutter von ihrer Tochter entwirft: immer ist es auch ein Stückchen Selbstporträt, eine Selbstdarstellung.
Die Bereitschaft des Arztes, eine „mütterliche Funktion“ zu übernehmen, indem ein Stück Regression (wohldosiert) zugelassen wird, bringt ihn in eine privilegierte Position anderen Männern gegenüber: Hier fehlt die Feindseligkeit, wie sie so oft das Verhältnis der Geschlechter - wenn auch hinter Attraktion oder Koketterie versteckt - kennzeichnet.

Literatur

Bowlby J (1973) Mütterliche Zuwendung und geistige Gesundheit. Kindler, München

Goll C (1978) Ich verzeihe keinem. Scherz, Bern, München

Kaufmann C, Grunebaum H, Cohler B, Gamer E (1979): Superkids. Competent children of psychotic mothers. In: Am J Psychiatry 136:11

Laufer M (1968) The body image, the function of masturbation and adolescence. Psychoanal Study Child 23:114–137

Mahler MS, Pine E, Bergmann A (1975) The psychological birth of the human infant. Symbiosis and individuation. Basic Books, New York

Masson JM (1984) The assault on truth. Collins, Toronto

Oliver C (1987) Jokastes Kinder. Claasen, Düsseldorf

Schepank H (1987) Psychogene Erkrankung der Stadtbevölkerung. Eine epidemiologisch-tiefenpsychologische Feldstudie in Mannheim. Springer, Berlin Heidelberg New York Tokyo

Wurmser L (1981) The mask of shame. Johns Hopkins Univ Press, Baltimore (dt. 1990: Die Maske der Scham. Springer, Berlin Heidelberg New York Tokyo)